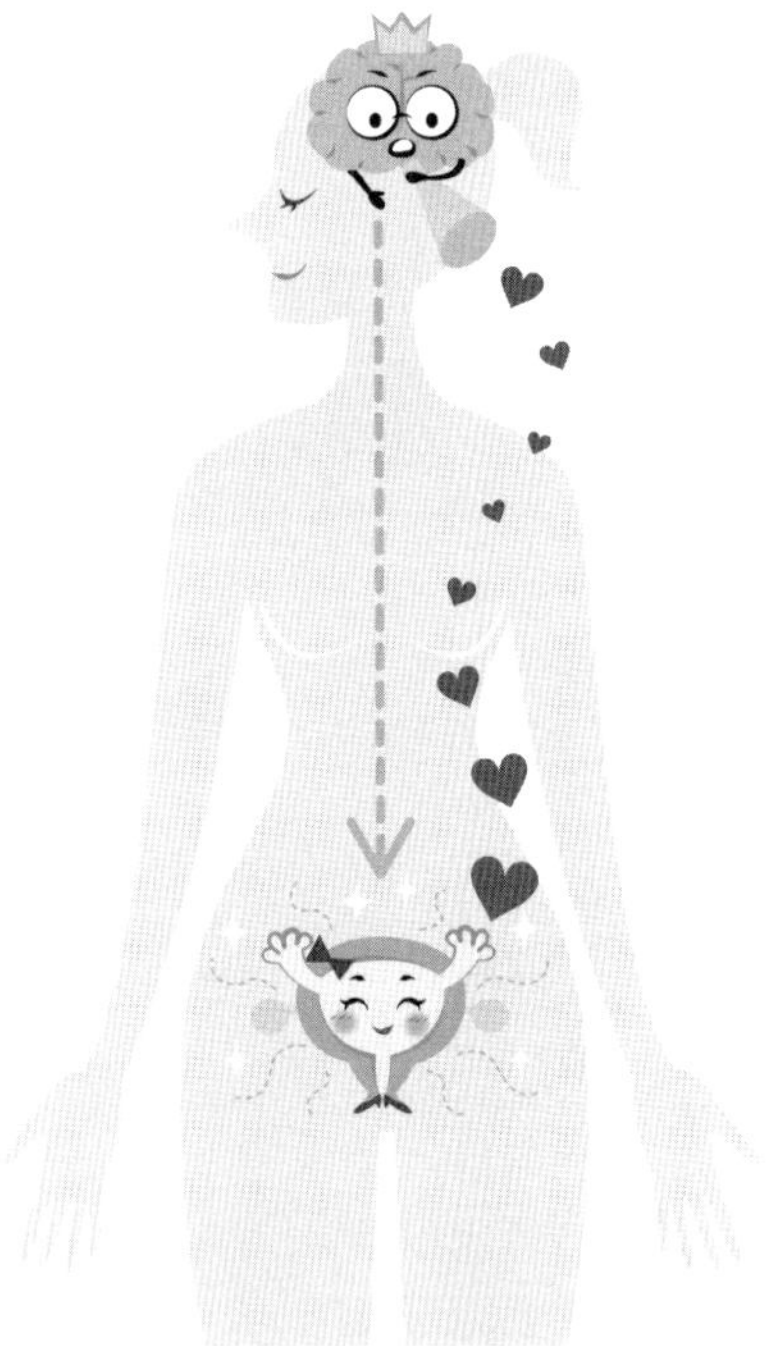

『女性ホルモン』の不調を改善し、心身の美しさを引き出す

セラピストのための

女性ホルモンの教科書

女性ホルモン
バランスプランナー

烏山ますみ

Masumi Karasuyama

BAB JAPAN

はじめに

私が「月経」に注目し始めたのは今から約10年前。大学生の頃でした。自分自身、「月経がつらい」という月経困難症がきっかけでいくつもの婦人科を転々としていた時に、ある書籍に「月経とストレスの関係性は明らかになっていない」という一文をみつけました。多くの女性が実感している「最近ストレスが多かったから、月経が遅れた」ということが、科学的には証明されていないという事実に驚き、そこから深く興味を持つようになりました。

大学では心理学を専攻し、卒業後は精神科医の教授の助手として勤務していました。研究資料を読んだり、月経についての研究会に参加する機会もあり、「月経とストレス」についての知識を自分なりに深めていきました。もともと臨床心理士を目指していましたが、心からのアプローチだけでなく、身体についてもっと知りたい、そして当時注目され始めていた「癒し」の仕事をしたい、と思うようになり、方向転換。そこから、アロマ、エステ、整体など、女性ホルモンのケアが身近にできるようなアプローチを学んできました。

そして２０１２年3月、「女性ホルモンを味方にして美しく」というコンセプトのもと、「aroma&esthetic ICHIKA.」を開き、独自のメソッドをご提供しています。


最近では、メディアで女性ホルモンのことが取り上げられることも増えてきましたが、自分の不調が女性ホルモンと関連があるということを知っている女性はまだまだ少ないと感じています。疲れやすくなったり、肌が急に荒れたり、抜け毛が増えたり……。これらの不調の陰に女性ホルモンの存在があります。生理痛などの症状が強ければ婦人科を受診し、医師の話を聞くこともできるかもしれませんが、なんとなく感じる不調に対して、「年のせいだから仕方ない」と思っている方が多いのも現状です。

しかし、病院に行くほどでもない不調を見過ごしたり、「老けたかな」という印象をそのままにしておくと、健康面ばかりでなく美容面、さらには心まで老け込み、生活の質にも影響を与えてしまいます。

「女性の性」に関する悩みがあったとしても、友人や家族など身近な人にも話すことができずに、自分の症状をネットで密かに調べている女性も多いのではないでしょうか？　女性ホルモンにまつわる情報は性と密接に関わっているせいか、ネット上にはウソや噂、間違った情報もたくさん溢れています。ウソの情報を信じて自己判断で過ごしてしまえば、取り返しのつかない事態にもなりかねません。

そんな時に、セラピストやエステティシャンが頼れる味方となることで、ウソや噂に惑わされる女性が少しでも減らせるのではないかと思っています。

「クリニックに行っても病気は見つからないのに不調が治らず、あきらめかけていた」という方に、その不調が女性ホルモンと関わっているかもしれないこと、健康を保つためにもキレイでいるためにも女性ホルモンを味方にすることが大切だということを伝えたいと思っています。

この本の中では、一般的に知られていない女性ホルモンにまつわることや、心理学的観点からみた女性ホルモンのこと、悩みの改善へと繋がる具体的なセルフケアの方法などを、セラピストとしての経験から得てきた具体例を交えながら、お伝えしていきます。
また、セラピストでなくても、全ての女性に、ご自身やご家族への本格的なホームケアとして活用して頂きたい一冊です。

鳥山ますみ

第1章

楽しく学べる！ カラダのしくみ
女性ホルモンの基礎知識

Contents

第2章

「女性ホルモン」の乱れる原因を知り不調にアプローチする
3タイプ別カウンセリング法

セラピストのための 女性ホルモンの教科書

第1章

楽しく学べる! カラダのしくみ

女性ホルモンの基礎知識

女性の身体や肌、心まで守ってくれている女性ホルモン。
女性ホルモンの基礎知識をはじめ、
ストレスや月経イメージ、感情といった
お客様の心の様子まで紐解ける内容となっています。
身体と心からお客様を理解できる
セラピストを目指しましょう。

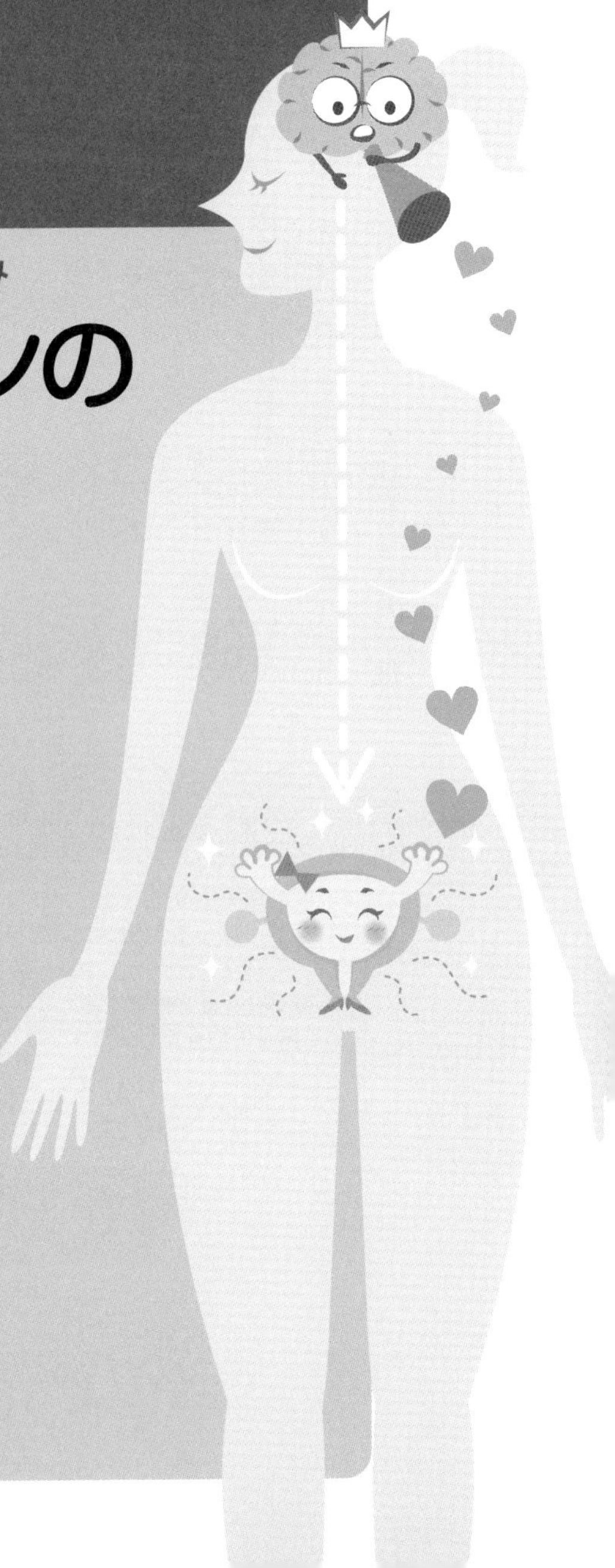

女性ホルモンの基礎知識を学んでいきましょう!

サロンでは、毎日様々な症状のお客様と接しています。フェイシャルのメニューは美白、小顔、アンチエイジング、ボディのメニューは、痩身、リラックス、アロマ整体、ブライダルエステ……。こう書くと、普通のサロンとたいして変わらないように思われますね。でも、お客様の具体的なお悩みを書くと、私のサロンが少し変わっているのがよく分かると思います。

生理前から生理中にひどくなるアゴニキビのケアをしたい方、濃くなったシミのケアをしたい方、妊娠後シミが消えない方、生理前のむくみがひどい方、急に太ってきて何をしても痩せない方。他には、生理不順、生理痛、不妊、更年期……。

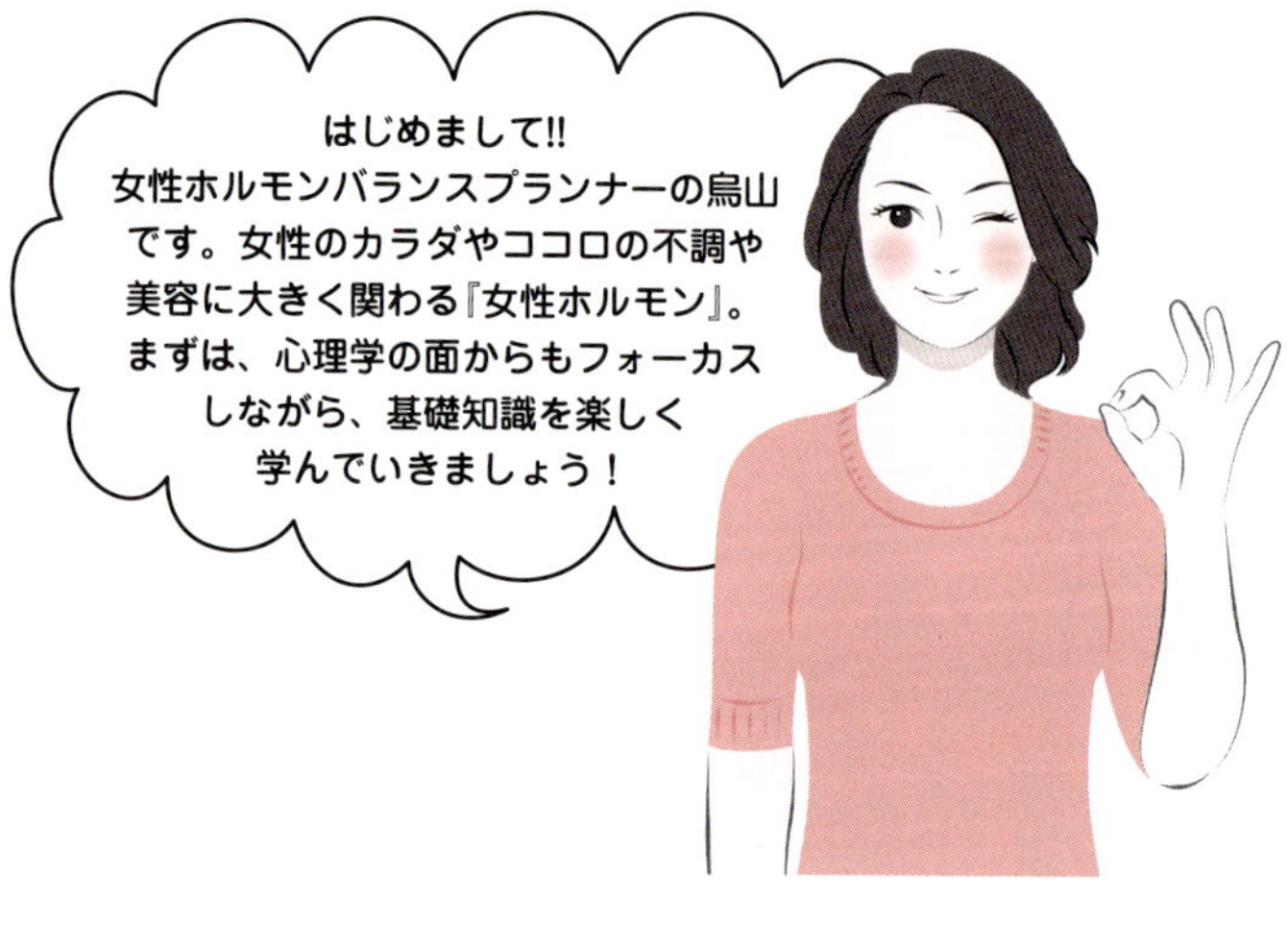
はじめまして!!
女性ホルモンバランスプランナーの鳥山
です。女性のカラダやココロの不調や
美容に大きく関わる『女性ホルモン』。
まずは、心理学の面からもフォーカス
しながら、基礎知識を楽しく
学んでいきましょう!

ここに挙げたお客様に共通しているのが「女性ホルモンの乱れ」です。

お肌のお悩みがある場合でも、通常のケアに加えて根本の原因となっている可能性のある「女性ホルモン」に注目してケアしなければ、効果を実感してもらうのは難しく、一度調子がよくなってもまたすぐに同じ状況になってしまうのです。

サロンでお客様のお話を聞いていると、

「子宮を元気にすれば女性ホルモンの乱れは解消されるのよね？」

「女性ホルモンがいっぱい出るように豆乳と納豆は毎日欠かさないし、アロマやハーブティーも女性ホルモンにいいというものを使っているの」

という方が増えています。

でも、これ実は間違いなんです！

なぜ間違いなのか……この章の最後には理解して頂けると思います。

まずはここで、次のページにある『女性ホルモン乱れ度チェック』で自分のホルモンの状態をチェックしてみましょう！

ホルモンの乱れをチェックしてみましょう!!

- □ 疲れやすく、だるさが抜けない。
- □ 最近急に太ってきた。
- □ 肌がカサカサ乾燥するようになった。
- □ 最近になって、生理前にイライラするようになった。
- □ 抜け毛が増えた。
- □ 以前よりむくみがとれにくくなった。
- □ 顔のたるみが気になってきた。
- □ 生理の血量が変化した（増えたor減った）。
- □ 新しい事を覚えにくくなった。
- □ 急にシミが濃くなった。
- □ 物事が面倒くさいとよく思う。

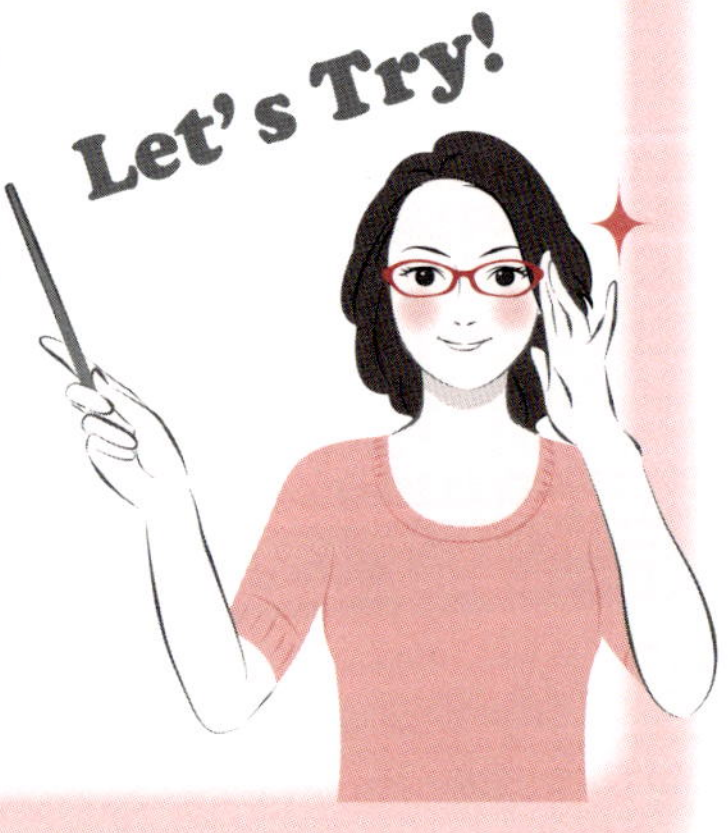

２個以上当てはまった方は……

女性ホルモンが乱れている可能性大です！

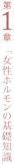

そもそも、ホルモンって何？

よく「ホルモン」という言葉は耳にするけれど、「ホルモン」とはいったい何なのでしょう？

ホルモンとは、**特定の臓器から血液中に分泌され、特定の細胞（標的）に作用して、様々な影響を及ぼす物質の総称。生命の維持や代謝を促したり、感情をコントロールしています。**人間の身体には、約１００種類以上のホルモンがあり、脳の視床下部がコントロールタワーとなり、各器官から分泌されるホルモンを調整しています。成長ホルモン、甲状腺ホルモン、副腎皮質ホルモンなどの一つに卵巣から出る女性ホルモンがあります。

ポイントは、

①特定の細胞に働きかけること
②脳の視床下部がコントロールタワーとなっていること
③血液によって全身に運ばれるということ

①特定の細胞に働きかけること

ホルモンの行先は決まっています。血流の途中で吸収されたり、違う細胞に取り込まれたりはしません。そのホルモンを受け入れる受容体があるところに到着し作用します。

②脳の視床下部がコントロールタワーとなっていること

ホルモン分泌にあたり、「ホルモンを出せ！」という指令が脳の視床下部から脳下垂体へ出て、そして全身の各器官にその指令が届き、ホルモンが分泌されます。

③血液によって全身に運ばれるということ

ホルモンは神経などを伝わっているわけではなく、血液に乗って移動します。ですので、血流に何らかの障害があり、血行不良になっているとホルモンが特定の細胞まで到着できない、ということが起きてしまいます。

このことを踏まえて、女性ホルモンとはいったい何なのか、考えてみましょう。

「私ってこんな性格だった？」と思ったら

女性ホルモンについて具体的に知る前に……。

突然ですが、**自分自身についてどれくらい理解をしていますか？**

という質問をすると、〝楽天的で明るい私〟〝落ち着いていてまじめな私〟〝優しく協調的な私〟……と皆さん、様々な答えが返ってくると思います。

女性の場合、たまに別人のようになる時期があり、自分のことがよく分からなくなってしまうことがあるのではないでしょうか？　それが生理前や生理中に起こってしまうことが多いようです。人によっては排卵時期から変化を感じる方もいます。

そしてその変化は、年々強くなる傾向があります。

さらには、女性が最もホルモンバランスの変化を感じる妊娠・出産や更年期の時期になると、「こんなにイライラする性格じゃなかった」「急に涙もろくなった」「気分が落ち込んで立ち直りにくくなった」などと感じる方もいます。

産後にこのような変化が大きく出てしまうと、「自分には愛情がないのかもしれない」という不安が募り、「母親として失格だ」と自分のことを責めてしまい、育児に大きな影響を与えることもあります。

こういう変化に直面した時、「自分の性格が変わったように感じる」のと、**「女性ホルモンのせいで一時的に不安定な時期なのね」**と思うのでは、対処方法にかなり差が出ることが想像できるでしょう。

それでは、性格まで変わったように感じてしまうその背景に作用している〝**女性ホルモン**〟**とは何なのか具体的にみていきましょう。**

★1ヵ月のうち調子がいいのはどれくらい？

私たち女性は、一般的に10歳頃に初潮を迎え、50歳頃までの約40年間、毎月1週間ほど月経の時期を過ごしています。

その合計は、生涯の月経回数にしておよそ460回（子どもを1人出産した場合）。月経期間だけでおよそ4年半（※子ども1人の計算／妊娠～出産の約2年間生理なしとして計算）を過ごすことになります。出産しない女性も増えていますから、月経とともに過ごす日数はさらに増えているのです。

生理前にはイライラやむくみ、便秘に肌荒れなど不快な症状を伴った時期があり、生理中には痛みやだるさなどを感じる時期があります。人によっては排卵期に不調が強くなる方もいますので、トータルすると女性が心身ともに快適な時期は1か月のうち約1週間ほどしかない場合もあります。「痛い」「だるい」「身体が重い」「メイクのりが悪い」と不快な気分で過ごしている時間の方がずっと長いということになりますね。ですから、**当たり前のように感じているちょっとした不調を見て見ぬふりをして過ごすのか、きちんとコントロールして過ごすのかで、女性の一生が変わる**と言っても過言ではないでしょう。

そもそも女性ホルモンって何だろう？

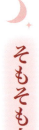

女性ホルモンには、排卵前までにピークになるエストロゲン（卵胞ホルモン）と排卵後に分泌量が増えるプロゲステロン（黄体ホルモン）の2種類があります。

この2つの女性ホルモンが脳からの指令を受けて卵巣から分泌され、生理が正常な場合、約28日サイクルで生理がきます。そして、このホルモンのリズムに合わせて体調や気持ちの変化が起きます。

★2つの女性ホルモンのそれぞれの役割

●エストロゲン……美のホルモン。女性らしさをつくる。

子宮内膜を厚くする、受精卵の着床を助ける、卵子を育てるといった基本の効果役割の他に、肌のハリを出す、新陳代謝を促す、内臓脂肪をつきにくくする、髪をツヤツヤにする、自律神経や脳の働きをよくする、コレステロール値を下げる、血管や骨を丈夫にする、記憶力をアップさせるなどの効果あり。

●プロゲステロン……母のホルモン。妊娠を維持するための作用あり。

子宮内膜をさらに厚くする、卵胞の発育を抑制する、エストロゲンの作用を抑制する、体温を上昇させる、水分を溜め込む、新陳代謝を遅らせる、皮脂分泌が活発になるなどの効果あり。

★女性ホルモンは何よりバランスが大事！

この２つの女性ホルモンの役割を知るとやはり「エストロゲンがたくさんあるといいな！」と思ってしまいますよね。しかし、プロゲステロンにはエストロゲンのマイナス作用を打ち消してくれる働きがあり、エストロゲンが過剰になりすぎることによる子宮がんや乳がんのリスクを軽減してくれています。プロゲステロンは妊娠をしていなくても大切な役割があり、なくてはならない存在なのです。

最近では、エストロゲンを補充することで女性ホルモンは整えられると思い、豆乳や大豆をたくさん摂ろうとする人も多いのですが、エストロゲンが多すぎると子宮がんや乳がん、子宮内膜症などのリスクが高まります。まして、エストロゲンのサプリなどの摂取はよほど慎重にしなければ、かえって体調を崩すことにも。女性ホルモンはエストロゲンとプロゲステロンのバランスがとても大切なのです。

そして、一生で女性ホルモンが分泌される量は、実はティースプーン1杯程度。このことを伝えると驚き、自分の女性ホルモンに対するイメージをなかなか変えられず混乱する方も多いのです。

女性ホルモンの仕組みを知ろう

★月経が起きる仕組み（排卵〜月経のサイクルについて）

女性の生殖器は、卵巣、卵管、子宮、膣から成り立っています。脳からの指令を受けて、毎月どちらか一方の卵巣から成熟した卵子が出て（排卵）、卵管采《らんかんさい》が上手くキャッチすれば卵管内へ。卵管膨大部で精子と出会って受精すれば妊娠。妊娠しなければ月経となります。

月経から排卵、次の月経までは平均的には約28日サイクル。このサイクルの中で脳と卵巣のやり取りが行われています。この**「脳と卵巣のやり取りで月経が起きている」**そして**「女性ホルモンが分泌されている」**というのが女性ホルモンの最大の特徴なのです。

今まで見てきたように、月経は脳と卵巣の関係で成り立っており、頻繁にそのやりとりがなされているため、ごくわずかなストレスや疲労でも簡単に乱れてしまいます。

そして、その乱れ方は年代によっても異なり、改善の方法には注意が必要です。

まじめであまり融通の利かない「脳くん」と自由で少しわがままな「卵巣ちゃん」（※分かりやすく表現するためにこう名付けましたが、実際は子宮と卵巣両方のことを差しています）**の愛の劇場**だと思うと、自分の身体の中でどんなことが起きているか理解しやすいかもしれません。

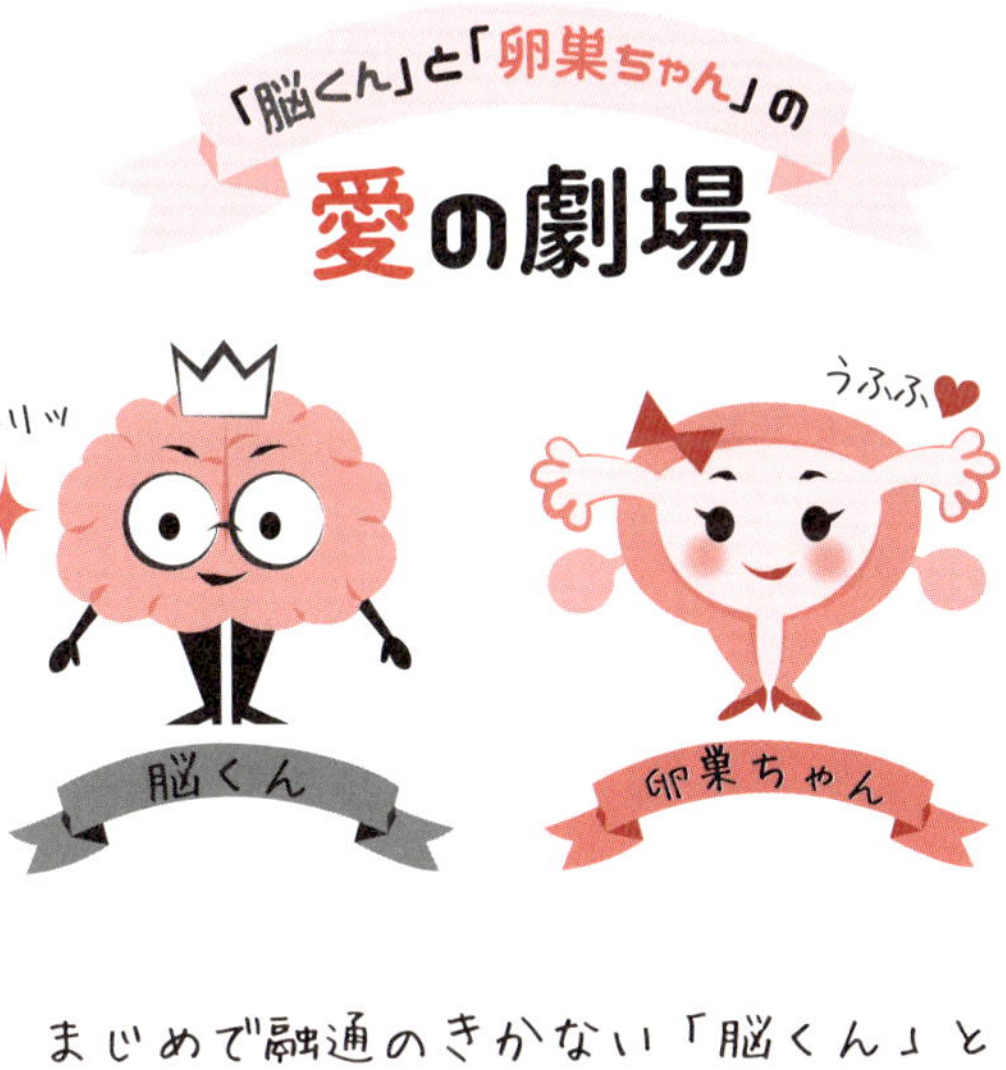

まじめで融通のきかない「脳くん」と
自由で少しわがままな「卵巣ちゃん」

女性ホルモンはなぜ乱れる？

では、女性ホルモンが乱れる状態をみていきましょう。ひとくちに女性ホルモンの乱れと言っても、まずは、その原因は大きく分けて**「脳くんの疲れ」**なのか**「卵巣ちゃんの疲れ」**なのかを見極めることが肝心です。その見極めを誤ると、乳がんや子宮トラブルの原因にもなりかねません。ベストなホルモン状態では、脳くんと卵巣ちゃんのやり取りが途中で邪魔されることなくスムーズに連携できていることが大切です。後で詳しく解説しますが、このやり取りが1ヵ月の月経の間にかなり何度もあるのが特徴的で、**脳くんと卵巣ちゃんはとて**

◆ベストな女性ホルモン状態◆

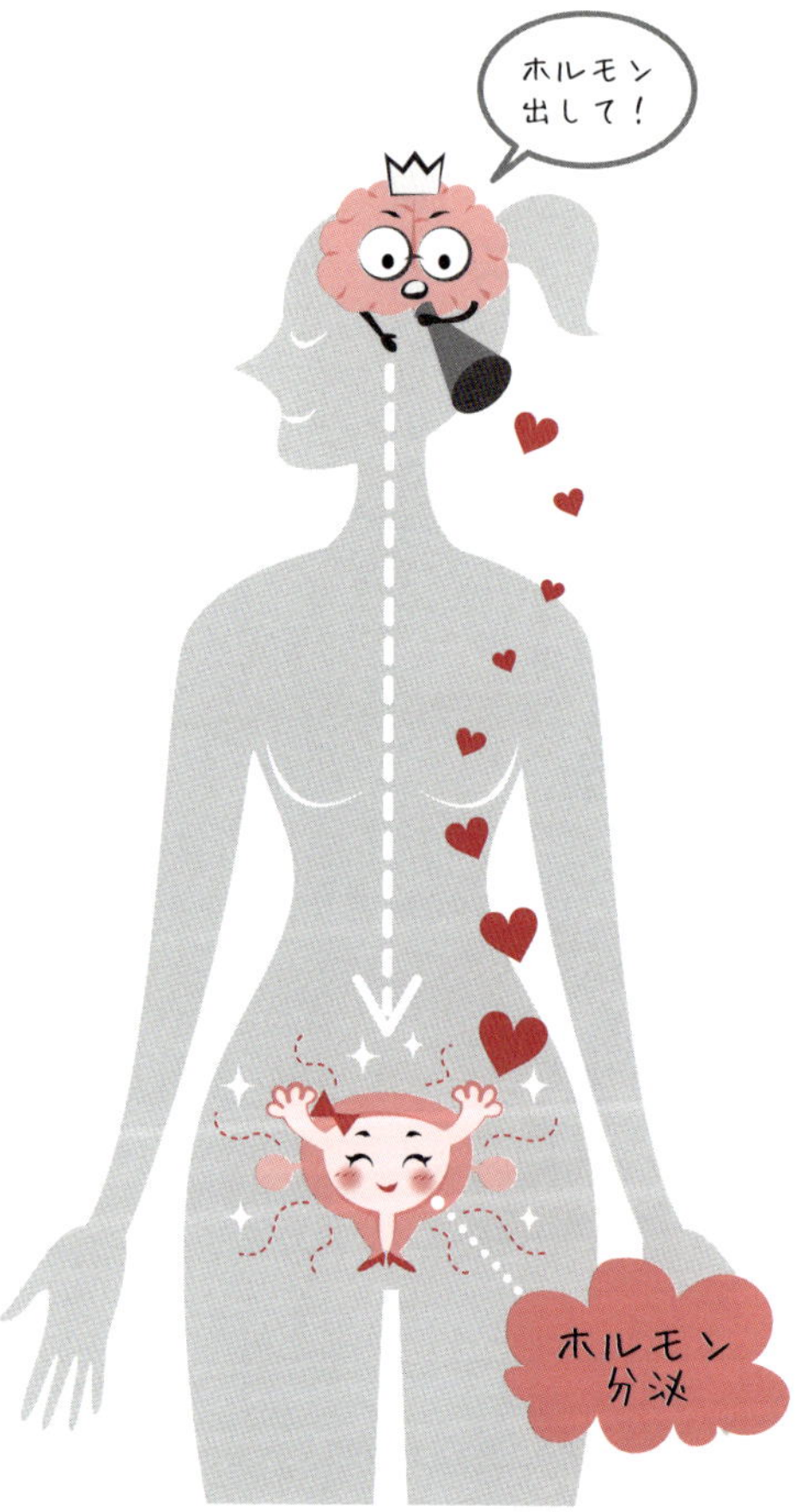

もラブラブな関係なのです。まじめな脳くんは常に体内のホルモン量が一定となるよう血液中のホルモンの様子を監視し、指令をコントロールしながら出しています。卵巣ちゃんはその指令が無事届くと、卵胞を大きくしたり、排卵したりしながら、エストロゲンやプロゲステロンを分泌して、脳くんへ「ホルモンちゃんと出したよ」と報告しながら、バランスを保っているのです。20代～40代前半までの方は、基本的に卵巣ちゃんは元気なことが多く、女性ホルモンが乱れる原因は、脳くんが疲れてうまく指令が出せなくなり、卵巣ちゃんが理解できなくなったことによるものが大半です（※先天的な子宮・卵巣の病気などは除きます）。

◆20代～40代前半の乱れた状態◆

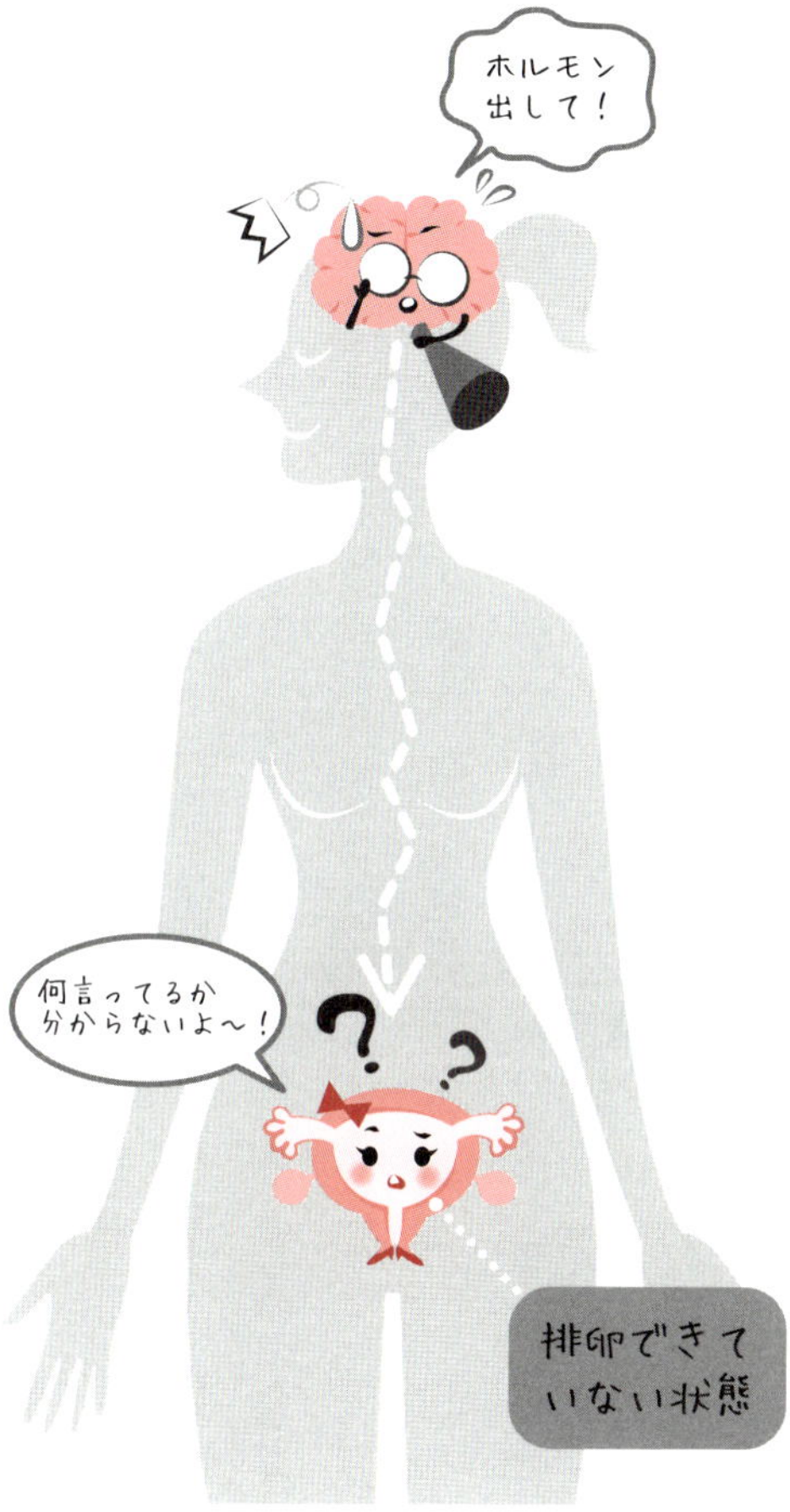

40代以前の方でも、女性ホルモンにまつわるトラブルを感じた時には、「年齢のせいで卵巣機能が弱まったのかも……」と思い、子宮と卵巣を元気にするアプローチを取り入れている方も多いと思います。しかし、この年代の方は病気でない限り、子宮も卵巣もまだ元気なはず。実は混乱しているのは、脳くんの方ということが多いのです。（※ただし35歳～40代前半の方は、卵巣ちゃんも徐々に疲れてきて、個人差が大きくなります。）

混乱する原因は、いくつかあるのですが（原因については次の章にて詳しくお話ししますね）、卵巣ちゃんは、脳くんから来る不明な指令に困ってしまい、正常でないタイミングでホルモンを分泌してしまったり、誤った分泌量を出したり……。あげくの果てには、卵巣ちゃんが勝手気ままに動き出してしまうことで、脳くんが元に戻ったとしても、指令を受け取ることができない状態となり、女性ホルモンの乱れが続いてしまうことがあるのです。

45歳以降、更年期世代の女性ホルモンのトラブルがどんな仕組みで起きているかというと、毎月の排卵で、年齢とともに疲労してきた卵巣ちゃんが、脳くんの指令通りに動けなくなってしまうことによる乱れだと言えます。まじめな脳くんは、卵巣ちゃんが指令に応える元気がなくても、きちんとホルモン出してくれないと困る！と指令を出し続けます。そして、女性ホルモンをこれまで通り出させたい脳くんは、卵巣ちゃんが出してくれないのであれば、自律神経さんを使って全身に指令を伝えようとします。自律神経さんは全身に様々な作用を及ぼすことはできますが、女性ホルモンのような働きはできません。無理をしてしまい、その結果、**更年期症状といわれるほてりや発汗、のぼせなど、自律神経が乱れてしまうことで、起きる症状が出てくる**というわけです。

◆更年期でホルモンが乱れた状態◆

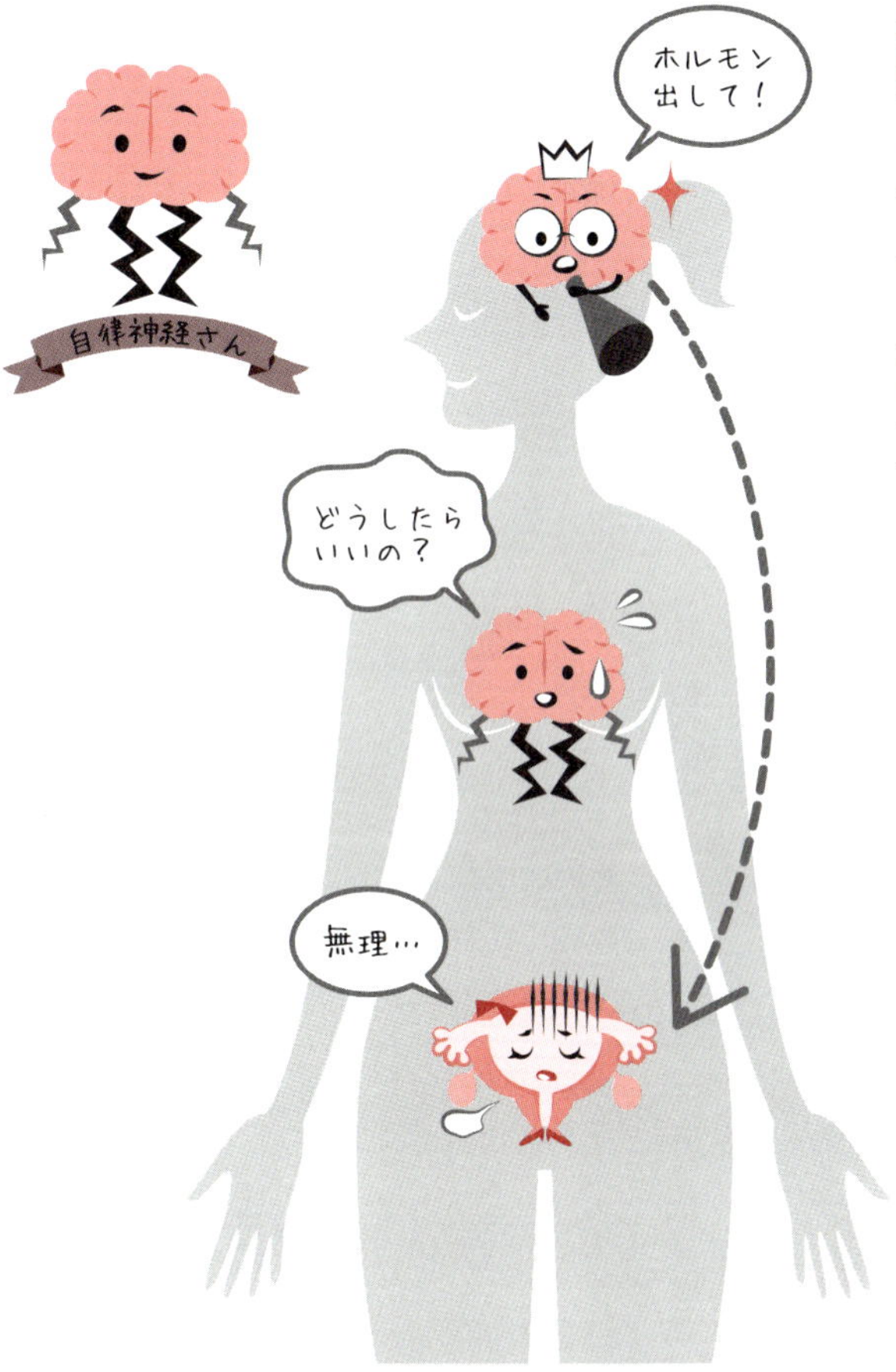

脳くんと卵巣ちゃんに登場してもらったおかげで、その関係性について分かりやすかったと思います。

ここからは、1ヵ月の月経において変化するホルモンの専門的な名称なども交えて詳しく解説していきます。

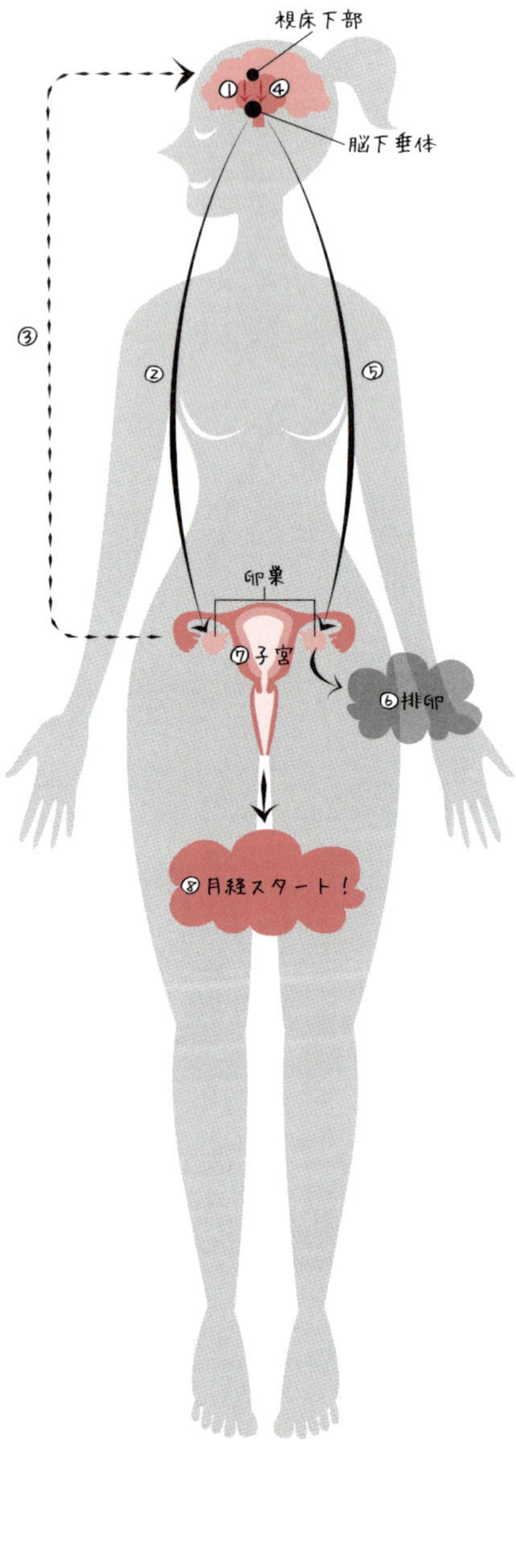

〈卵胞期〉8日〜10日間

①視床下部（生命維持、種の保存のためにもっとも基本的な本能をつかさどる大切な脳）から脳下垂体へ
（性腺刺激ホルモン放出ホルモンGnRH）

←

②下垂体【性腺刺激ホルモン（卵胞刺激ホルモン FSH
〈卵胞を発育させる〉）】

←

卵巣ちゃんの中には原始卵胞がたくさんある（直径約5ミリ）

←

原始卵胞直径8ミリ頃からエストロゲン分泌
☆エストロゲンが子宮内膜を厚くしていく

←

特に1つだけ大きくなる（主席卵胞、直径15ミリ）
☆エストロゲンピークに！

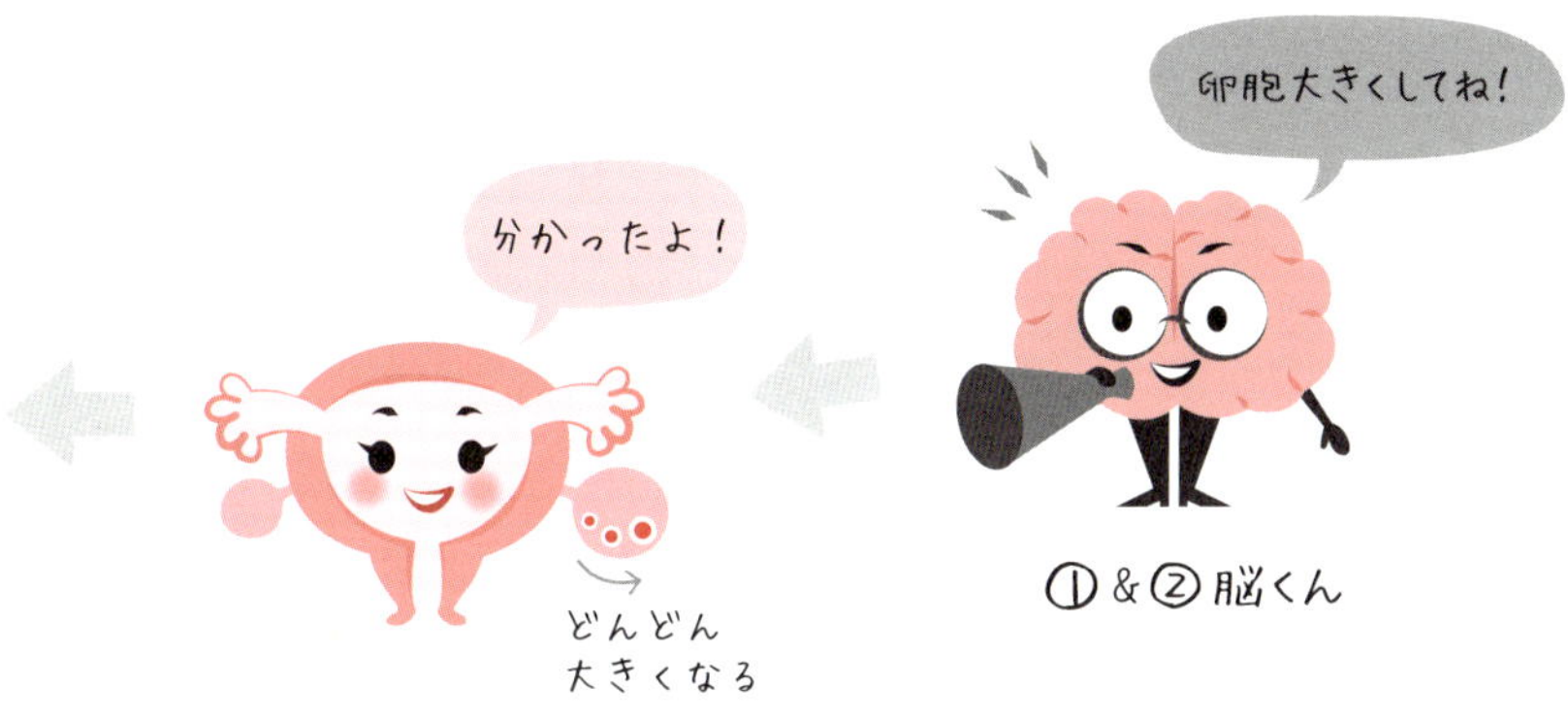
卵胞大きくしてね！
①&②脳くん
分かったよ！
どんどん
大きくなる

③エストロゲン値がピークに達したため脳くんへフィードバックされる

←

視床下部

←

④視床下部から脳下垂体へ（性腺刺激ホルモン放出ホルモンＧｎＲＨ）

←

⑤脳下垂体【性腺刺激ホルモン（黄体形成ホルモンＬＨ〈排卵を起こさせる〉）】

←

〈排卵期〉排卵前後４日間くらいが最も妊娠しやすい時期。

⑥卵巣ちゃんのなかの主席卵胞から排卵が起き、卵子が卵管采より子宮へ取り込まれる

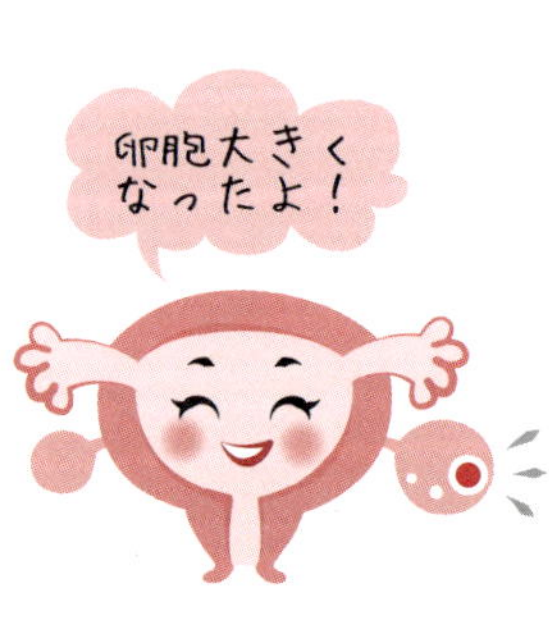
卵胞大きくなったよ！

③卵巣ちゃん

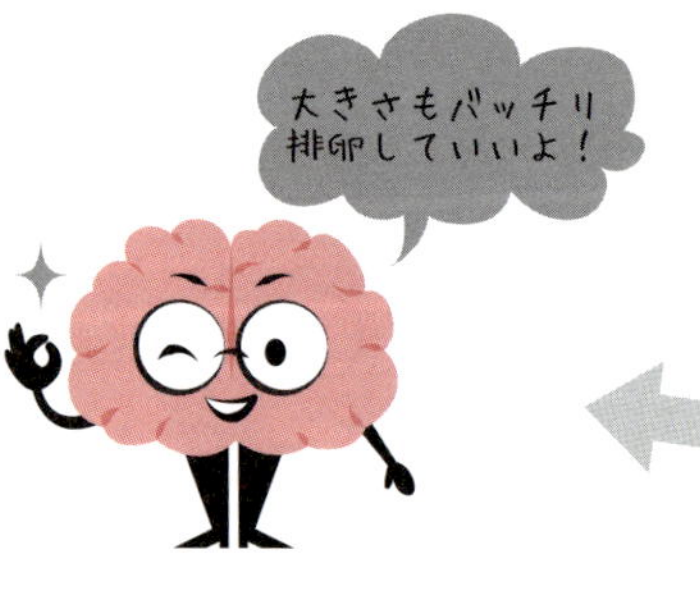
大きさもバッチリ排卵していいよ！

④&⑤脳くん

〈黄体期〉

⑦排卵後の卵胞は黄体化し、ここから分泌されるエストロゲンやプロゲステロンの影響で子宮内膜は妊娠の準備のためにさらに厚くなる。妊娠が成立しなければ12日から14日で黄体が退行するため、ホルモン分泌が減少

←

〈月経期〉

⑧エストロゲンとプロゲステロンの分泌量が減り、月経開始する（血液とともに子宮内膜を排出する）

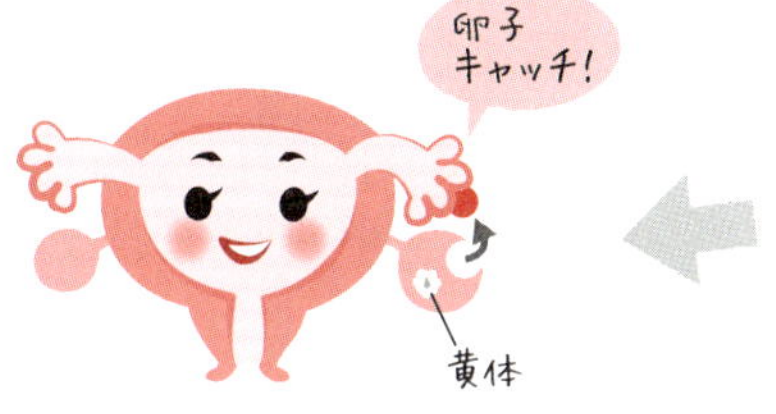

⑥卵巣ちゃん

排卵の時に卵管采《らんかんさい》の手が卵子をキャッチできるように動きます。

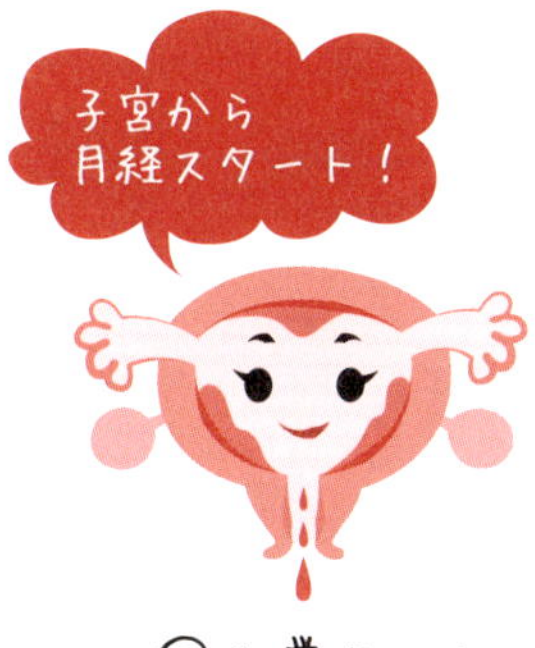

⑧卵巣ちゃん

脳くんと卵巣ちゃんのやり取りは、お分かり頂けましたでしょうか。
そのやり取りによってさらに、子宮内膜の厚さや基礎体温まで変化します。

◆一カ月の月経で変化する女性の身体のしくみ◆

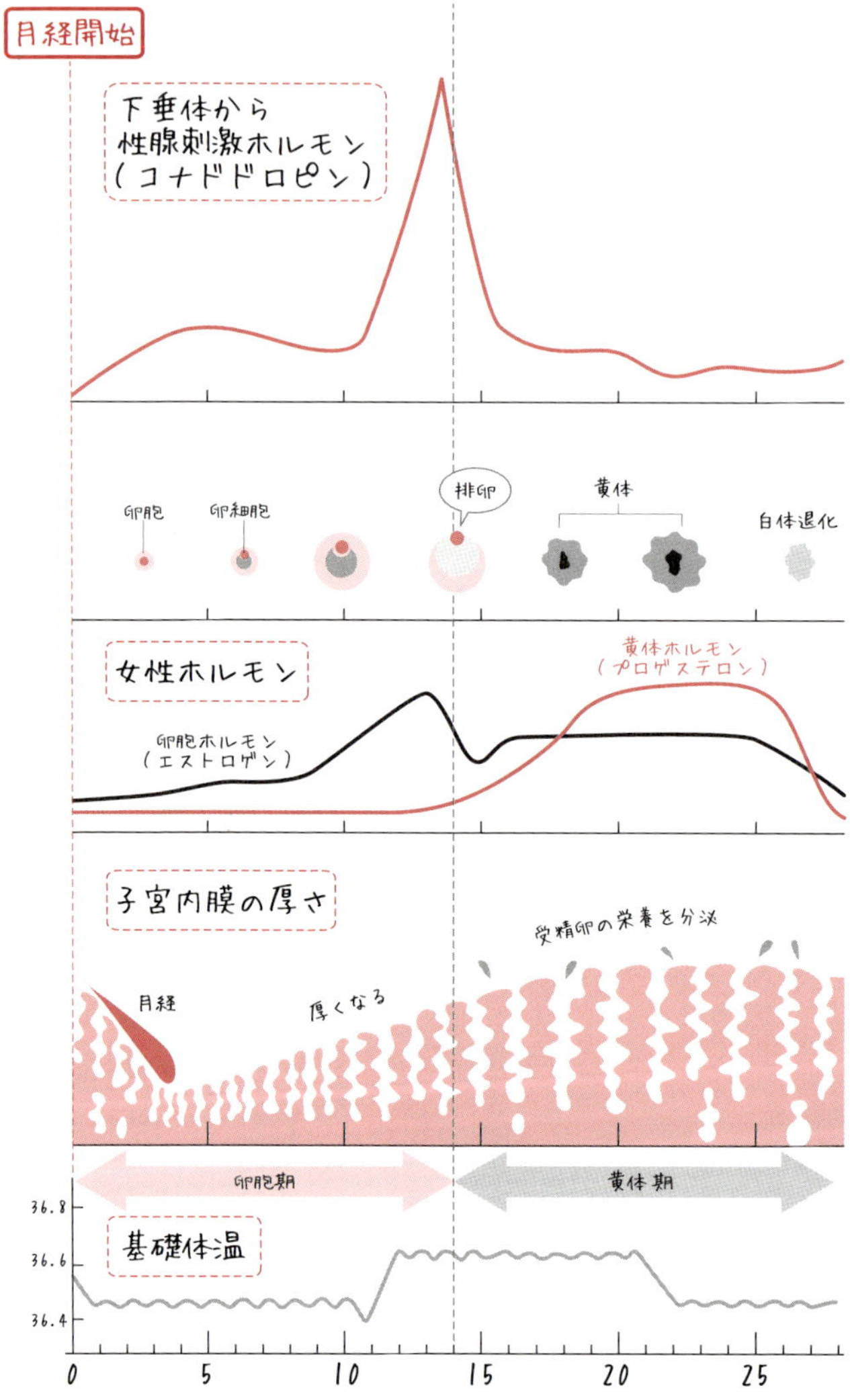

※黄体形成ホルモン (LH) をグラフで示しています。

※性腺刺激ホルモンには、卵胞刺激ホルモン (FSH) と黄体形成ホルモン (LH) の2種類あります。FSH は月経周期のうちあまり著明な変化をしません。LH はグラフのように排卵時期に急激な増加が起こります。

見た目は若々しくても……。実年齢は大切な指標！

女性は初潮から閉経までの約40年、毎月約５日間月経があり、身体の中で排卵から月経までのサイクルを繰り返しているのですが、月経があれば妊娠できると思っている方もまだまだたくさんいます。

卵巣の中の卵子の数は決まっていて、産まれた時に卵巣に持っている卵子は約２００万個。初潮を迎え脳からの刺激が始まると、この卵胞が順番に成熟して成熟卵胞になり、毎月1個ずつ排卵されていきます。さらに、卵胞が大きくなる段階で複数の卵胞が大きくなり、排卵せずに退行していきます。その結果、成人するころには10万個に、40歳くらいには1万個まで減少するので、どんなに頑張っても「卵子が増える」ということはないのです。

ただ、卵子を増やすことはできなくても、良い排卵を迎えることができれば、肌のハリつやもよく、若々しい状態を保つことができます。

初潮から約７年から８年ほどで、排卵のサイクルが安定してきます。それまでは無排卵月経の時期もあるため、安定しません。ここで月経の様子が変化する方もいます。

20代頃より、女性らしい妊娠に最適な身体となるのですが、31歳頃より妊娠確率がぐっと減り、35歳を過ぎるとさらに減少します。排卵を伴う月経がある限り、妊娠する可能性はあるのですが、卵子の数の減少とともに、妊娠が難しくなってきます。

そして、40歳から45歳頃までにプレ更年期として、心身の不調を感じやすくなります。ただし、あくまでプレの段階なので、このサインを見逃さずケアをすることが大切です。45歳から55歳頃までには、閉経を迎える前の心身の不調（ほてりや発汗、気分の落ち込みやめまいなど）が日常に影響するほどの症状として出る場合があります。

閉経後、卵巣からのエストロゲン分泌はほぼなくなりますが、副腎皮質や卵巣から分泌される男性ホルモンが、脂肪や肝臓などで代謝され、エストロゲンが作られ、血中のエストロゲンは微量ながら保たれます。生涯の月経回数はおよそ４６０回、明治女性の約1.5倍（※子ども１人の計算）と言われています。ですから、この月経期間をどう過ごすかということが女性のＱＯＬ向上に繋がるのです。

この女性ホルモンから見たライフサイクルを考えると、30代にはホルモンバランスの変わり目が31歳と35〜37歳あたりの２回あります。これは日本で言う厄年とほぼ同じ年齢となっており、注意が必要な年齢だと言われています。もしかしたら、女性ホルモンの変わり目で心身の不調が出やすく、見た目も変化しやすい年齢だから、そう言われていたのだろうか、とも感じます。

自分の身体を見つめ直し、今までの生活スタイルを見直す年として捉えるとよいでしょう。

女性ホルモンが乱れる原因・出てくる症状

前述したように、女性ホルモンは骨や血管、皮膚や内臓、記憶力まで全身に影響を与えています。

そして、生理がどうやって起きるか知っていても、「生理痛が辛い」「ＰＭＳ症状が強い」という時にどうしたら良いのか、何が原因で生理が辛くなったのかというところが分からなくて困っていた、という話もよく聞きます。セルフケア情報もたくさんあるけれど、それが自分に合うものなのか分からないと。

ここでは、女性ホルモンが乱れるとどうなって、それを改善していくための体質に合ったケア方法にはどんなものがあるのか、ということについてお伝えしていきたいと思います。

★サロンのお客様に多い症状

まず、生理痛や生理不順だけではない女性ホルモンの影響がどのように現れるのか、実際にお客様の症状を例にとって、具体的に見ていきましょう。

- **無性にイライラし、感情を抑えきれず家族に当たってしまう。**
- **生理前になると涙もろくなったり、落ち込みが激しく人に会いたくなくなる。**
- **生理前日には必ず頭痛がするようになった。**
- **生理前だけ今までできなかったアゴニキビができるようになり、なかなか消えない。**
- **生理前には、なぜか仕事でミスをしてしまうことが増えた。**
- **足の指先までひどくむくんでいる。**
- **だるさが抜けず、一日中ソファーでボーっとしてしまう。**
- **生理になると毎回風邪を引く。**

さらに、40代以降になると、更年期的な症状を訴える方が多くなります。

- **皮膚湿疹の症状が出て、皮膚科に行ったら更年期と言われた。**
- **足の踵が痛くなり、歩行も困難に。1年間整形外科などに通ったが治らず、婦人科でホ**

ルモン補充をしたらすぐによくなった。

- **汗をかきにくかったのに、突然急に汗が大量に出るようになった。**
- **全身が乾燥して粉がふくようになった。**
- **人の名前が思い出しにくくなり、新しいことも覚えにくくなった。**
- **子どもが受験に失敗したのがきっかけで落ち込みが続き、めまいもするようになった。**

など。

共通しているのは、

「今までこんなことなかったのに……」

「なんだか急に……」

というフレーズとともに右のような不調を話されるということです。

年齢とともに女性ホルモンが下降し、徐々に変化していけば、あまり不調を強く感じることもないのですが、女性ホルモンは繊細であるため、生活習慣や何かの出来事をきっかけに急に乱れるということがあります。

お客様にお話ししているのは、いま出てきている不調はあくまで「サイン」なので、そのサインを見逃さず適切なケアができれば不調が改善されるだけでなく、今までよりももっと健康で美しくなれる可能性もあるということ。

まずは、何か心身の不調を感じた時、それを日記につけてみることをお勧めしています。決まって生理と生理の間に起きるとか生理直前に起きるとか、不調に何かパターンが見つかるかもしれません。生理と関連が深いと分かれば、改善もしていけるはずです。

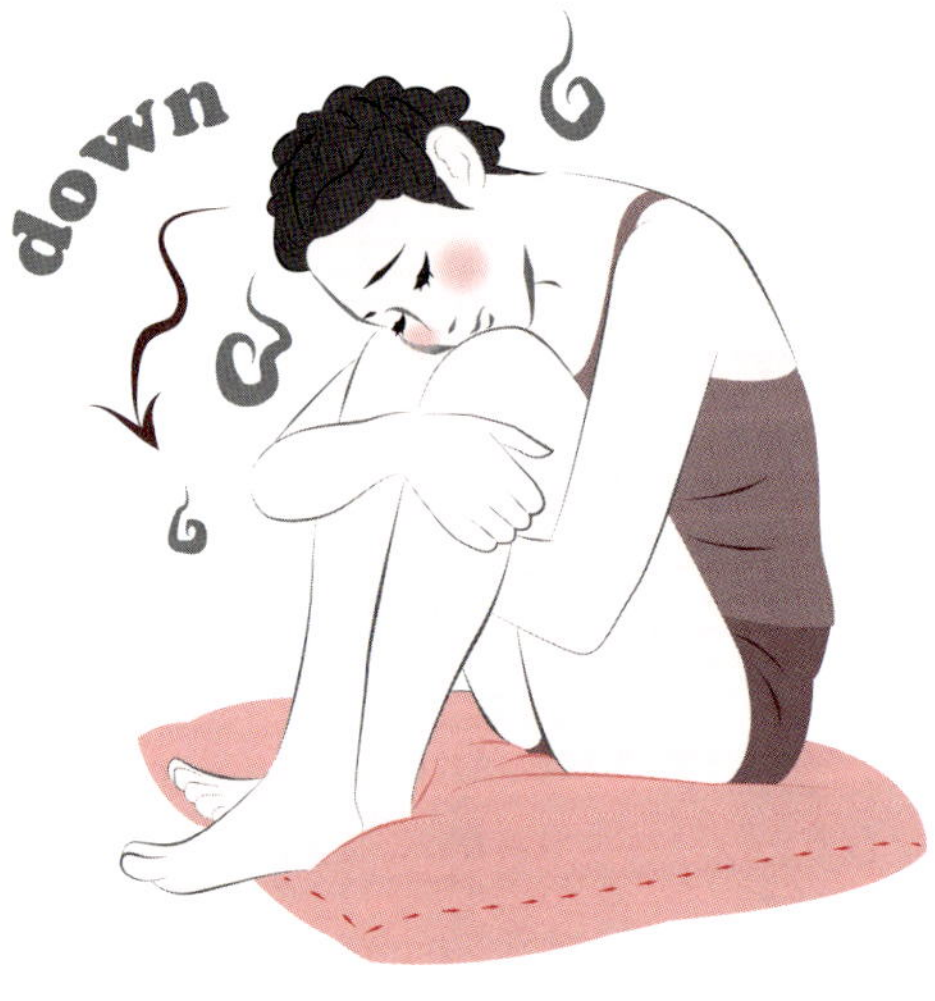

★よく分からない不調が次々と！　なぜ私の女性ホルモンは乱れているの？

女性ホルモンが乱れて出てくる症状は本当に様々です。しかも疲れやすい、だるい、メイクのりが悪いなど、ちょっとした不調も多いので見逃しやすいのですが、「最近、なんとなく調子が悪い……」と感じる時には女性ホルモンが乱れている可能性が大きいのです。

そして、生理痛がきつくなった、今月は生理の量が多かった、ＰＭＳがひどかったなど、一時的な不調から不妊や更年期など大きな不調まで、規則正しい生活をしているつもりでもなぜか乱れる、ということもあると思います。

健康や美容にいいセルフケアも様々あって、何が良いのか分からないという方もいれば、たくさん実践している方もいると思います。しかし、ダイエットをすること、生活習慣病を予防すること、女性ホルモンを整えること……ゴールが違えばセルフケア方法も異なってきます。一般的に言われている健康的な生活習慣が、女性ホルモンを整えることとは限りません。さらにはそれが女性ホルモンを乱す一因になっている可能性もあるのです。

今までの基礎知識をふまえ、女性ホルモンを乱す原因を知り、整える方法をお伝えしていきましょう。

★《睡眠》　眠りにつきにくいことより、朝早くに起きてしまうほうが問題！

睡眠は昼間の活動で疲れた身体と心を修復する大切な時間。女性は月経周期によって睡眠が変化します。一般的には生理前の黄体期には眠くなる傾向にありますが、この時期だけ夜中にいったん目が覚めてしまうなど、眠りが浅くなる人もいます。これは黄体期に眠気を促進するプロゲステロン分泌が増えることや、覚醒作用のあるセロトニンが減少することなどから、睡眠と覚醒のメリハリが失われることなどによるものと言われています。

元々女性は、こういったホルモンの影響を受けているので、月経周期に応じて眠りに変化が出やすいのですが、さらにストレスや不規則な生活の影響があると一層眠りに影響が出てしまいます。眠りには疲れの影響がよく現れます。眠りが浅いということがどれだけ心身の疲労度を表しているか、眠りの程度をカウンセリングすることで分かります。

★睡眠不足が女性ホルモンに与える影響は？

夜更かしや不規則な生活で睡眠リズムが乱れると、同じ視床下部で司っている女性ホルモンの中枢も乱れてきます。ひと口に不眠症といっても様々なタイプがあり、主なものは次の４つです。

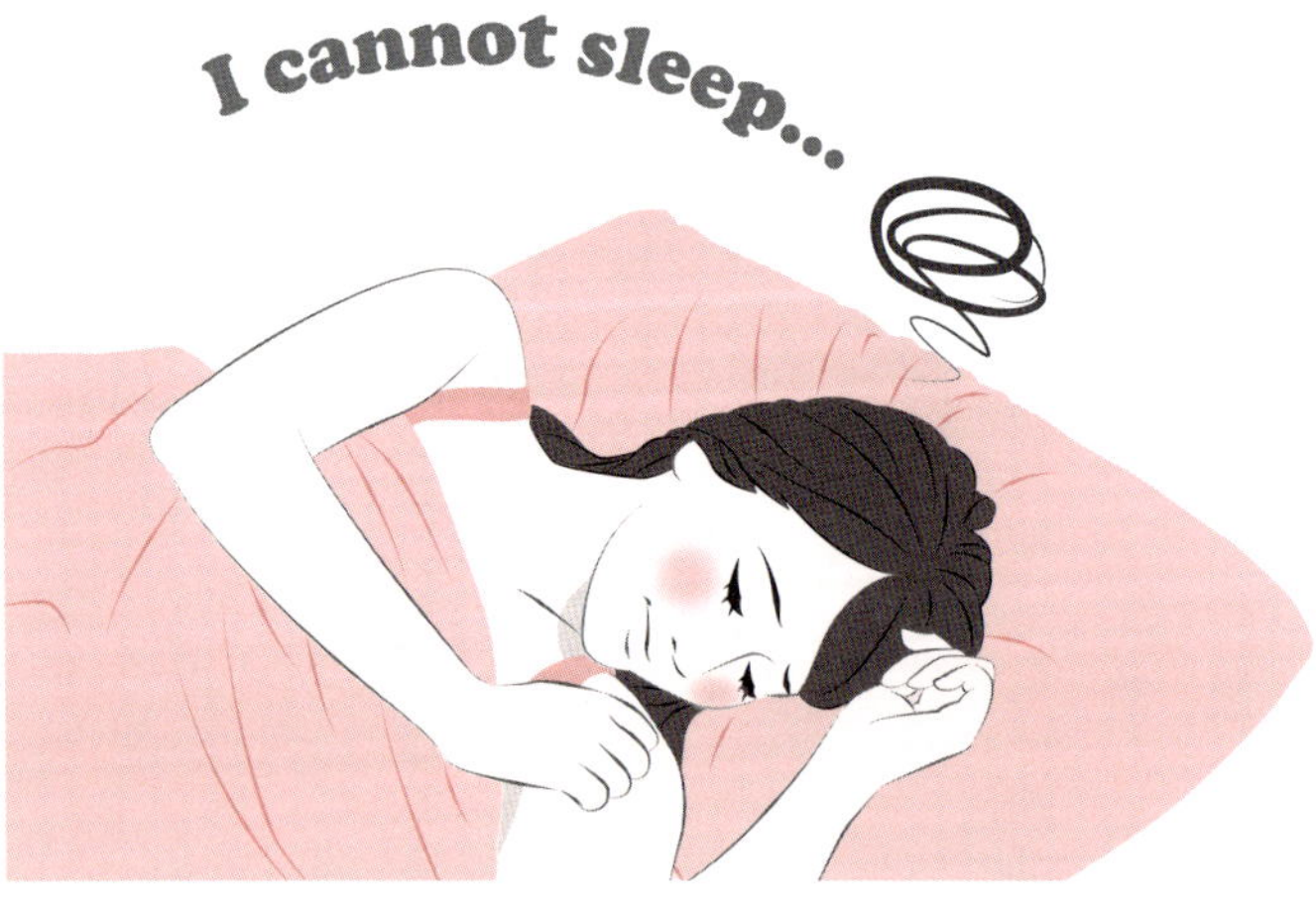

入眠障害／中途覚醒／早朝覚醒／全不眠

上から下にいくほど疲労度が高くなります。

まず第一段階として入眠障害は、「夜ふとんに入ってもなかなか眠りにつけない」というタイプ。その後熟睡したとしても朝起きた時に「昨日は眠れなかったな……」と思うため、睡眠が浅かったと思いがちですが、疲労度は初期レベルです。

次に、中途覚醒は、「夜中に何度も目が覚めてしまう」というタイプで、「夜中に何度もトイレに行きたくなる」「足がかゆい」などの症状を併発することが多いようです。早朝覚醒は、「午前3時や4時に目が覚めてしまい、もうひと眠りしようとしてもなかなか眠れない」というタイプで、お年寄りに多くみられます。そして全く眠ることができなくなる全不眠というタイプ。全不眠のレベルになってしまうと日常生活ができなくなっていきますので、倒れてしまいかねません。

不眠症で最も多いタイプは入眠障害で、次に多いのが中途覚醒ですが、入眠障害、中途覚醒、早朝覚醒が混合したタイプの人もいるそうです。早朝覚醒のレベルまではストレスや疲れ度が高い時に多くの人が経験したことがあるのではないでしょうか。むしろ、「最近眠りにつくのは早い代わりに、朝早く起きるようになったけれど、年齢のせいかと思っていた」

という人もいるのでは？

仕事のプレッシャーを抱えながら、プライベートな時間もほとんどなく働いている女性とお話しすると、多くの方が「朝方に目が覚める」と言います。でも眠りにつくのも早く、ぐっすり寝ている感覚はあるので、不眠と思っている様子はありません。しかし、眠りによって疲労などが修復されずに生活しているため、心身の不調は徐々に増えていき、肩こりや腰痛、むくみから頭痛などの不定愁訴から女性ホルモンまで乱れきってしまいます。元気そうなお客様でも「朝方目が覚める」と言っていたら少し慎重にカウンセリングしてみるといいかもしれません。

〈ストレス〉
結婚や旦那さまの昇格！嬉しいこと続きなのに、生理痛がひどくなった！

サロンで使用しているカウンセリングシートには、ストレスがあるかどうかを聞くチェック項目があります。そこにチェックがある方は、ストレスの内容について具体的にお聞きしますが、ほとんどの方が「嫌なこと」「きついこと」「辛いこと」のお話になります。チェックが入ってない方でもお話を聞いていくと、ストレスをたくさん感じていて疲れている状況だということが多々あります。

ただ、ストレスについては一般的に「嫌なこと」のイメージが強く、「ストレスに強い」ほうが社会的に良いとされる傾向があるので、「ストレスを感じている」と素直に表現しにくいタイプの方もいます。ですから、カウンセリング時にお客様が話したくない様子であれば、あまりその部分には触れないこともあります。

この「ストレスに強い方が良い」というイメージもまたやっかいなものです。

丸いゴムボールを上からギューッと抑えてみると、ギューッと抑えられてへこむのが普通で当たり前の反応です。柔らかく弾力があればまた何事もなかったように元に戻りますよね。人間もこの柔らかく弾力のある丸いボールであることが大切で、この状態というのは人としてあらゆる外部の圧力（人間関係や仕事、家庭環境などから受けるもの）を感じた時、様々な感情や身体の変化が起こります。それを素直に表現することがギューッと柔らかくへこめる状態です。

世間的にはゴムボールではなく、プラスチックなどの硬い素材でできていて全く押してもへこまない状態がストレスに強いと思われがちですが、そのような状態だと一見変化はなく、ストレスを受けても何ら変わらない状態に見えるでしょう。しかし、一定期間圧力をかけ続けると、割れてしまい元通りには戻せなくなります。人間も同じで、圧力に対抗してへこまないように過ごすのではなく、圧力に応じてへこめるようになると心身の健康も戻りやすいのではないかなと思います。

外部の環境に合わせて常に身体は変化しています。そこに女性であれば1ヵ月のうちに女性ホルモンのダイナミックな変化が加わります。外も中も大きく変化しているので、「変化しないこと」よりも「変化すること」、「変化を楽しめること」が大切なのではないでしょうか。

★ストレスが女性ホルモンに与える影響は？

ストレスを感じると身体がストレス状況に反応しようと、自律神経やホルモンバランス、免疫系に働きかけます。ストレスは脳の視床下部で認知され、感情や感覚（五感）、自律神経、食欲、睡眠などに影響を及ぼします。そして、脳の視床下部には、女性ホルモンのコントロールタワーもあります。「感情や自律神経の中枢」

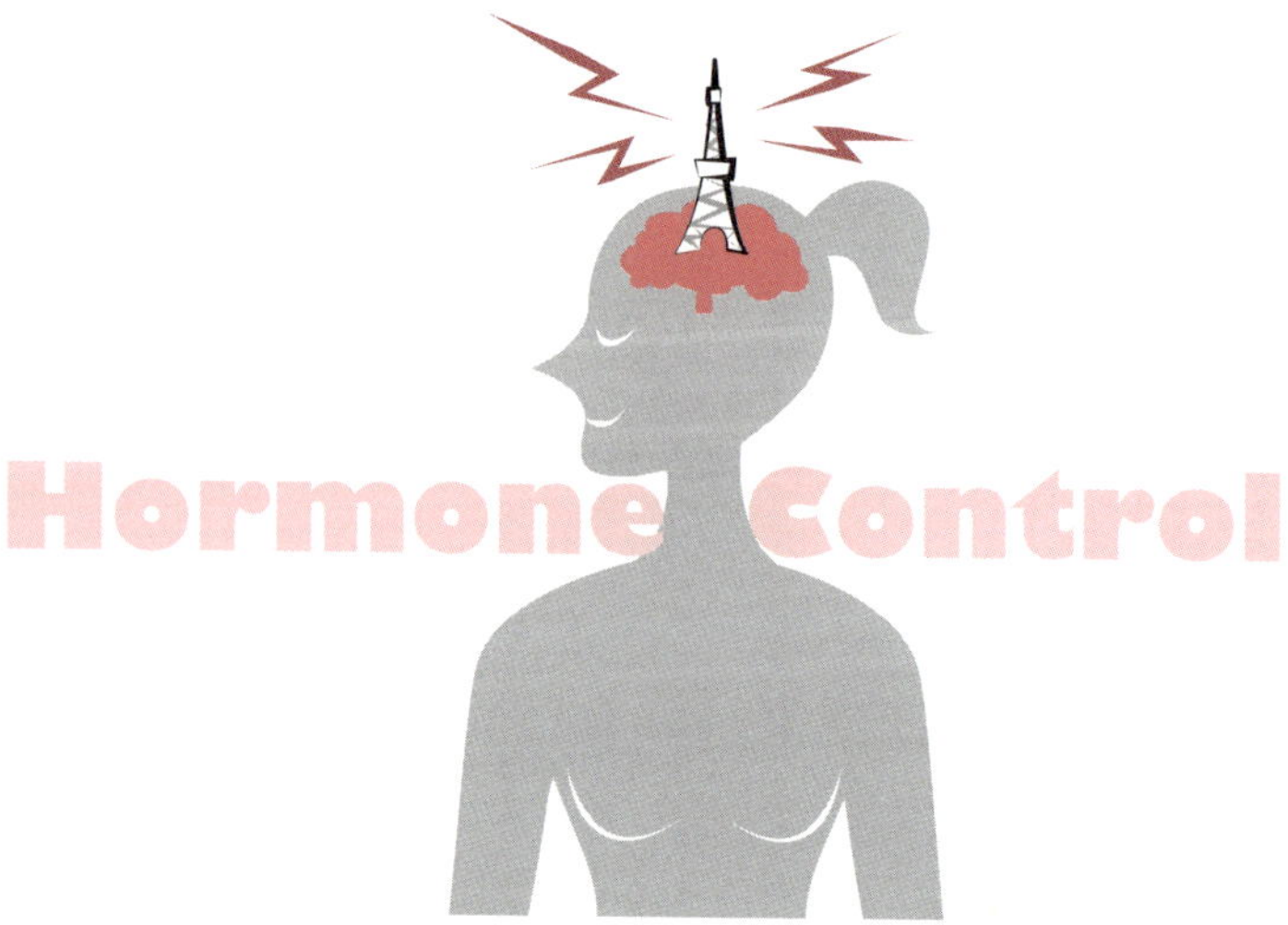

と「女性ホルモンの中枢」が同じ場所にあるために、ストレスの影響を強く受けてしまうのです。それによって女性ホルモンの分泌にも影響が出て、感情がコントロールできなくなったり、身体の不調が続いたり、月経痛やＰＭＳ症状を強く感じたり、不妊の原因にもなります。

★〈月経イメージ〜感情〜〉　その気持ちひとつで生理痛までひどくなる？

今では公の場で「生理が……」と普通に表現できるようになっていますが、少し前までは「月のもの」「女の子の日」などと言って直接は分からないような言葉を使っていた方も多いでしょう。

歴史的にみると、大昔の卑弥呼の時代は月経が「神聖なもの」として扱われ、神様の使いとして月経のある女性が政を行っていました。それが中国からの文化が入り男性社会になると、一気に月経が汚らわしいもの、卑しいものという扱いになり、武家社会になると汚らわしい月経のある女性自体が卑しいという状況になってしまいました。

その感覚は今でも少なからず続いており、月経に対してあまり熱心に教育されることもなく、女性ホルモンのトラブルを抱えた時や妊娠したいと思った時に自分の月経について改めて考えるような状態です。月経に対して人前で普通に話せるようになったとはいえ、月経が尊ばれているかと言えばそうは思えません。

★月経イメージが女性ホルモンに与える影響は？

月経に対するマイナスイメージを持っていると、月経トラブルが増えるという研究データがあります。月経痛やＰＭＳがつらいなどの月経に対するマイナスイメージを持ちやすくなってしまうので、どこかで負のスパイラルを断ち切らなければ、月経のトラブルが延々と起きてしまうのです。

月経に対するマイナスイメージがなぜ、実際の月経に対して作用するのかと言うと、月経にはやはり「脳」が関わっているから。その「脳」が「月経はいらないもの」という指令を出せば、本当にそのように子宮や卵巣に働きかけてしまうのです。**逆に、「大切なもの」という感覚を持っていれば、その指令をもとに、細胞ひとつひとつに働きかけてくれ、月経は順調、健康的で見た目までキレイに過ごせる**のです。

月経は月に1度のデトックス期！として、「身体から不要なものは排泄して、すっきりとまた新しい身体になれるチャンス」だと捉えることがとても大切です。

はじめて初潮になった時の感情も大きく影響します。「イヤで仕方のないもの」もしくは「恥ずかしいもの」と思ってしまうと、大人になってからの月経トラブルが多くなるそうです。

「初めて月経になった時、どう感じましたか？」「その時のことを覚えていますか？」

サロンのお客様に伺ってみても、覚えている方もいれば、一生懸命思い出そうとしても思い出せない方もいて。皆さんそれぞれのようです。私の場合、初潮を迎えた翌日に水泳大会があり、「月経中は泳げないのよ」と母親から言われた時は本当にイヤでイヤで……。泳ぐのが大好きな小学生だったので、全く嬉しくない初潮でした。

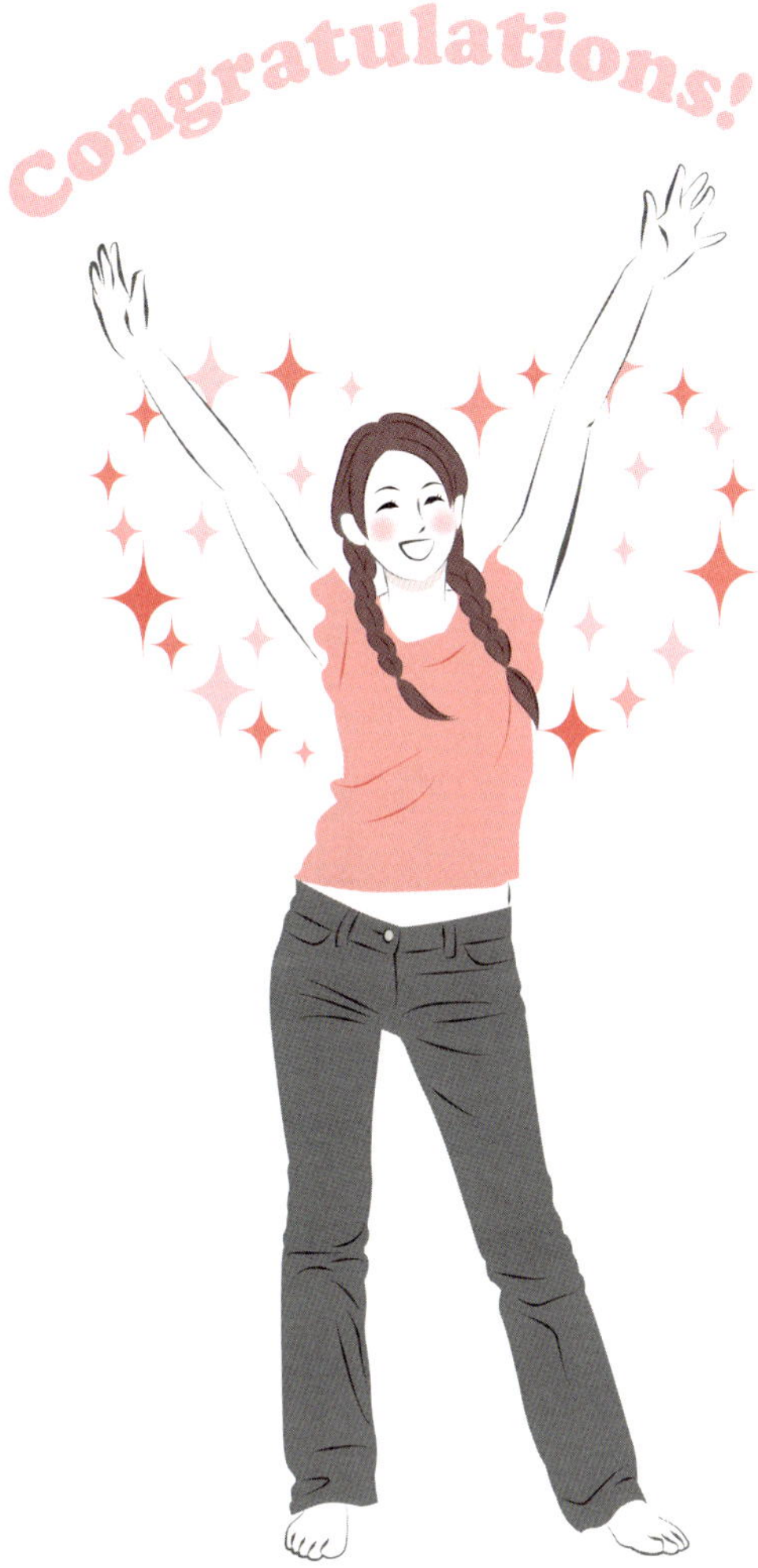

日本では〝初潮時にお赤飯を炊いて大人になった証として祝う〟という風習がありますね。そうやって「あなたも大人の仲間入りね。おめでとう！」と喜ばれれば、月経に対して「とても大切なもの」という感情を持つことができます。最初の時に周りの大人がどういう態度で接することができるかが、女性の10年後、20年後の健康にまで影響してくるのです。私も20代の初めの頃は、月経トラブルが多かったのですが、初潮時の月経イメージを引きずっていたことも大きいのかもしれません。そうならないためにも、初潮を迎えた時や10代での月経教育が大切で、母親になった時に「月経とは大切なものなのよ」と伝えていける女性であってほしいと思います。

不妊、更年期、プレ更年期、産後、PMS、月経困難症、病気について

最近は女性誌などで「女性ホルモン」が取り上げられることが増えてきました。ただ、こういった特集が増える背景には、「女性ホルモンが乱れている女性が多い」ということが言えます。

女性ホルモンを乱してしまう社会的な背景には、女性のキャリア志向による初産の高年齢化や生涯に出産する子どもの数の減少、生涯月経回数の増加、ストレスの身体への影響、不規則な生活などがあり、病気の原因にもなっているようです。なかには特に忙しくもないし、食事も規則正しく食べている、そして運動も適度にしているのに生理痛がツライ……という方もいることでしょう。生活を見直すことはもちろん大切ですが、月経は脳との関連が深いだけに生活習慣だけでは女性ホルモンが整わないこともあります。

女性ホルモンの乱れとひとことで言っても、脳と卵巣の一連の流れの中のどこで不調が出ているかによって、心身の不調の様子が異なり、改善方法も異なるのです。

★不妊の場合

原因不明の不妊の方もたくさんいて、一概には言えませんが、ストレスの影響が強いのも現状。「子どもをあきらめたら授かった」という話はよく聞きますね。やはり、月経は脳との関連が深く、ストレスに敏感に反応するため、妊娠への影響も強いようです。

これまでの経験上、身体の凝りが強かったり、リンパのつまりがある方はなかなか妊娠しにくいように感じます。辛い不妊治療をしているのに、生活習慣をなかなか改善できない人もいます。忙しく毎日を過ごす現代の女性は、自分自身の身体の状態がどうなっているのかというところに気づきにくい人も多く、妊娠したいと思った時にまず、自分の身体について知り、食事、睡眠、運動などを見直すことが大切だと思います。

★更年期の場合

発汗、ほてり、めまい、肌の乾燥、うつ傾向、イライラ、不眠など様々な症状が出てきます。卵巣機能の低下により、卵巣が脳からの指令をキャッチできず、脳が混乱して女性ホルモンの指令を出す脳の部位のすぐそばから出ている自律神経に影響が出ている状態。45歳以降でこういった症状が出てきた場合、クリニックでホルモンを補充してもらうことで改善する場合もあるため、婦人科を受診してみることをおすすめしています。その上で何か自分でできる方法で改善をしたいという方には後述するようなセルフケアをお伝えしています。

そして、一番戸惑いやすいのがプレ更年期。45歳以前でも「もしかして更年期？」と思うような症状が出ることがあります。女性の身体は面白いもので「私、もう更年期になったのね……」と思った時から更年期が本格的にスタートしてしまうのです。ここで「いや、まだまだ早いわ。生活習慣を変えろ！というサインね」と思うことができれば、不調は一時的なもので、また元に戻り、更年期を緩やかに過ごすことができるのです。

もう一つ注意しておきたいのが、出産

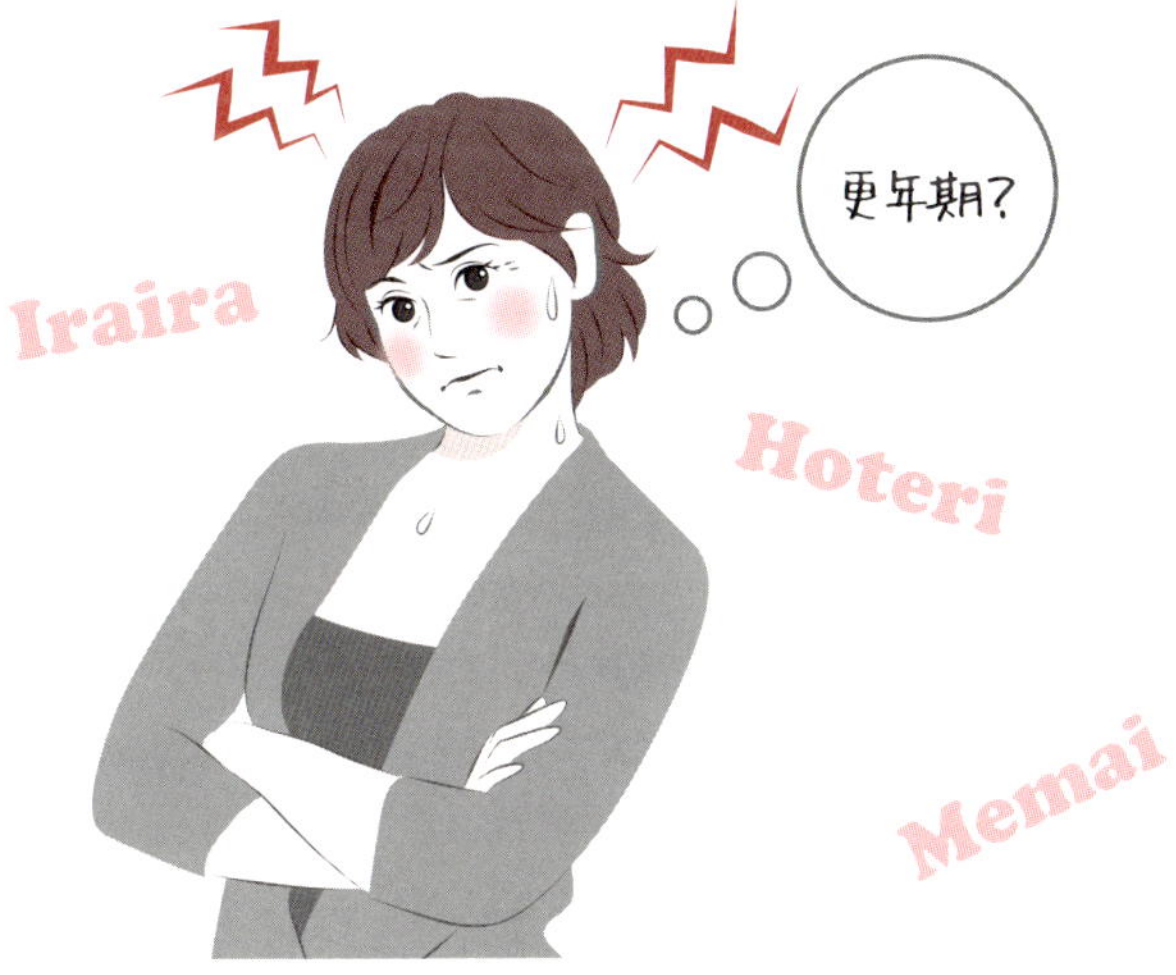

経験のある女性の場合、産後の身体のケアが十分でないと、更年期症状が強くなると言われています。お客様でも、プレ更年期が強く出る方は、産後の身体のケアをまったくしなかったし、出産後すぐに動き回っていたという方が多いのです。

産後のケアというのは、産後で開いたり歪んでしまった骨盤のケアのこと。「昔の女性は骨盤ケアなんてしなかったけれど、老後まで健康に過ごしているのでは？」と思う方もいるかもしれませんね。昔の女性は、自分や旦那様のご両親と一緒に住み、近所の人も一緒に子育てしてくれていたので、産後は寝て過ごすということができました。それによって、骨盤ベルトや骨盤矯正をしなくても、身体が自然と元に戻っていたのです。ところが、現代の都会のママさんたちは、両親も近くにおらず、親戚もいなくて、旦那様の帰りも遅い……。そんなママさんたちが産後すぐに動き回り、ケアができずに過ごすことで、数年後、卵巣機能が低下してきた頃に大きく体調を崩してしまうのです。

妊娠や出産は、女性ホルモンが変動して身体が大きく変わり、すぐに戻るわけではないことを意識しておくと、そこから先の健康面や美容面が変わってくるかもしれません。

★ＰＭＳの場合

生理前にはほとんどの女性が、むくみやだるさ、イライラや気分の落ち込み、頭痛や肩こりなど様々な症状を感じます。30代以降には徐々に卵巣機能も低下し、ＰＭＳが強くなる傾向にあります。ところが、ＰＭＳについて知らない女性も多く、生理前はなんとなく違う感じはするけれど、あまり意識していないという方も。人によって出てくる不調が違うことも分かりにくい一因ではないかと感じます。原因についてははっきりしていない部分もありますが、プロゲステロンの影響や神経伝達物質のセロトニンの影響が大きいようです。

生理前のこういった症状は不快なものですが、このようにいつもと違う身体になるのも女

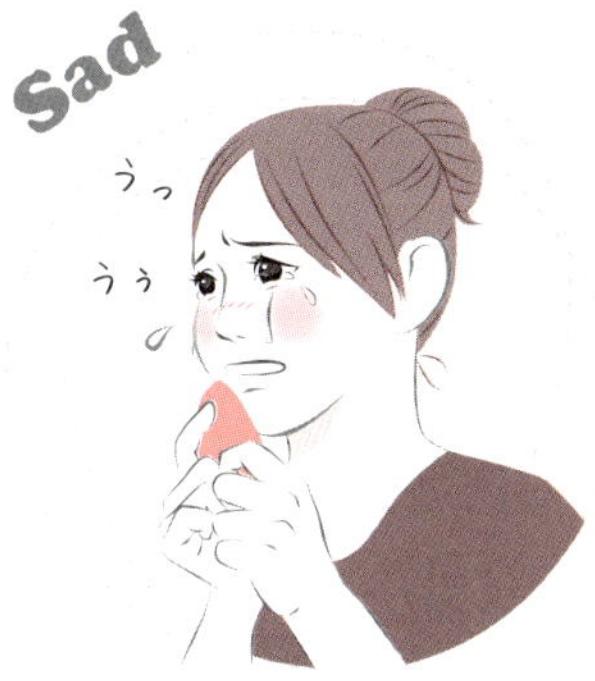

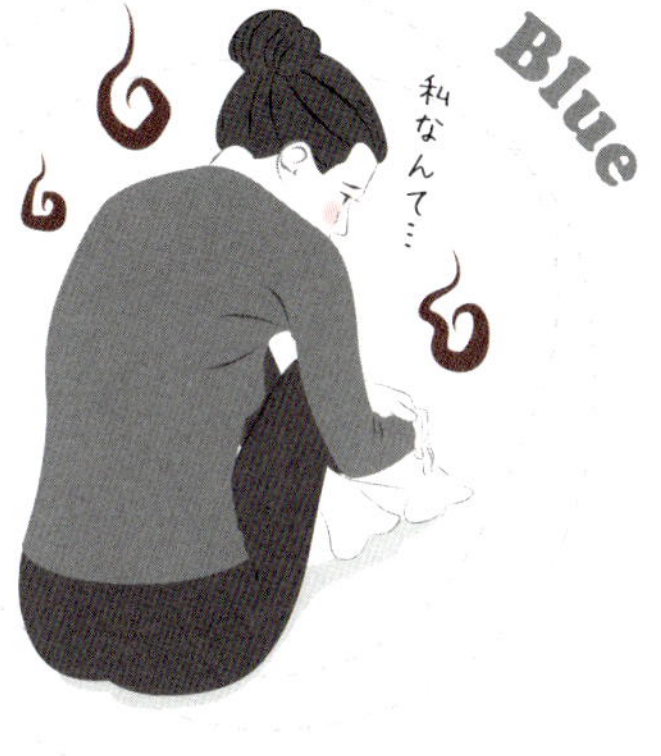

性ホルモンがしっかりと働いている証拠です。この不調をないものにしようとするのではなく、うまく付き合えるようになると悩むことも少なくなっていきます。

★月経困難症の場合

子宮や卵巣の病気などはないけれど、月経痛が強すぎて寝込む人がいます。原因は器質的なものから一時的なものまで様々ですが、体質だからとあきらめている方も多いものです。でも、そのままにしておくと将来的に病気に繋がる可能性もありますので、早めにケアをすることをおすすめします。

（※病気ではなく、20代～45歳未満の方がＰＭＳや月経の症状を強く感じる場合は卵巣機能は正常であるにもかかわらず、ストレスなどによる脳の指令自体が誤作動を起こしている状態ですので、その部分のケアが大切となります。）

病気について、セラピストとして注意することは？

「痛みが年々ひどくなる」「月経血量が増えた」というお客様に、子宮内膜症などの病気である可能性も大きいので、婦人科の受診をお勧めすることが大切です。

「何をされるのか分からない」「恥ずかしい」などという気持ちから、婦人科というと足が遠のく方もまだまだ多いようです。「今日こそ行くぞ！ と決めて家を出たのに、途中で怖くなり引き返してしまった」というお客様もいらっしゃいました。私たちの役割は、こういった方をすべて受け入れ、自然療法でケアしていきましょうというのではなく、必要な場合にはきちんと病院受診をお勧めすることがとても重要。そのうえで、女性ホルモンに困った時にはあの人に聞いてみようという存在になれれば、セラピストとして必要とされるのではないでしょうか。

ここからは、あまり知られていない心理的な部分も含めて、女性ホルモンを乱す原因には何があるのか、見ていきたいと思います。

自分のこと、好きですか？

突然ですが、自分のことが好きですか？

心理学的に「自尊感情」という言葉があります。これは他人と比べて自分がどうかということではなく、**自分のことを尊重できているか、自分は幸せになる価値があると思えているかという感情**です。つまりは、「自分を大切にできているか」「自分を認められているか」ということですね。日本人は謙虚な性質なので、自分の評価を高く言う人は少ないのですが、自分のことを認めているかどうかが心理的な健康に影響します。

「自分のことは認めているつもり。否定して過ごしているつもりはない」という方も多いでしょう。では、月経についてはどうでしょうか？

「月経が好きですか？」そう質問するとほとんどの方が「煩わしくて好きとは言えない」と答えるのではないでしょうか。ここが大きなポイントです。月経があるのは女性にとってとても大切なこと。「月経はイヤだ、煩わしい」という感情は、無意識のうちに「月経のある女性って面倒くさい」という感情につながります。そしてそこから「月経のある女性である自分」に対して、否定的な見方につながってしまうのです。

「月経がイヤ」「女性であることがイヤ」という感情があると、女性ホルモンが乱れて月経のトラブルが強く出てしまうことにも。そして、月経痛が強い、月経血量が多い、となるとまた「月経がイヤだな」という感情が強くなり、悪循環のスパイラルに陥ってしまうのです。どこかでその負のスパイラルに気づき、断ち切ることができれば良いのですが、自分自身ではその感情に気づきにくいということもあります。

月経があるおかげで、私たちは命を繋ぐことができています。30代後半以降で、もう妊娠を望まない女性が、早い段階で生理が止まってしまうと「楽だからこの

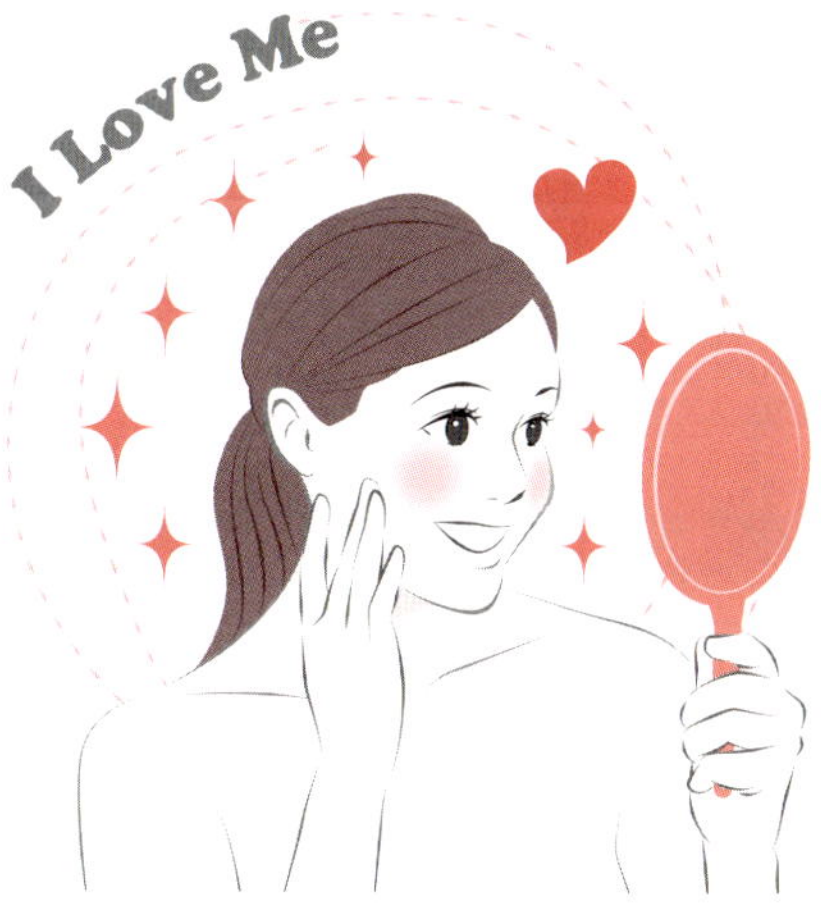

ままでいいかな」と思う場合も多いようです。でも、女性ホルモンが早い段階でストップしてしまうということは早くに老化してしまうことだと言っても過言ではありません。月経に対して「煩わしいもの」ではなく、「女性らしさを作ってくれる美と健康に大切なもの」という考えを持ってもらえればいいなと思います。

ローズの香り、好きですか？

見る、聞く、味わう、嗅ぐ、触わる……私たちは五感というものを働かせながら瞬時に状況を判断し、適切な行動をとっていて、そのどれか1つが欠けても、生活に大きな支障をきたします。

その中でもフル稼働しているのが、視覚。人間は情報の約80％を視覚から得ていると言われています。最近ではパソコンやスマートフォンなど、長時間目を使うことが増えて、視覚優位になりがちですが、匂いを嗅ぐという嗅覚は進化の過程で古くから発達しており、直接本能に働きかけます。鼻から取り込まれた匂いの情報は、大脳辺縁系の快・不快などの感情を司る扁桃体や、記憶と関わる海馬へと、ダイレクトに伝わります。同じ大脳辺縁系にある視床下部は女性ホルモンの中枢であり、海馬や扁桃体と視床下部は密接な連絡を取りあっているので、**視床下部が司る女性ホルモンや睡眠、食欲、性欲、自律神経などにも大きく影響します。**そういったことから、**香りを使ったアロマセラピーは女性ホルモンを整える上で、とても大きな有効なもの**だと言えます。

香りに対して抱く感情は、その時の心身の状態によって左右されます。「この香りの入浴剤ばかり使っている」とか、「この香りの化粧品を使うと癒される」という時、その香りには今の心身の状態に必要な成分が含まれている可能性が高く、自分を癒せるように無意識に好んで使っていると言われています。

その一方で、「以前は好んで使っていた香りがあるけれど、最近は使わなくなった」ということも。サロンのお客様でそういった傾向が特に多いのが、ローズの香りです。昔は化粧品からハンドクリーム、入浴剤まですべてローズの香りのものを選んでいたのに、今は一切興味がなくなった、もしくは「ローズの香りは苦手」と思うようになったといった経験はありませんか。ローズの香りが苦手な女性は意外と多いもの。でも実は、ローズの香りを苦手と思う人は女性ホルモンが乱れている可能性大！なのです。

ローズには女性ホルモン分泌を促す作用があり、女性らしさの代表とも言える香りです。その香りが苦手ということは、無意識のうちに自分自身の女性らしさを遠ざけ、自分の女性性を否定している可能性があります。そうすると、女性ホルモンは感情と密接に関わっているため、女性性の象徴である月経に対しても「要らない」という指令を出しかねません。その指令により、排卵や月経に悪影響を与え、女性ホルモンは乱れ始めてしまいます。

その結果、月経のトラブルに悩まされるだけでなく、お肌の張りがなくなりカサカサになり、むくみもひどくなり……ということにも。

ローズが苦手と感じる場合は、他のフローラル系の香りを生活に取り入れることで女性ホルモンのバランスを整えることに繋がるかもしれません。

★ＰＭＳはプラシーボ効果が高い

薬の成分の入っていない偽薬を服用して、効果を感じることをプラシーボ効果と言いますが、ＰＭＳは、このプラシーボ効果がとても高いと言われています。それは、女性ホルモンが感情と密接に関わっているため。「生理が来ない」と言っていた方がサロンに来ただけで施術前なのに生理になったり、予約をしたその日にずっと止まらなかった不正出血が止まった方なども。これも一種のプラシーボ効果でしょうか。

「ここに来れば女性ホルモンに関わる悩みを相談できる」「この人に相談すると改善するかもしれない」という思いや、「この人に施術してもらうと生理痛が楽になる」という思いがプラシーボ効果を生み、良い方向に向かっているのであれば嬉しいことです。

私たちセラピストにできることは限られています。でも、「この人に任せれば安心！」と信頼してもらうことが施術の相乗効果を生むためにいかに重要かということを意識することで、お客様の満足度を上げることができるのではないかと思います。

Column

女性ホルモンと感情の具体的なケース

感情と女性ホルモンの関連について、私が今まで接してきた方の中でとても印象的だった方に体験談を書いて頂きました。

月経に対する否定的なイメージが肯定的に変化したことや、自分の身体を大切に思う気持ちになったこと、本能とも言える恋愛感情が刺激されたことなどにより、不思議とも奇跡とも言える体験をされています。

一見不思議な体験ですが、全て感情との繋がりで説明できることであり、ご自身の感情の変化が身体に変化をもたらすことになったのです。

婦人科系の病気や、原因不明の不妊、産後のトラブル、更年期など、何をやっても女性ホルモンが整わない方、もしかしたら感情面が原因となっているかもしれません。

★A・Yさん　30代　会社員（生理がなかった→生理が来て妊娠）

初潮が来たのは一般的な12歳の頃でしたが、元々の家系的な遺伝もあり、高校生までは2ヶ月〜4ヶ月に1回という不順な月経周期でした。更に浪人生活をきっかけに、年に1回しか来ない状況になってしまいました。

大学に入学してもその状況は変わるどころか、間違ったダイエットで短期間で体重を10キロ以上落としたことをきっかけに、無月経になってしまったのですが、当時はそのことが、とても危険だということをあまり考えず、むしろ、月経がなくて楽だという誤った見解をしていました。

しかし、1年以上無月経の状況が続き、産婦人科に相談し検査をしたところ、エストロゲンの数値がほぼゼロに近く、投薬、注射で人工的に生理を起こし、体に月経を思い出させるという治療を始めました。

しかし、当時の私には、その薬の副作用である「気分が悪くなる」、「太りやすくなる」ということに耐えられず、1ヶ月に1回の治療が苦痛になってしまいました。将来のことより、目の前の今の「楽」を選んでしまい、薬を飲まなかったり、通院が延び延びになってしまったり。

就職し、ストレスと付き合いでの飲食で体重はあっという間に元通りのプラス10キロになりましたが、その頃にはもう、投薬や注射をしても生理が来ないという最悪の事態になってしまっていました。

将来のことを考えると、不安で仕方なくなりながらも、こんな状況を招いたのは自分のせいであると、恥ずかしくて誰にも相談することもできませんでした。病院に通いつつも、薬の副作用が仕事にも悪影響を与えることでまた薬を中断したり、毎日平均4時間睡眠からのストレスとで、状況が快方に向かうことはありませんでした。

病院の先生からも「子どもはできにくいかもしれません」と言われ、病院の帰り、絶望したのを覚えています。

「病院に行っても、どうせだめなんだ」……その時はもうマイナス思考まっしぐらで、仕事の忙しさも理由に病院にすら行かなくなっていました。

しかし、今の夫と知り合い、付き合うことになった26歳の12月。

付き合ってすぐに「この人となら、結婚したい、この人との子どもが欲しい」と思えたのですが、同時に、「自分の身体のことを話さなければいけない、子どもができない身体であることを告白しなければいけない…」と心の中ではずっとこのことがひっかかっていました。

お正月を迎え、「来週にはきちんと話そう」そう決心した2、3日後だったでしょうか。下腹部から、スルリと何かがと通り抜ける感覚があり、

「え？？まさか！？」そのまさかは的中。トイレの中で叫んでしまいました。「きた―――――！」

生理自体は5年ぶり、自力で来たのは実に9年ぶりのことでした。始めは、「これは生理ではなく、不正出血なのかもしれない」「これはたまたまで、1週間続かないかもしれないし、来月からはまた来ない日々に戻るんじゃないか」という気持ちの方が大きかったのですが、それはきちんと1週間続き、毎月必ず決まった周期で月経が来るようになりました。

そして、それから2年後に結婚、そして結婚してから2ヶ月半あまりで、子どもを授かることができたのです。今思い出すと、「本当に奇跡の出来事だったなぁ」と思うのですが、でも、やはり決め手だったのは、恋愛をして「女性ホルモン」が活性化し、その人に愛されるという「安心感」が、生理不順や無月経が何年も続いた身体を、正常な身体へと変化させたのだと思います。

ホルモンを補充する薬を飲んでも来なかった生理が、女性として幸せを感じる精神的な安定で、女性本来の機能が呼び戻されることを、身を持って体験することができました。

私のあの時の絶望と、もし同じように今苦しんでいる方がいらっしゃれば、ご自身が本当に心から笑えること、幸せだと思えることを実現できるような環境作りをしてみることを、おすすめしたいです。

今も、2人目が欲しいと思った時に、いつでも赤ちゃんに来てもらえる身体でいるために、無理をしない・体を冷やさない・睡眠を良く取る・食事に気をつける・旦那さんといつも仲良くする、このようなことには常に気をつけています。私の経験が、1人でも多くの方の希望に繋がってほしい、そう心から願っています。

第2章

「女性ホルモン」の乱れる原因を知り
不調にアプローチする

3タイプ別
カウンセリング法

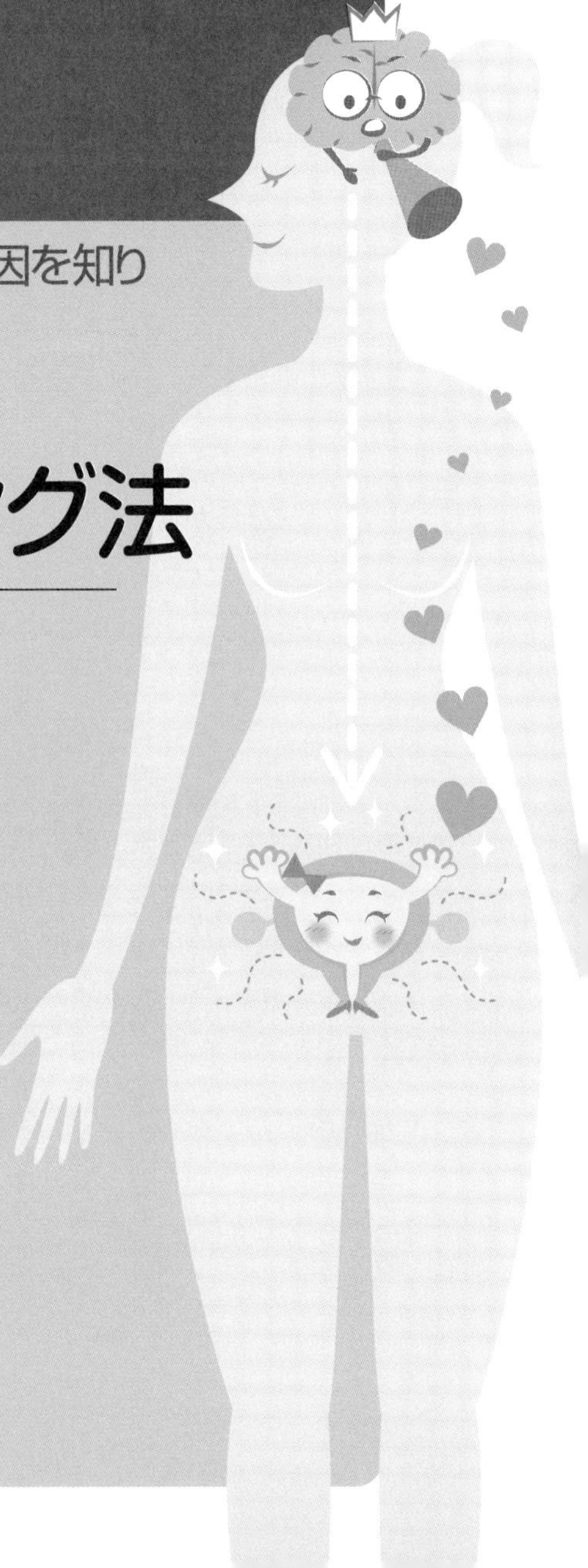

カウンセリングで、女性ホルモンの乱れの原因を探り、
お客様の体質を見極めていきます。
お客様の性格傾向や、心の状態まで把握することができるので、
信頼関係が築きやすくなり、施術効果を高めることができます。
体質別タイプ診断のチェックシートは、
カウンセリングが苦手なセラピストさんでも
サロンワークで、すぐに実施できる内容となっております。

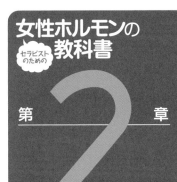

カウンセリングについて

私は、生理周期（生理中、生理後、排卵日、生理前）のどこにあたるかによって、お手入れ方法はまったく異なると考え、サイクルに合ったトリートメントを行っています。一般的に、月経期から卵胞期にかけては低体温期にあたり、この時期はプロゲステロンよりもエストロゲンが多く分泌されています。ところが排卵期を境にプロゲステロンの分泌が増えると、体温が上昇して高体温期に入るため、黄体期にはニキビや吹き出物などの肌荒れやむくみなど、女性にとって不快な症状が出やすくなるのです。このサイクルによって肌の状態も大きく変化します。**最も体温が低い「月経期」は、水分、油分とも少なく、肌荒れやかゆみを感じやすい時期。「卵胞期」は水分、油分とも一番バランスが良く、エストロゲンの影響で肌にハリや弾力が戻り、角質層の潤いを保つセラミドも増えます。「排卵期」は卵胞期と同様の肌質の場合もありますが、女性ホルモンの乱れがある場合は、敏感肌としてケアすることも。**黄体期に入るとプロゲステロンが増加するため、皮脂分泌が活発になります。さらにコラーゲンやその繊維を支えるエラスチンなどの低下により、肌内部のバランスは乱れがちで、ニキビや吹き出物などが出やすくなります。このように、**各時期で肌の状態が異なるため、その時々の、症状に合わせたケアを行うことが大切。**そのため、カウンセリング時に来店日が月経周期のどこにあてはまるかを確認します。次回来店の時期の提案は、２回目の身体の周期に合わせますので、お客様満足度も上がり、リピート率のアップにも繋がっています。

あなたの女性ホルモンの乱れは脳から？卵巣から？

ひとくちに女性ホルモンの乱れといっても、その原因は様々。改善する方法もまったく違います！**乱れの原因は、「自律神経乱れタイプ」「セロトニン不足タイプ」「卵巣疲れタイプ」**の３タイプに分けられます。ご自身や周りの人のタイプ判断に、セラピストはカウンセリング時に、生理前の症状についてのチェックシートに記入してもらい、女性ホルモンの乱れの原因をタイプ別に診断することで、お客様の状態に応じた、より効果的な施術を組み立てることが可能になります。

★生理前の症状で、女性ホルモンが乱れる原因タイプを知ろう！

お客様に生理前の症状について、あてはまるものにチェックしてもらいましょう。

最もチェック項目が多かったものが、その方の体質です。順番にタイプごとの説明をしていきましょう。

チェックシート

自律神経乱れタイプ

- □ 頭が痛い
  (血行が悪くなることによる頭痛)
- □ 肩こりがある
- □ 手足が冷える
- □ 疲れやすい
- □ 不安が高まる
- □ 急に整理整頓がしたくなる
- □ アレルギー症状がある
- □ 下痢をしやすい
- □ 便秘になりやすい
- □ めまいを感じる

セロトニン不足タイプ

- □ 頭が痛い
  (血行が良くなり過ぎることによる頭痛)
- □ 食欲が増す
- □ やたらと眠くなる
- □ イライラする

- □ 涙もろくなる
- □ 憂うつになる
- □ 人付き合いが悪くなる
- □ 女性であることが嫌になる
- □ 気持ちを抑制できない
- □ 家族や友人へ暴言を吐く

卵巣疲れタイプ

- □ むくみがある
- □ 乳房が痛い
- □ 乳房が張る
- □ ニキビが出来やすい
- □ 肌荒れしやすい
- □ メイクのりが悪い
- □ おりものが増える
- □ 下腹部が痛くなる
- □ 下腹部が張る
- □ 腰が痛くなる

体質別タイプ診断

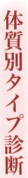

自律神経乱れタイプ

生理前に肩こりや手足の冷え、めまいなどの症状を強く感じる方は、自律神経が乱れているタイプ。普段から交感神経優位の生活となっているため、血管・神経系に不調が出やすくなります。一時的、もしくは過度のストレスから女性ホルモンに影響が出ている状態です。過度のストレスを感じて、自律神経が乱れることで卵巣への指令が上手く伝わらず、女性ホルモンが乱れていきます。このタイプの方は、生理前に気持ちの面よりも身体の不調が強く出る傾向にあり、生理痛が強いなど生理中まで心身の不調を強く感じる方も多いのが特徴です。

★「自律神経乱れタイプ」への施術のポイント

- **身体のこわばりが強いので、身体をゆるめられるようにしていく。**
- **冷えが強いので、どこが冷えているのかチェックする。**
- **上半身に血流が集まりやすいので、下半身のむくみが強い。上下のバランスが取れるようにアプローチしていく。**

「自律神経乱れタイプ」の特徴

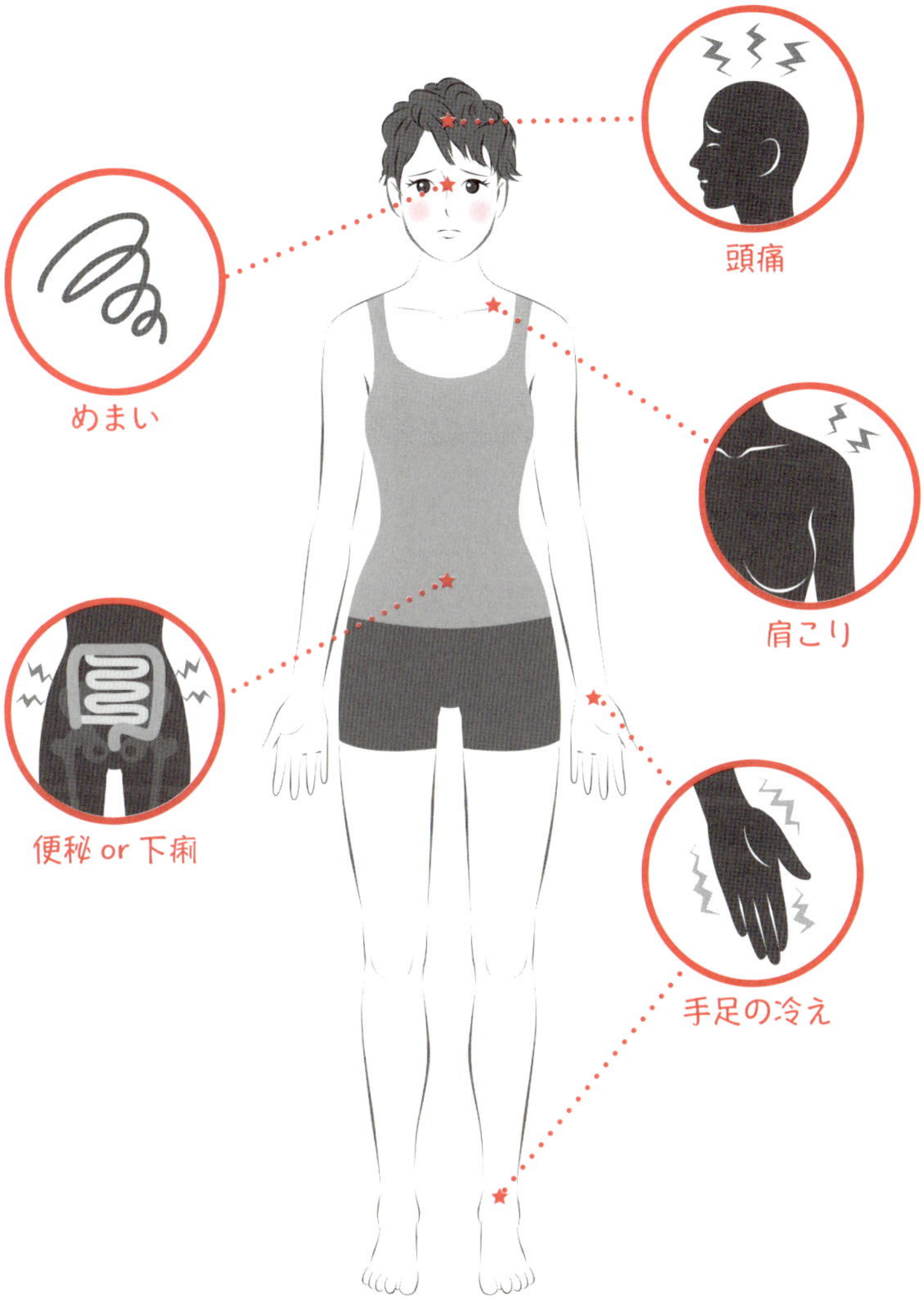

↓上肢トリートメント（特に背中）を多めに

セロトニン不足タイプ

生理前に食欲が増したり、眠くなったり、気分が塞ぎがちになるのは、女性ホルモンのエストロゲンの低下により、幸福感を感じる脳内物質セロトニンも一緒に低下するため。もともと脳内のセロトニンが少なめの方は、生理前に身体の不調よりも気分や感情面の不調が出やすい傾向にあります。ただし、30代以上の方は、エストロゲン分泌量の低下によりセロトニンも不足していくので、もともと不足しているタイプでなくても、年々生理前の不調が出やすくなります。

セロトニンは覚醒させるための脳内物質でもあるので、これが不足すると、眠りが浅い、なかなか起きられないなど、睡眠に影響してくることも。

★「セロトニン不足タイプ」への施術のポイント

●全身のリンパが詰まりやすい。

●姿勢が悪く猫背になりがちなので、肩周辺の筋肉をゆるめる。デコルテ（小胸筋）もゆるめて姿勢を正す。

●脳と全身に行き来がスムーズになるよう首から天柱あたりを入念にほぐす。

「セロトニン不足タイプ」の特徴

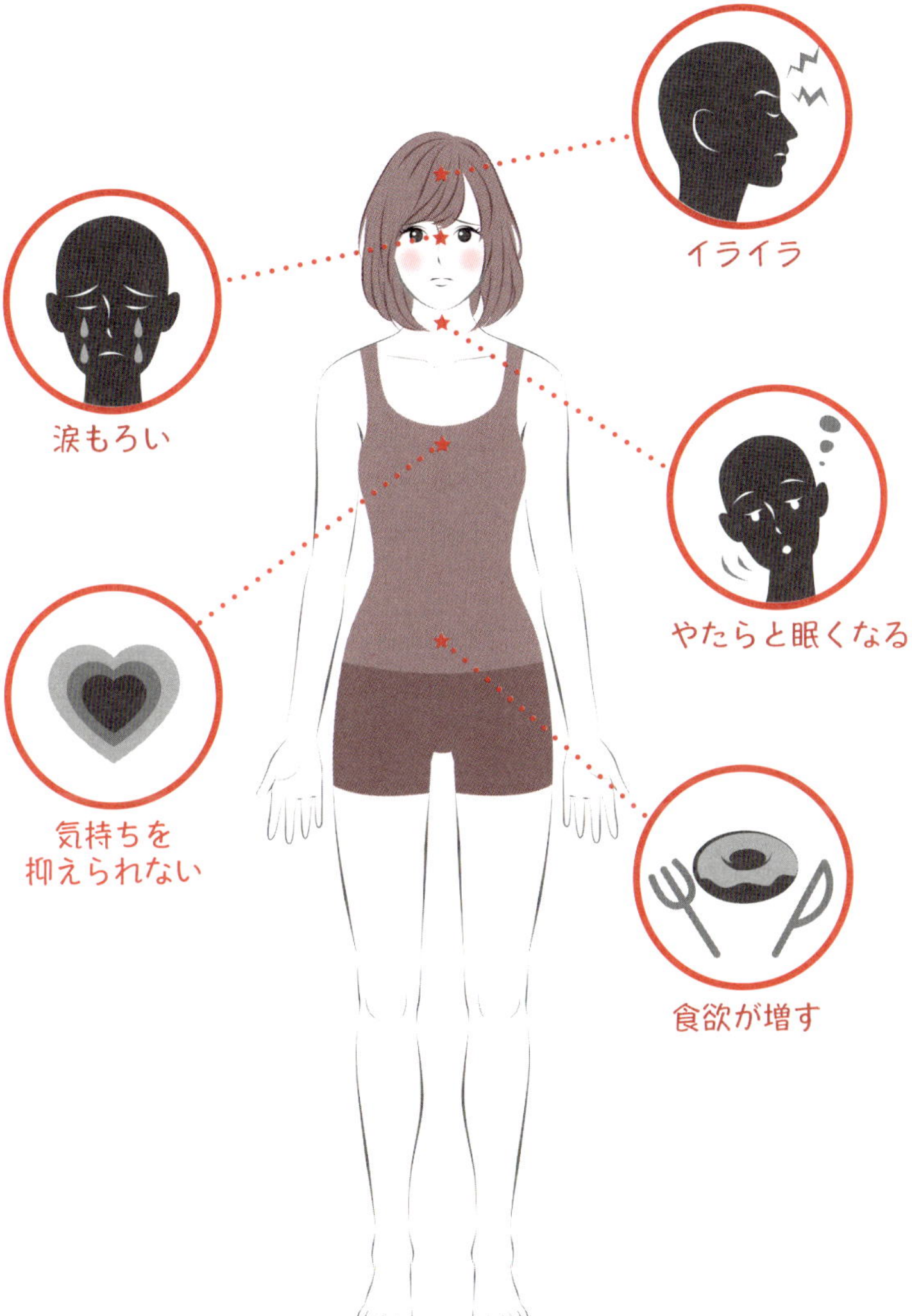

↓上肢トリートメント（特にデコルテから首）を多めに

卵巣疲れタイプ

女性ホルモンが乱れた時には、チェック項目にある症状（身体のむくみやイライラ、下腹部の張り、ニキビなど）を強く感じるようになります。20代〜30代前半の方が該当する場合、自律神経の乱れや、セロトニン不足からくる女性ホルモンの乱れの場合が多いので、卵巣に対してではなく、自律神経やセロトニンのケアをすることが大切です。30代後半〜50代くらいまでの方は、加齢による卵巣機能の低下で女性ホルモンの乱れが出てくるので、女性ホルモンを補う生活を心がけることが肝心です。

★「卵巣疲れタイプ」への施術のポイント

●骨盤周辺の血流、リンパの滞りを取っていく。
●股関節が硬くなりやすいので、ゆるめていく。
●セルライトも溜まりやすいので、セルライトにもアプローチする。
→下肢トリートメントを多めに

「卵巣疲れタイプ」の特徴

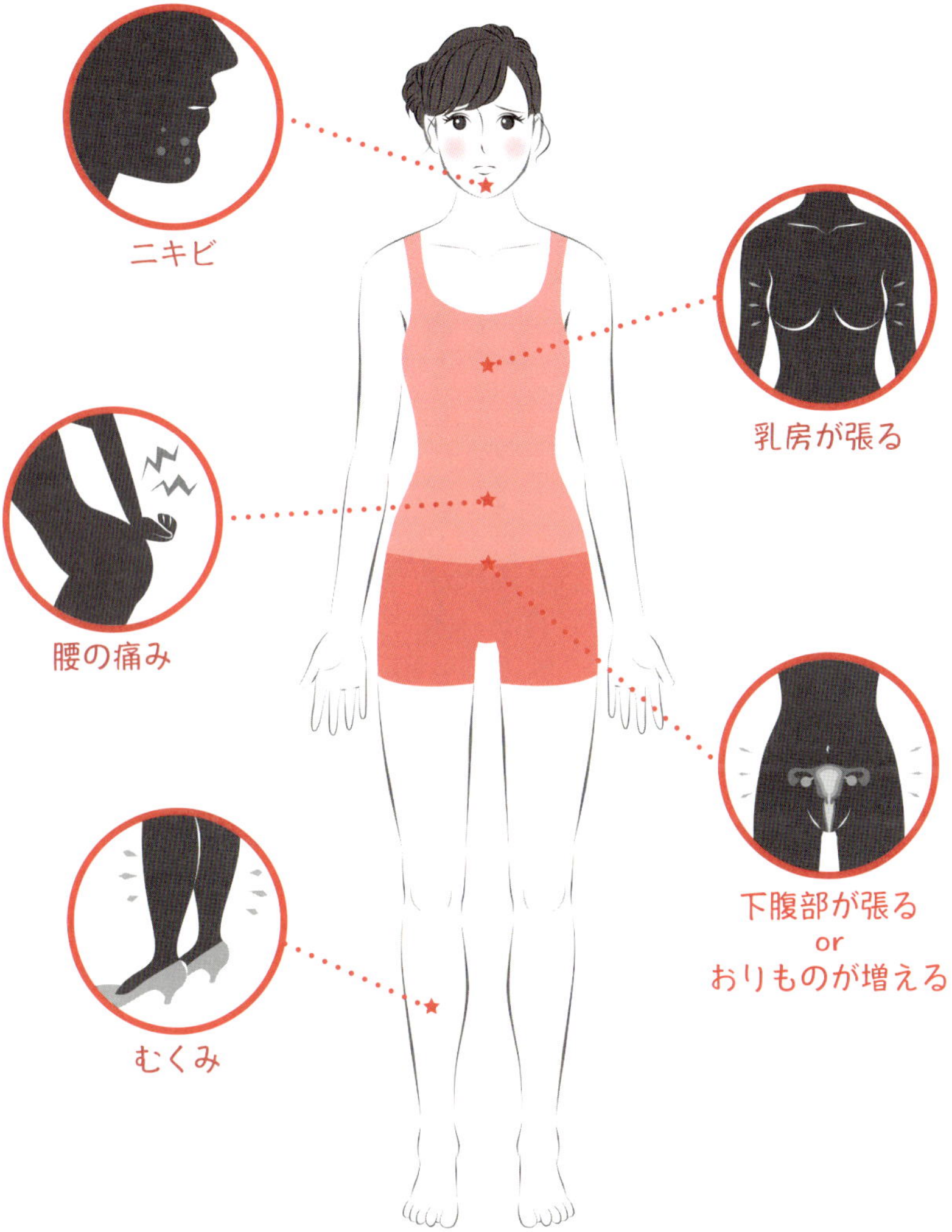

自律神経・セロトニン・卵巣は連動して機能しているので、不調が長引くと3タイプ全ての症状が出てきます。その中から最も強く感じる項目のケアから行っていくと、スムーズに女性ホルモンのトラブルにアプローチすることができるでしょう。

チェックシートは、女性の心身に不調が起きる原因を知るためのもの。お客様に記入してもらうことで、ホルモンバランスの乱れの原因を探ります。また、根本的な気質や性格的なところも把握できるので、カウンセリングを深めるためにも活用できます。タイプ別に基準があるため、お客様が「ああ、そうだったんだ！」と気づき、そこからさらに話が膨らむ場合も。それぞれに適したカウンセリングを行うことで、信頼関係も深まっていきます。

自律神経の乱れは、頑張り屋さんに多いタイプ。交感神経が優位となってしまうため、精神的には常に戦闘態勢。冷えや頭痛、めまいなど身体に不調が出やすくなります。感情面の話は苦手なことが多いので、その場合はあまり踏み込まず、「お仕事の帰りは遅いですか？」「お食事は規則正しくとれていますか？」など、日常的な項目をメインに話を伺います。疲弊している自分にムチ打って、さらに頑張ろうとしてしまう人が多いため、「普通の人だったらできないくらいのことができるタフな方ですね」というニュアンスで話を進め、「無理しすぎないでくださいね」というメッセージを伝えることも。

タイプ診断を取り入れた当初は、ストレスによる自律神経の乱れが原因となっている方が大半かと思っていたのですが、お客様と接しているうちにセロトニン不足の方も多いことに気づきました。セロトニン不足の方はマイナス志向で落ち込みやすい傾向にあります。自律神経乱れタイプと異なり、感情面なども初回から話せる場合が多いのですが、「私、普段からマイナス思考で」「ちょっとしたことで落ち込みやすいんです」など、感情面を訴えてくることが多いので、どういう場合にそうなるかなどを伺い、できるだけ気持ちの部分に寄り添ったスタンスをとりながら、気分の変動の傾向を一緒に探っていくようにします。

それでは、次のページからカウンセリングの流れを見てみましょう。

STEP1～STEP4までの段階を経て徐々にお客様との距離を縮めていきます。

女性ホルモンのお悩みは繊細な部分もあるので、最初から全てを話して下さる方ばかりではありません。お客様の様子（姿勢や表情、言葉など）を見ながらカウンセリングを行っていきます。カウンセリングでお客様の気持ちをほぐし、信頼して頂いてから施術に移っていくことで身体の捉え方が変わり、施術効果まで変わってきます。

施術の前後が
とっても大切

カウンセリングの流れ

STEP1 望診

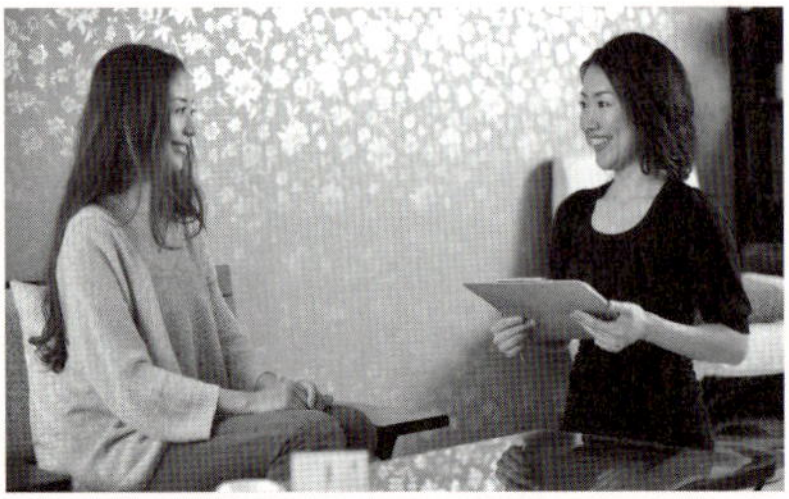

まずは、記入して頂いたカウンセリングシートをもとにお話を伺っていきます。この時にタイプ診断も一緒に行います。ご来店の動機となった主訴（生理痛、PMS、不妊など）を中心に伺います。お客様の表情やしぐさなどもしっかり観察しておきます。

STEP2 問診

ガウンに着替えて頂いてから、本日使用するアロマを選びます。最初のカウンセリングにて導かれたタイプに最適な精油を中心に、お客様の好みの香りなども伺いながらブレンドします。ガウンに着替え、香りなどを感じて頂く過程でご来店時には緊張感のあったお客様も、少しずつほぐれてきます。

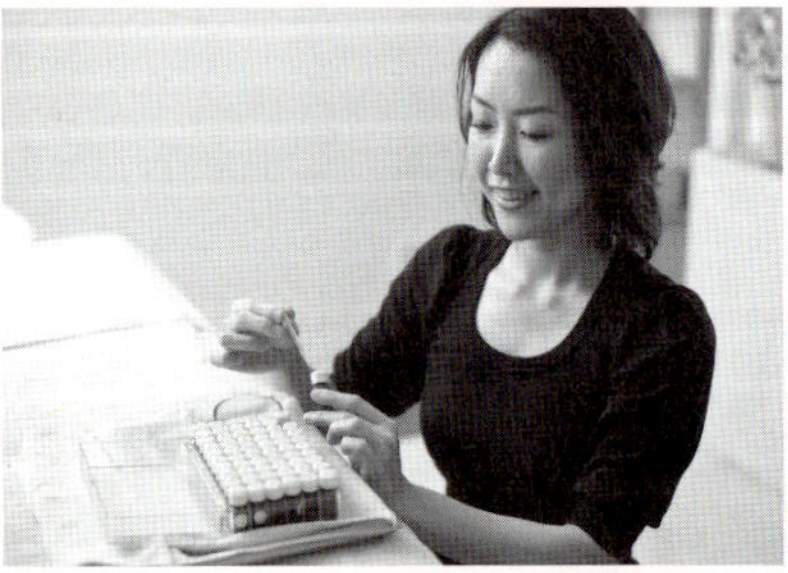

この少しほぐれた段階でさらに日常生活についてカウンセリングしていきます。

STEP3 足湯

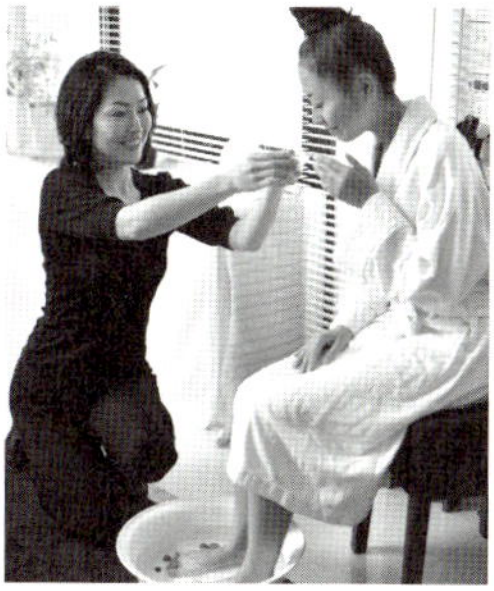

フットバスにて足元を温めながらブレンドした精油をお客様に確認して頂きます。この際にお客様のお好みで香りを足すこともあります。
フットバスで足を温めることで血行を促しリラックスしやすくなることと、これから始まる施術への期待感を高めることができます。

お客様に合わせた 施術を行う

STEP4 アフターカウンセリング

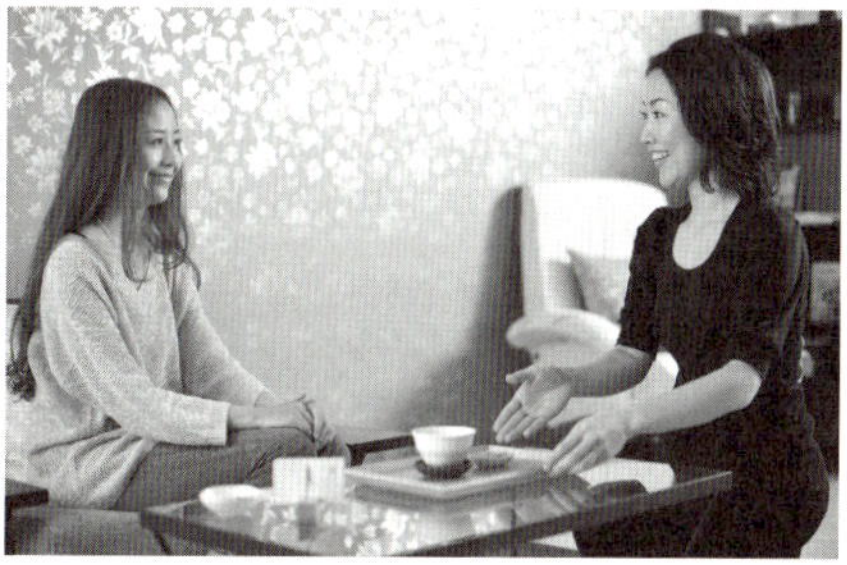

お客様の体質に合ったお茶や、タイプに合った飲み物をお出ししながら、カウンセリングから施術を通して分かったお客様の身体や心の状態をお伝えします。アドバイスでは、お客様の生活スタイルで取り入れやすいものを心がけてお伝えします。次回のご来店目安についても、月経周期をもとにご説明します。
後日メールにて、詳細の改善アドバイスをお送りしています。

Case study 1

自律神経乱れタイプ　ケーススタディ①

ニキビに悩むAさん

Aさんのカウンセリングシート（☑があてはまるもの）

【自律神経乱れ】

☑頭が痛い　☑肩こりがある　☑手足が冷える　☑疲れやすい　□不安が高まる
□急に整理整頓がしたくなる　□アレルギー症状がある　□下痢をしやすい
□便秘になりやすい　□めまいを感じる

【セロトニン不足】

□頭が痛い　□食欲が増す　□やたらと眠くなる　☑イライラする　□涙もろくなる
□憂うつになる　□人付き合いが悪くなる　□女性であることが嫌になる
□気持ちを抑制できない　□家族や友人へ暴言を吐く

【卵巣疲れ】

☑むくみがある　□乳房が痛い・張る　☑ニキビができやすい　□肌荒れしやすい
□メイクのりが悪い　□おりものが増える　□下腹部が痛くなる・張る　□腰が痛くなる

主訴

30代のAさん。職場では中間管理職で責任が大きくなり、プレッシャーを感じている。生理前にフェイスラインを中心に赤みを伴うニキビが発生。生理前になるとむくみを感じ、イライラしやすくなる。肩こりや、たまに頭痛もある。日常的に手足の冷え、疲れやすさを感じる。夫と2人暮らしであり、最近、新居に引っ越して生活環境も変化。生理痛がひどく、毎回鎮痛剤を服用。婦人科で検査したが、病気の診断はなかった。

カウンセリング結果

Aさんは体質的な「自律神経の乱れ」が原因で、卵巣の疲れがみられるタイプと判断。月経困難症もあるため、ストレスが増えると女性ホルモンが乱れやすくなるようだ。あごのニキビは男性ホルモン過剰の可能性がある。脊柱ラインに凝りが生じていると、脳への信号がうまく伝わらなくなり、女性ホルモンにも影響を及ぼす。そこで、「自律神経乱れタイプ」には、フェイシャルの前に背中への施術をプラスすると効果的。

Case study 2

セロトニン不足タイプ　ケーススタディ②

精神的な憂うつや不安感に悩むBさん

Bさんのカウンセリングシート（☑があてはまるもの）

【自律神経乱れ】

□頭が痛い　□肩こりがある　☑手足が冷える　☑疲れやすい　□不安が高まる
□急に整理整頓がしたくなる　□アレルギー症状がある　□下痢をしやすい
□便秘になりやすい　□めまいを感じる

【セロトニン不足】

□頭が痛い　☑食欲が増す　□やたらと眠くなる　☑イライラする　☑涙もろくなる
□憂うつになる　□人付き合いが悪くなる　□女性であることが嫌になる
□気持ちを抑制できない　□家族や友人へ暴言を吐く

【卵巣疲れ】

☑むくみがある　□乳房が痛い・張る　☑ニキビができやすい　□肌荒れしやすい
□メイクのりが悪い　□おりものが増える　□下腹部が痛くなる・張る　□腰が痛くなる

主訴

30代のＢさんは未婚で営業事務をしている。月経前のニキビや精神的な憂うつなどのＰＭＳ症状。疲れてくると甘いものをたくさん食べてしまい、その結果、あごや額、頬などにニキビができやすい。不安になって夜中に起きてしまったり、仕事の夢を見て気持ちが焦って起きたりすることがあり、睡眠不足気味。

カウンセリング結果

セロトニンが不足しているタイプと診断。このタイプは、心身の不調が仕事の忙しさに比例するというよりも、精神的な部分に比例する傾向がある。その影響が肌にも出てくる人が多い。そのため、仕事が忙しくても没頭していると不調を感じないので、何か集中して楽しめる趣味などがあると、脳のバランスを整えることができる。呼吸も浅くなりがちなので、自分を心地よくしてくれるグッズで脳を安定させることで、女性ホルモンの分泌を整えて、なるべく心身の不調が出ないサイクルを作っていくことを提案するとよい。「セロトニン不足タイプ」の人は頭がかたく、反応が鈍くなっているので、ヘッドマッサージでしっかりとほぐして血流をよくすることが効果的。天柱、風池、完骨の部分を順番に指にひっかけるような感じで刺激し、後頸部をほぐすことで脳と身体の連携がスムーズになる。

女性ホルモンを整える方法

アフターカウンセリングでは、次回来店するのに適した時期をお伝えすると共に、日々の生活の中で取り入れられるセルフケアについてもご提案します。

★【自律神経乱れタイプ】……入浴やマッサージで身体を温める

交感神経優位で末端まで血行が行きわたらず、子宮や卵巣への栄養素も十分に届いてない状態なので、入浴などで身体を温めることが、ホルモンバランスを整えることに繋がります。また、身体が凝り固まっている方が多いので、マッサージなどで筋肉をゆるめることが有効。副交感神経が優位になり、自然と女性ホルモンのバランスが良くなっていきます。

★【セロトニン不足タイプ】……深い呼吸とウォーキングなどのリズム運動を

まず、気をつけることは呼吸です。姿勢が悪く呼吸が浅くなりがちなので、ゆっくり長めに吐くことを意識して身体の隅々まで酸素が行きわたるようにします。そうすると酸素が卵巣までしっかりと届き、卵巣の細胞も活性化します。その他、リズム運動（リズムを繰り返す運動）もセロトニン活性化のために有効です。ウォーキングやジョギングを週2～3日程度続けると、女性ホルモンも整っていきます。また、フワフワとしたものや、好きな香りのアロマなど、自分が心地よいと思えるグッズを常に持っていると脳もリラックスするとアドバイスしてみると良いでしょう。

★【卵巣疲れタイプ】……たんぱく質、ビタミンEなどを食事に取り入れる

このタイプの方が気をつけることは、食事の際に、たんぱく質、ビタミンE、カリウム、コエンザイムQ10など、卵巣の新陳代謝がスムーズになり、女性ホルモンが活性化する食材を積極的に摂取することです。また、運動によってもエストロゲンが出てきます。適度な有酸素運動を行うと、女性ホルモンの減少による不調から解放されます。

いつも心がける栄養（元気な子宮・卵巣をつくるベース）

★たんぱく質（細胞をつくる元となる。卵子、精子のおおもと）

一日の摂取目安　（30～49才女性＝50グラム）

●肉（牛ももの赤身肉）　●魚

●納豆　●豆腐

●卵　●チーズ（パルメザンチーズ44グラム）

★鉄（酸素を全身に運ぶ、子宮内膜を作る）

一日の摂取目安　（30～49才女性＝11グラム）

●レバー（豚レバー）●カツオ　●マグロ　●しじみ　●アサリ　●煮干し

●納豆　●青のり　●湯葉　●ひじき　●大根の葉　●小松菜

★カリウム（細胞のもと、ミトコンドリアを元気に）

一日の摂取目安　（30～49才女性＝ 2000ミリグラム）

（※多くの食品に含まれるため不足することはなく、摂りすぎても排泄されます。〝ゆでる〟ことで損失されやすい性質を持っています。）

●のり ●ひじき ●大豆
●いも ●ほうれん草
●小松菜 ●アスパラ
●いんげん ●にんじん
●ニラ ●かぼちゃ
●アボカド ●ドライフルーツ
●バナナ ●メロン
●ぶどう

※食事の基本

主食（ごはん、めん、パン）3

主菜（肉、魚、卵、大豆）1

副菜（野菜、きのこ、いも、海藻）2

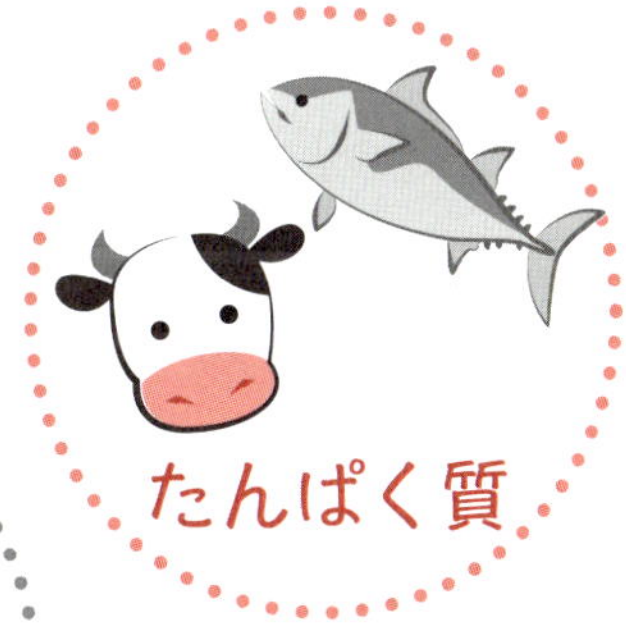

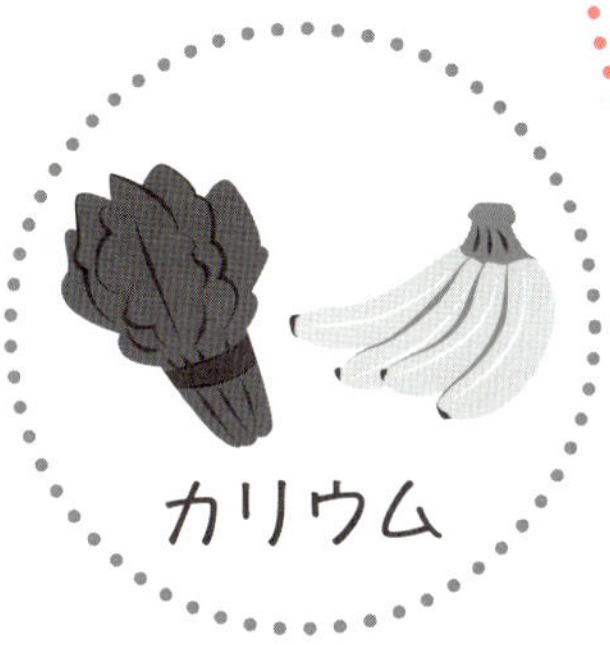

月経周期に合わせて「生活」や「食事法」などをアドバイス

月経周期に合わせて３タイプに合った、生活習慣も一緒に意識しましょう。

★月経中

【生活】

生理によって子宮内膜がはがれ落ちるリセット期。生理の時こそ、骨盤内のうっ血をとるため入浴がおすすめです（月経期３日目以降）。

【食事】

●**ＥＰＡ**……青魚に多く含まれ、生理痛の痛みを和らげる働きがあります。血液サラサラ効果も。脂が減らないように調理することがポイント。煮物の時は煮汁も食べましょう！

●**しょうが**……生理痛の痛みを和らげる作用があるため、痛み初めの頃にしょうが湯などで摂ると効果的。

●鉄分……ひじきなどの海藻類は鉄分が多く含まれた食材ですが、吸収されにくいという性質があります。動物性の食品の方が吸収率が高く、ビタミンCと一緒に摂取するとさらに吸収率が高まります。生理痛・生理不順に悩む人の血液を測ると、子宮内膜を新たに作る材料となるたんぱく質・鉄が圧倒的に不足しているため、牛もも肉などの赤身肉で摂ると良質なたんぱく質も同時に摂れて、脂質も少なく効果的です。

【サプリメント】

生理痛の改善……ピクノジェノール（強い抗酸化作用を持つ松樹皮エキス）、ラズベリーリーフも良いと言われています。

★生理終了～排卵まで（卵胞期）

【生活】

心身ともに充実している時期。ダイエットなどもおすすめ。大切な子宮内膜や卵子が作られている時期なので、しっかりと良い栄養と運動で身体を整えることが大切です。

【食事】

いつも心がける栄養をしっかり摂ること。（たんぱく質・鉄分・カリウムなど）

卵巣疲れタイプは、大豆製品（豆乳1日200ミリリットル）、納豆1パックを積極的に摂ると良いです。ごま、小麦、エンドウ豆なども女性ホルモンに似た働きをするため、取り入れてみると良いでしょう。

●**ビタミンE……**女性ホルモンの分泌を助けます。血行促進。細胞の酸化を抑える働きも。

〈ビタミンEが含まれる食品〉

●ひまわり油　●イクラ　●タラコ　●ツナオイル　●アユ　●ウナギ

●ハマチ　●モロヘイヤ　●大根の葉　●かぼちゃ　●赤ピーマン　●アーモンド

●ピーナッツ　●アボカド

●**玄米……**ホルモンの合成の元となる成分や、自律神経を整えてくれる物質が含まれています。

●**亜鉛……**粘膜の材料に。貝類やナッツ類に豊富に含まれています。

〈亜鉛が含まれる食品〉

●かき ●タラバガニ（ゆで） ●アサリ水煮缶 ●油揚げ ●納豆 ●豚レバー
●牛肩ロース赤身肉 ●牛モモ赤身肉

●コエンザイムQ10……細胞内のミトコンドリアにおいて、エネルギー産生の元となる「ＡＴＰ（アデノシン三リン酸）」を作る補酵素でストレスによって低下します。全細胞にあり、不足すると代謝がスムーズに行えなくなります。

その他、セロトニン不足タイプは、ビタミンＢ６も積極的に摂ること！

★〈排卵～次の生理まで（黄体期）〉

【生活】

むくみや肌荒れ、イライラなど、心身の不調が出る時期。この時期は出てくる不調に対するケアを。リラックスできる方法をプラスするのもコツです。エストロゲンの低下により、脳内の感情や自律神経に関わる物質も低下するため、ハッピーホルモン（＝βエンドルフィン、セロトニン、オキシトシン）をコントロールすることも大切です。

有酸素運動を続けると脳下垂体からβエンドルフィンがでるため、有酸素運動で精神症状を和らげる効果があります。生理前、泣けるＤＶＤを見て大泣きしてもβエンドルフィンが出ると言われています。また、黄体期はエストロゲンの低下により、セロトニンが低下。セロトニンには食欲抑制機能があり、このホルモンが減ることで食欲が増す傾向に。悪循環になるので、間食は避けるようにしましょう。

脳内物質のオキシトシンとセロトニンは関係しており、オキシトシンが分泌されるとセロトニン神経に影響を与え、セロトニン神経も活性化されます。ペットやふわふわしたものに触れると癒しホルモンであるオキシトシンがアップするので生理前に触れるのもおすすめ！

【食事】

ＰＭＳの女性は、血糖値のコントロールのため、1回の食事量を減らして回数を多く（5〜6回）。血糖値幅の少ない黒砂糖、チーズ、果物がおすすめ。

●生理前のイライラには……カルシウム、乳製品、ビタミンＢ群（特にナッツ類）が良いでしょう。お茶（テアニン）はα波が出てリラックス効果があります。ビタミンＢ群の中でも、特にビタミンＢ6が有効です。

〈ビタミンＢ６が含まれる食品〉

●豚肉　●大豆　●ナッツ類　●ごま　●にんにくの芽　●小麦胚芽　●玄米
●イワシ　●カツオ　●サケ　●サバ　●マグロ　●粉チーズ　●バナナ

（※水溶性のため摂りだめはできないので、毎日摂取するようにしましょう。アルコール摂取により吸収が阻害されやすいので、飲酒は控えて下さい。また、抑うつ気分にもビタミンＢ群は有効です。カフェインはビタミンＢを消費し、ＰＭＳ症状を悪化させるので要注意！）

●**むくみに……**ウリ科の野菜（キュウリ、ゴーヤ、かぼちゃ）

●**頭痛に……**エストロゲン低下が誘因。ビタミンＢ群やカルシウムを多く含む玄米、ごま、ナッツ類が有効です。

女性ホルモンに効く！アロマオイルブレンド

女性ホルモンのバランスを整えたり、身体の中に吸収されると女性ホルモンと同じような働きをしてくれるオイルをブレンドして、お腹や腰をゆっくりマッサージするのがお勧めです。ポイントは、**花↓柑橘↓ハーブ↓樹木↓スパイス↓樹脂↓エキゾチック**の順番で作っていくことです。

★レシピ

1．ビーカーにスイートアーモンドオイルを入れて精油を計3滴加える。
2．ガラス棒でよく混ぜて遮光瓶に入れる。（保存は冷暗所で3カ月）

＊スイートアーモンドオイル……10ミリリットル
＊左記より合計3滴セレクト

●（花）**ゼラニウム**……ホルモン分泌を調整。ローズとほぼ同じ成分構成。イライラを鎮める。

●（花）**ローズ**……ホルモンバランスの調整。更年期障害、生理痛、PMSにも。

●（花）**ラベンダー**……緊張をほぐし身体を温め、むくみ、うっ血をとる。生理痛、生理不順に。子宮の働きを高める。

※子宮筋腫や子宮内膜症などの婦人科系疾患を抱えている人の場合は、クラリセージ、セージ、ジュニパーなどエストロゲン様作用を持つ精油の使用は避けたほうが良いでしょう。

● （花）**カモミール**……自律神経を調整する。生理痛、ＰＭＳに。

● （柑橘）**メリッサ（レモンバーム）**……生理不順を和らげる。

● （柑橘）**ベルガモット**……生理痛、生理不順に。子宮の働きを高める。

● （柑橘）**グレープフルーツ**……むくみをとる。血行促進。

● （ハーブ）**クラリセージ**……生理の遅れ、無月経、更年期に。女性ホルモン（エストロゲン）のような働きあり。子宮の働きを高める。血行促進。

● （ハーブ）**マジョラム**……自律神経を調整する。血行促進。

● （ハーブ）**セージ**……生理不順。更年期特有の多汗への制汗作用あり。女性ホルモン（エストロゲン）のような働きあり。

● （樹木）**ジュニパー**……女性ホルモン（エストロゲン）のような働きあり。血行促進、むくみ、冷えに。

● （樹木）**シダーウッド**……ホルモンバランスを整える。

● （樹木）**サイプレス**……更年期特有の多汗への制汗作用あり。

● （スパイス）**ジンジャー**……血行促進。

● （樹脂）**フランキンセンス**……子宮の働きを高める。むくみをとる。

● （エキゾチック）**イランイラン**……ホルモンバランスを整える。子宮の働きを高める。

Column

女性ホルモン力をアップさせる『メンタルケア・体操』

3タイプ共通！おすすめセルフケア

女性ホルモンは、女性の身体と心に密接に結びついています。
女性ホルモンのバランスを整えて、美と健康を維持するためには、
サロンでのトリートメントだけではなく、
日々の積み重ねが不可欠です。簡単に出来るセルフケアをいくつか紹介します。

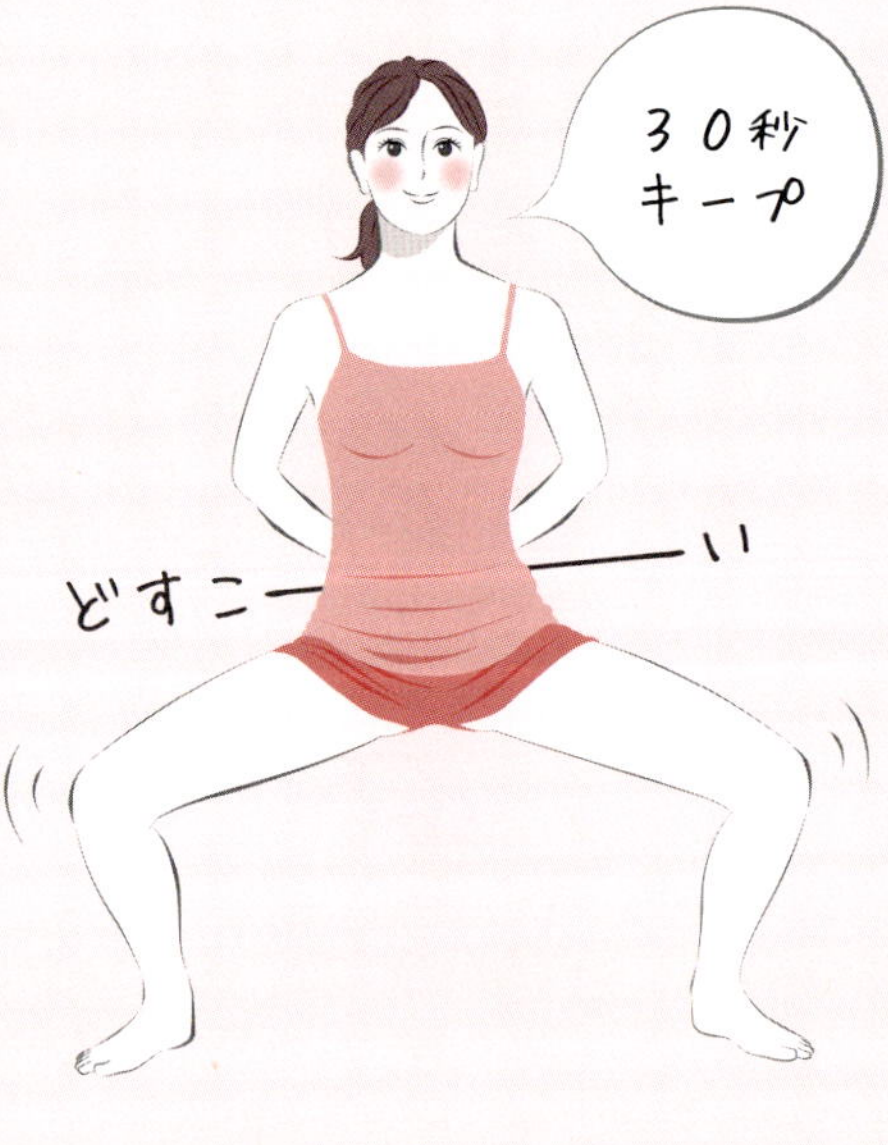

体操

ストレッチで股関節をやわらかくする

股関節の固さは、女性ホルモンの乱れの原因にも。お相撲さんが四股を踏むように、両足を肩幅よりやや広めに開きます。そして、足先が外側を向くように、腰を膝の高さまでゆっくり落としていきます。お尻がでっぱり過ぎたり、上半身が前傾しないように注意しながら、30秒間キープ。

メンタル

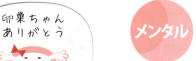

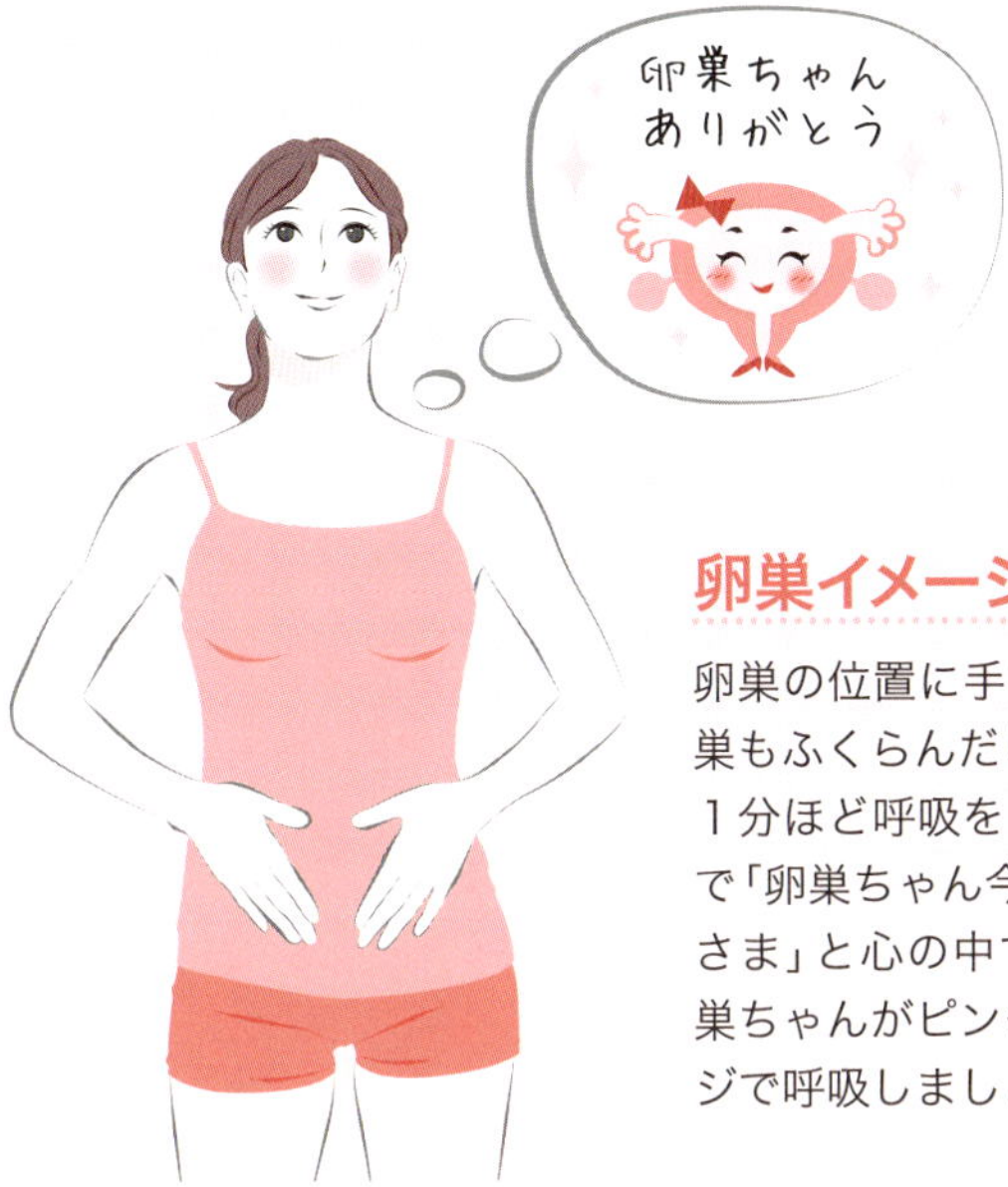

卵巣イメージ療法

卵巣の位置に手を当てて、呼吸に合わせて卵巣もふくらんだりしぼんだりするイメージで１分ほど呼吸をします。夜寝る前がおすすめで「卵巣ちゃん今日も1日ありがとう。お疲れさま」と心の中で言いながら、少し疲れた卵巣ちゃんがピンクになって元気になるイメージで呼吸しましょう。

日記をつける

基礎体温、月経の状態、体調、その日の出来事、食事の回数と内容、何か運動をしたか、睡眠時間などを記入した日記をつけてみましょう。「生理の後半にいつも頭痛になる」といった傾向が分かる他、記録することで自分の身体のコントロール感が生まれ、それだけで不調の改善に繋がることもあります。

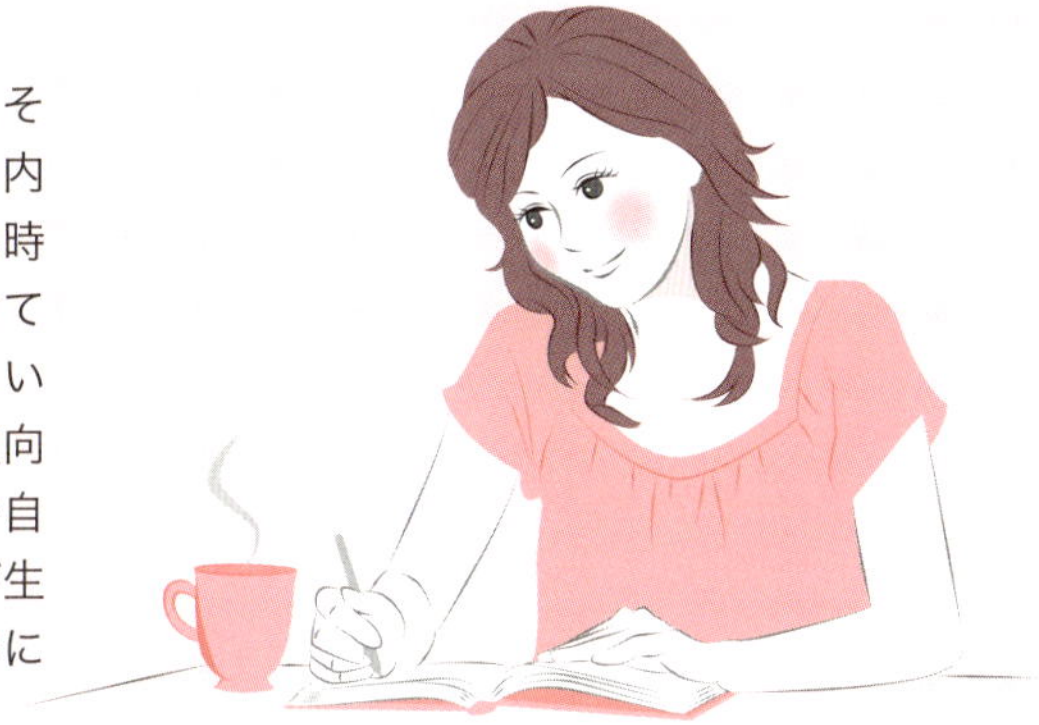

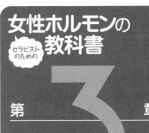

第3章

「女性ホルモントリートメント」の
プレベーシックテクニック

今まで学んだ理論をもとに施術を行います。
まずはセラピストとして大切な、
基本姿勢や基本手技を学びましょう。

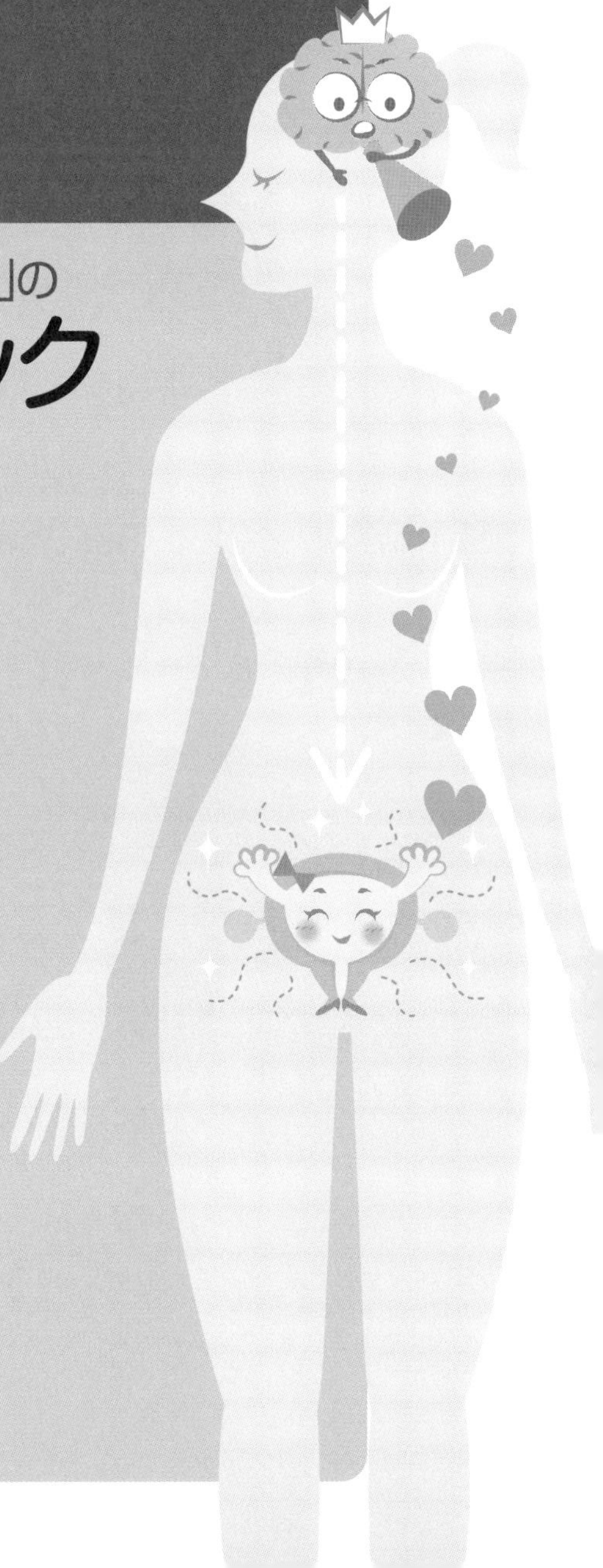

1
正しい基本姿勢の作り方

ボディ編

事前準備や基本姿勢、心構えがトリートメントの効果を大きく左右します。お客様の身体をしっかりと把握して満足していただくための基本姿勢を学びましょう。

基本姿勢1 ベッドの高さ

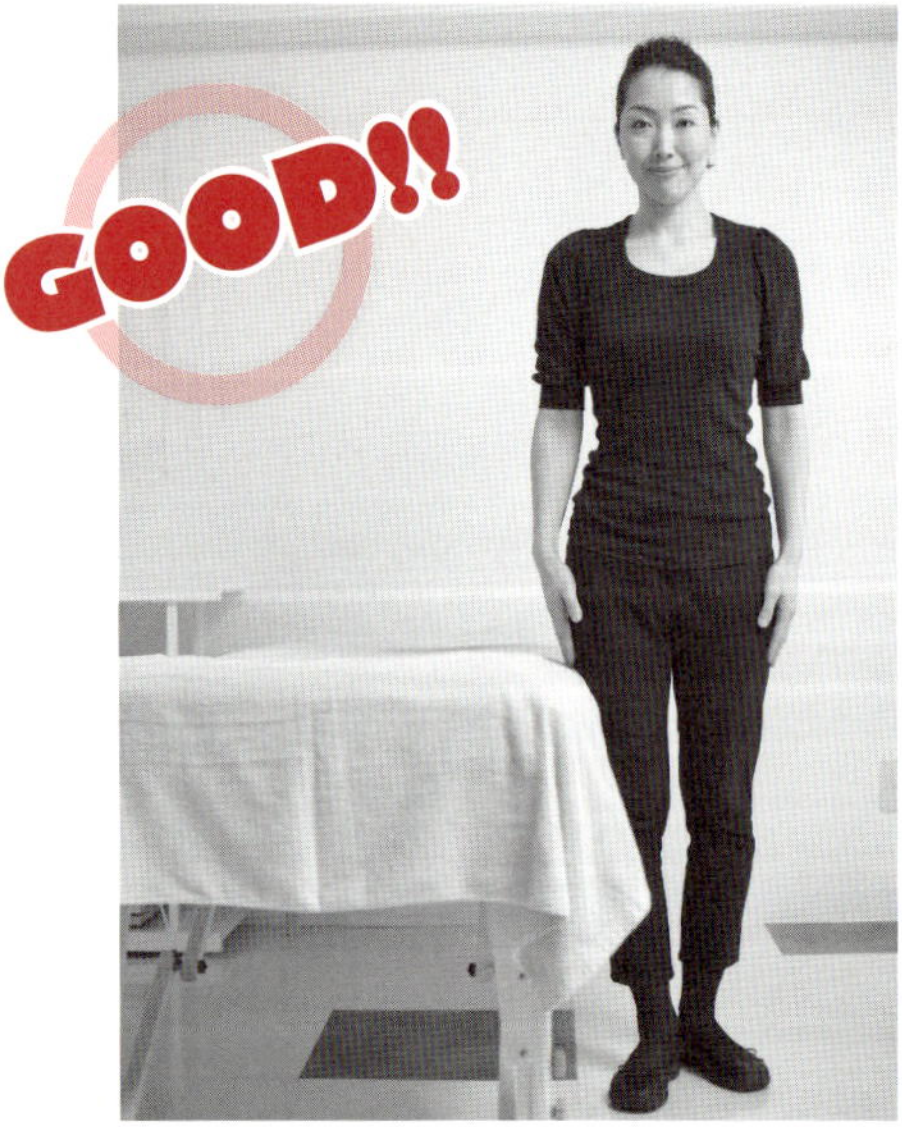

骨盤矯正や筋肉にアプローチするため、ベッドの高さは少し低めにセットしましょう。手を身体の脇にまっすぐ下ろして立った状態で中指がベッドに当たる高さが目安です。

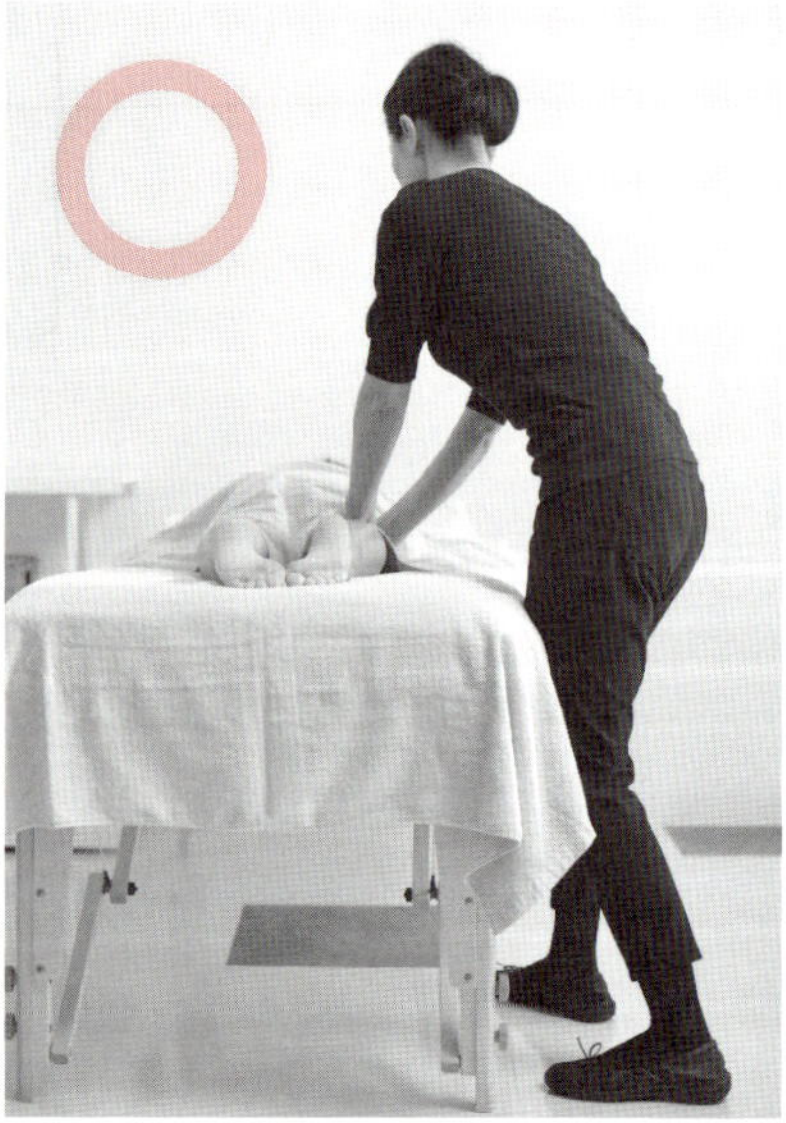

手だけの力を使うのではなく、膝で体重移動しながら圧をかけていきます。

前のめりになり過ぎている

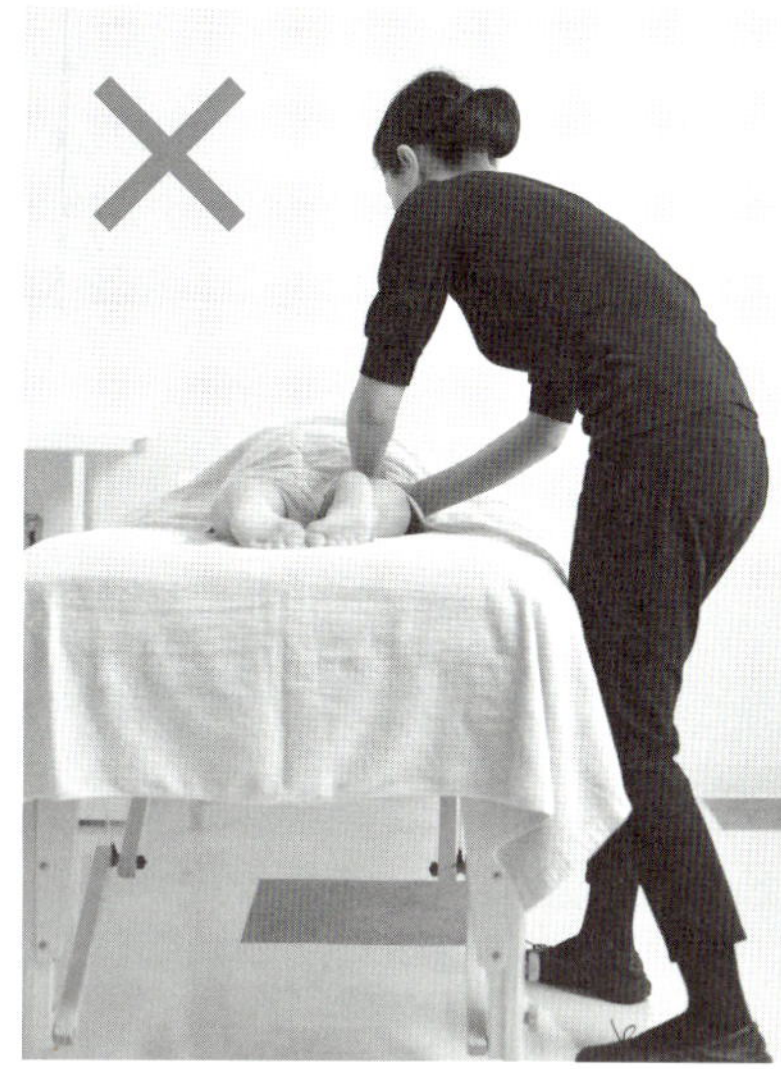

前のめりになりすぎたり、肘を張りすぎたりしないように気をつけましょう。

肘を張り過ぎている

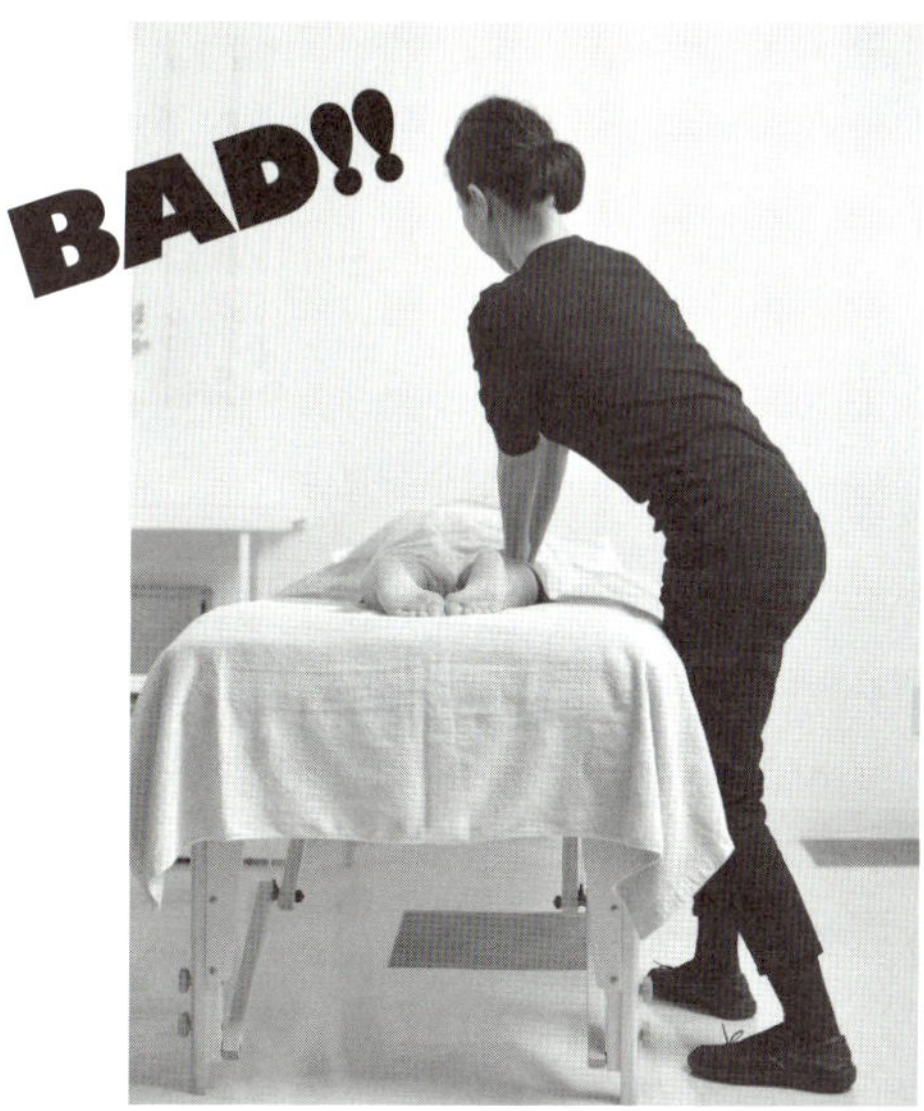

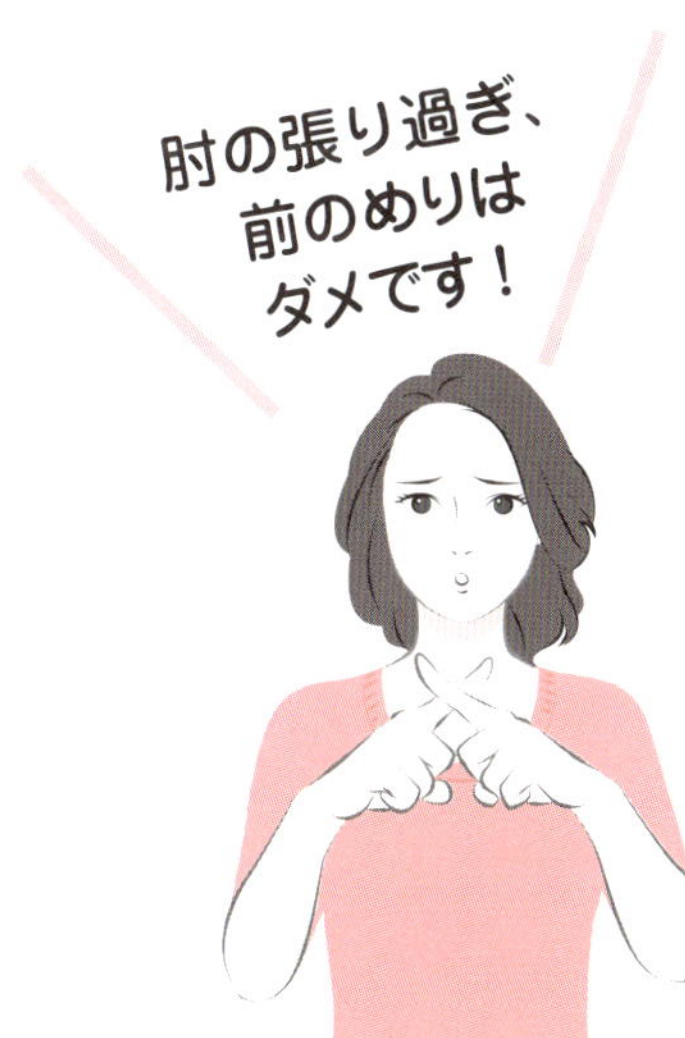

基本姿勢2　ファーストタッチ

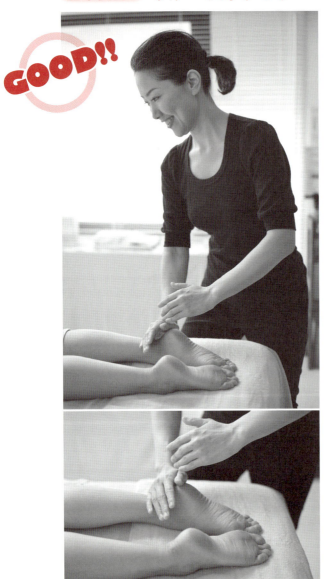

お客様の身体に最初に触れる瞬間（ファーストタッチ）を丁寧にしましょう。
（肩の力を抜いて下腹部［丹田］に力を入れ、軸を固定して、お客様の身体に集中する。）

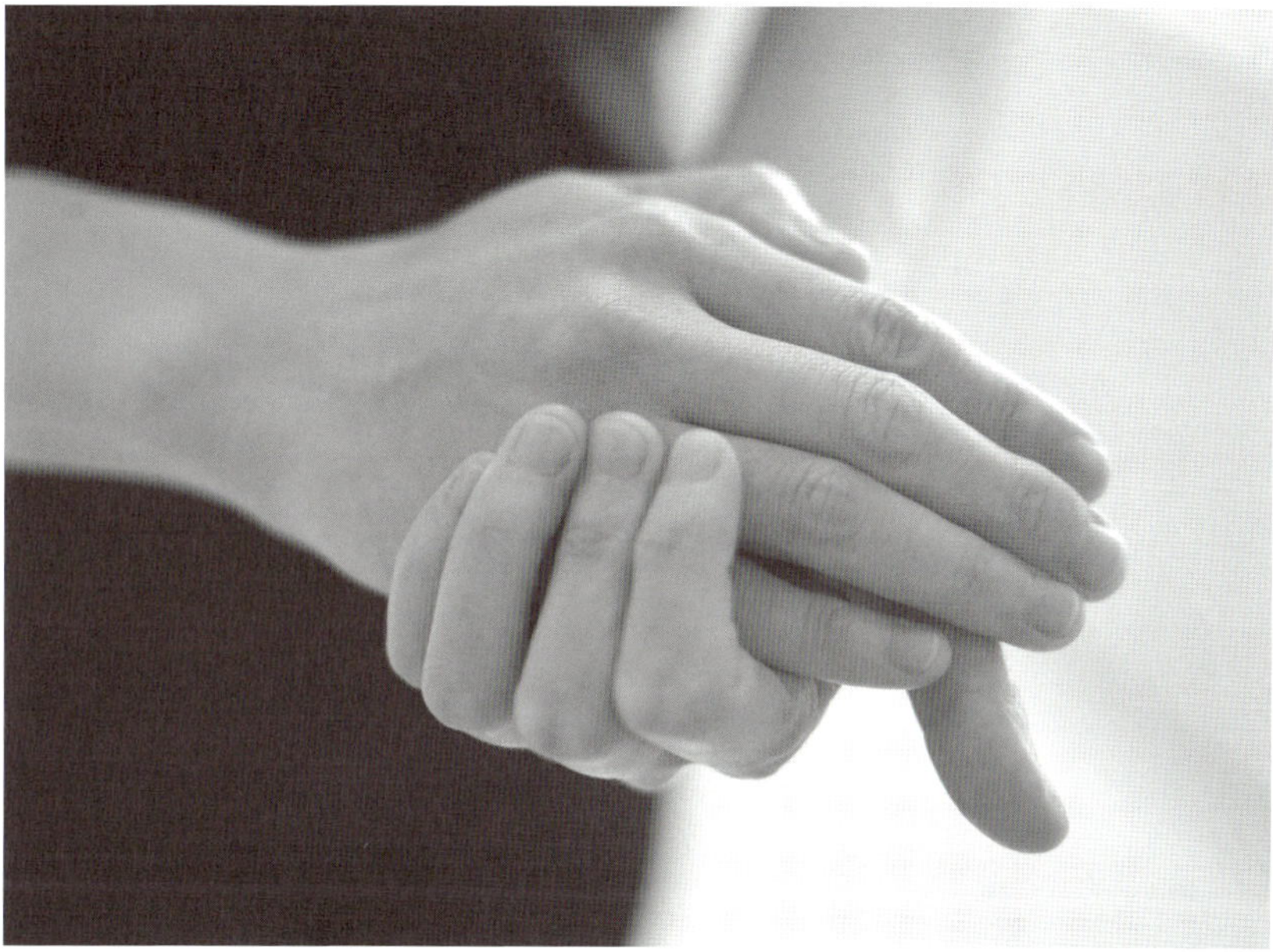

お客様の身体に直接触れて不快感のないように、爪や手のお手入れを細部までしっかりと行いましょう。

フェイシャル編

フェイシャルの施術中には、セラピストの姿勢や力加減がボディよりも繊細にお客様に伝わります。大切なのは、身体を使って手の重みで施術すること。そのための基本姿勢を学びましょう。

基本姿勢1　座り方

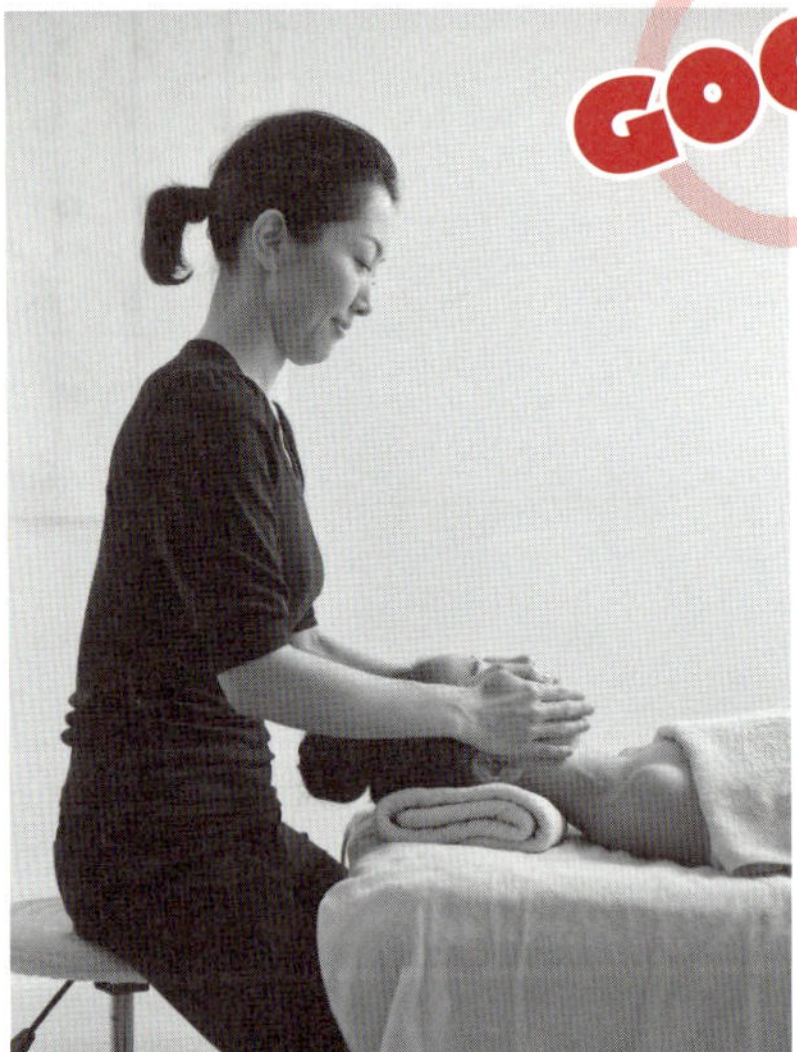

お客様の頭に身体が触れないように、ある程度の間隔をあけて座りましょう。

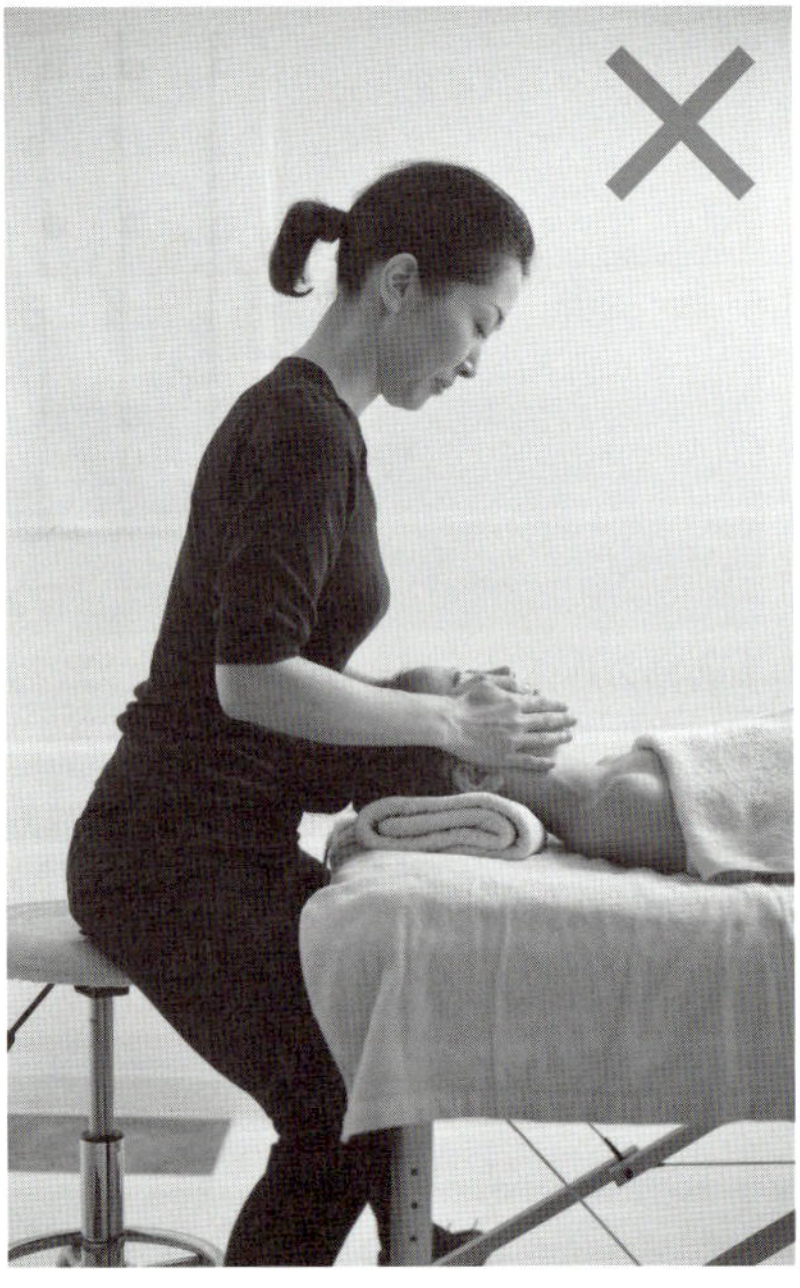

前のめりになり過ぎるのはＮＧ。圧迫感を感じさせ、お客様に息がかかってしまいます。

基本姿勢2　手の使い方1

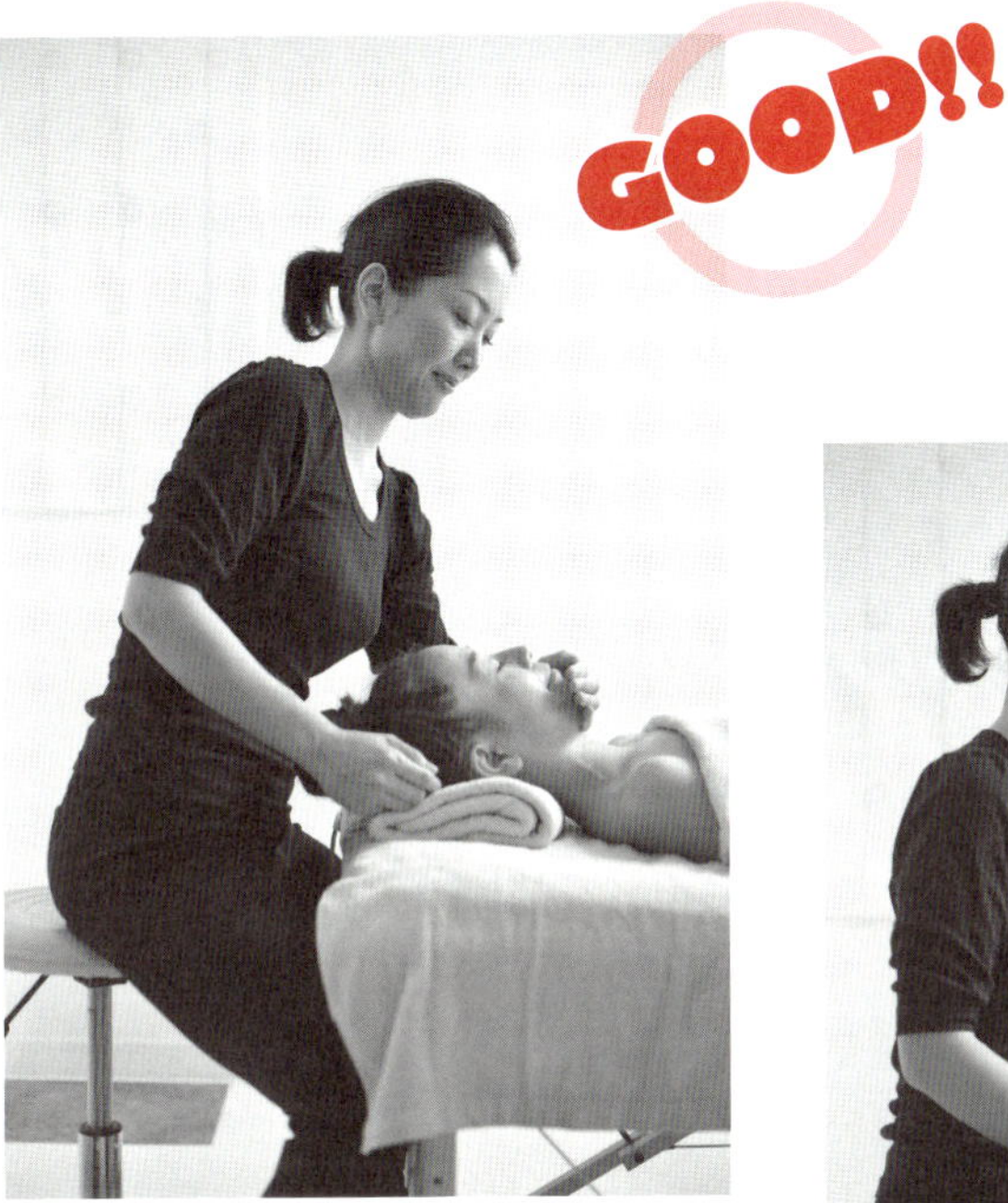

手だけの力にならないように、身体を使って手を動かします。

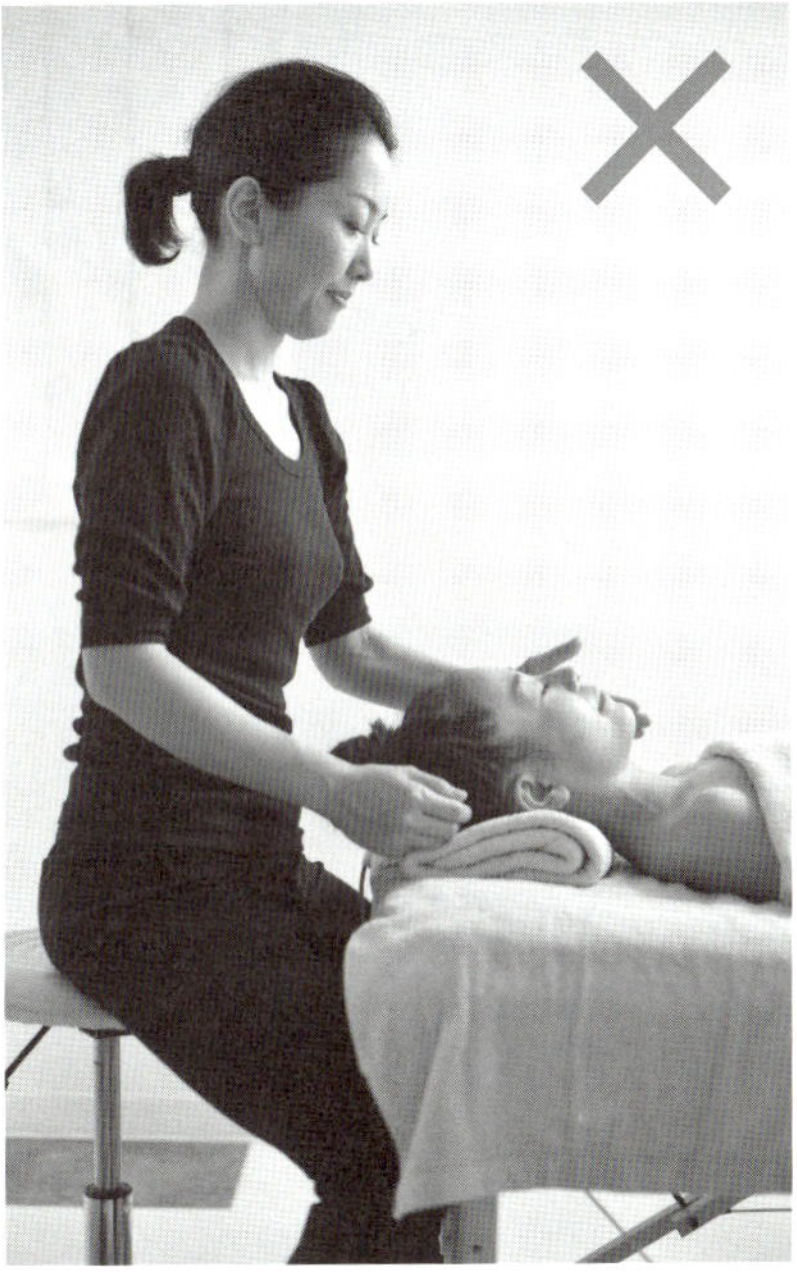

身体を動かさない施術は肩や肘に力が入り過ぎて、圧の加減が不自然になります。

基本姿勢3　手の使い方２

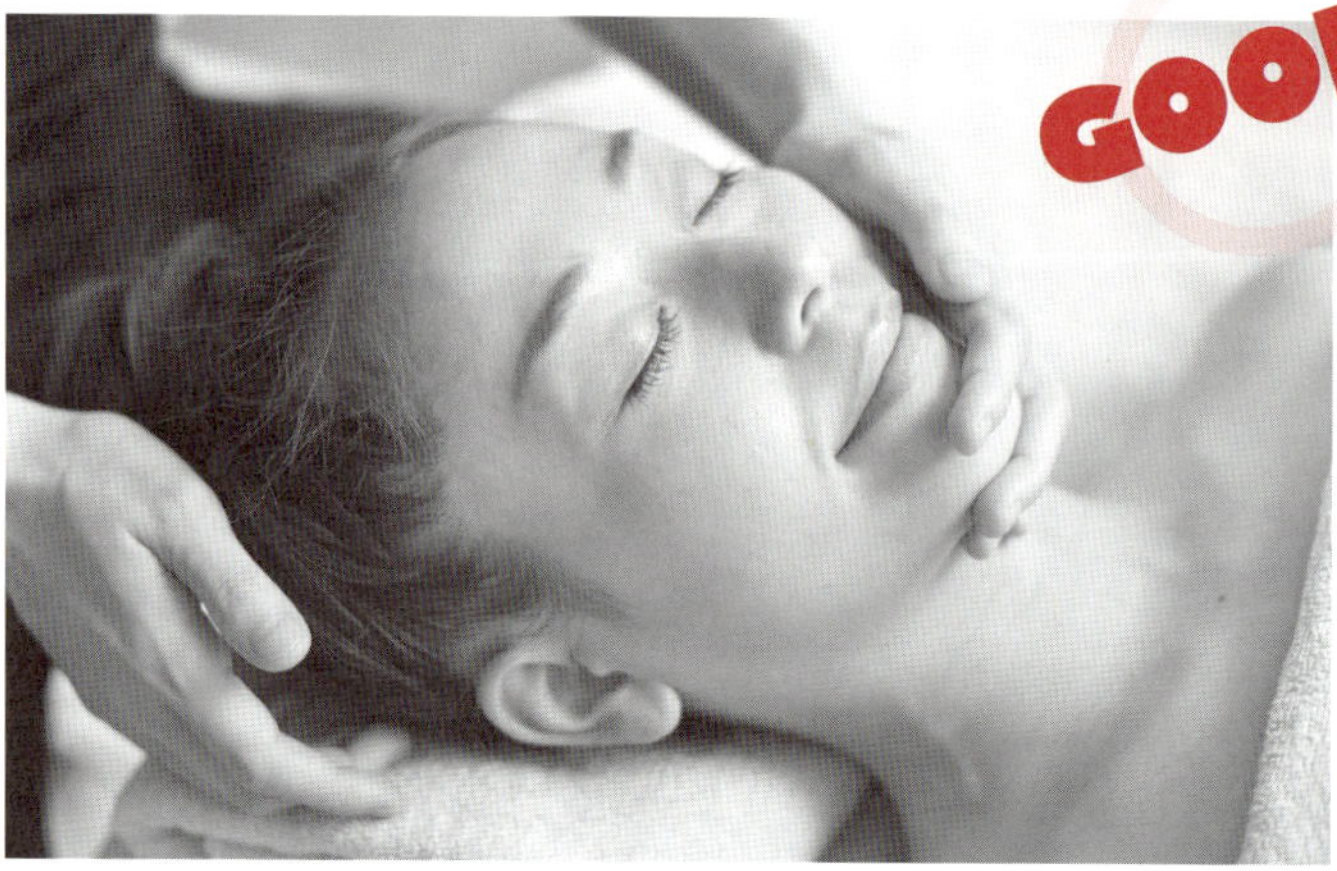

リンパにアプローチする場合、しっかりと手根から密着させましょう。
（密着はするが、力で刺激しないように。）

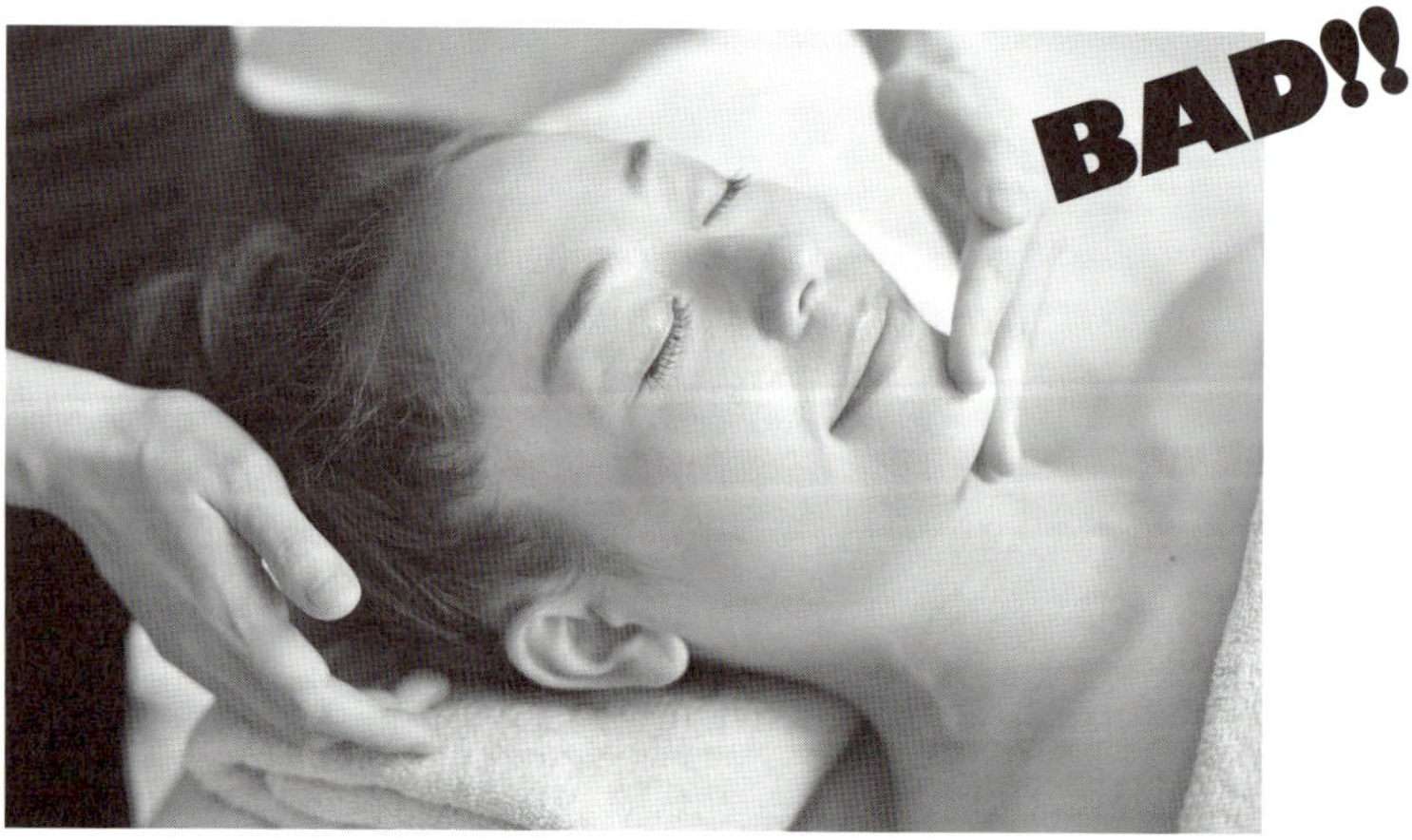

指先だけの施術は力が入り過ぎてしまうので要注意。手首はしなやかに保ちましょう。

基本姿勢4　お客様と心を通わせる

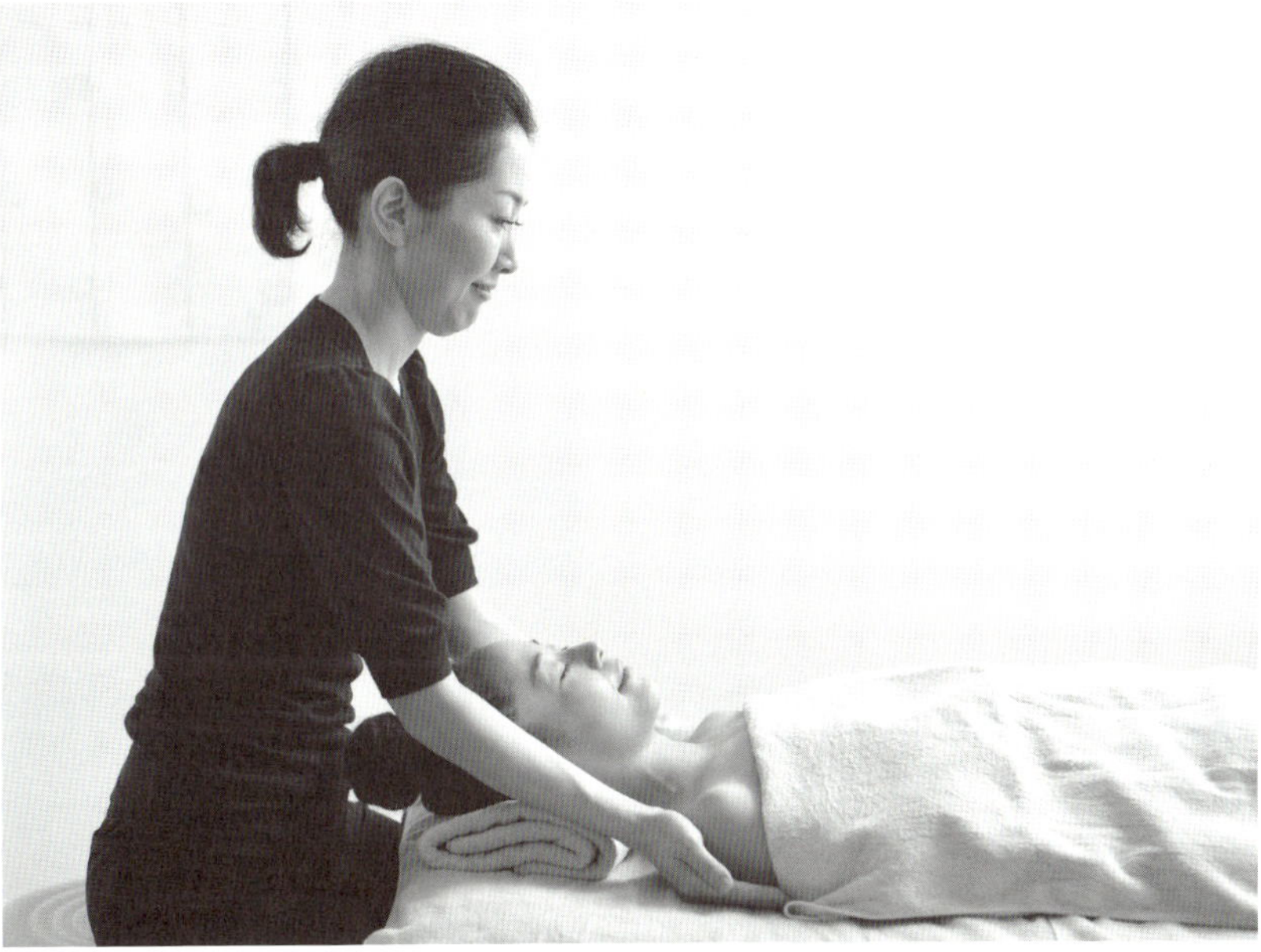

顔と身体を切り離して考えるのではなく、全て繋がっていることをイメージしながら手技を行っていきましょう。

2
正しいトリートメントの手技

ボディ編

それぞれの基本手技を上手に使い分けることで効果的に働きかけます。これらの手技を間違って使うと、もみ返しやお客様の違和感に繋がる場合もありますので、基本手技をしっかりマスターしましょう。

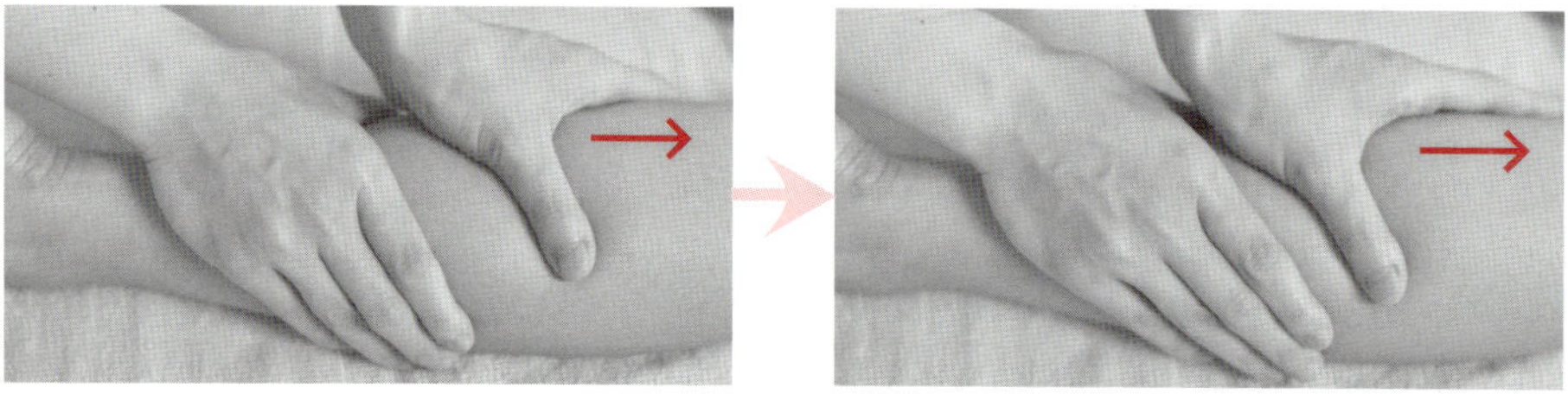

手技1 手掌軽擦法

筋肉だけでなく、リンパ、血管など広くアプローチできる基本手技。指先から手根まで全て同じ圧加減で密着させます。各パーツにおいてまず最初に行う手技。

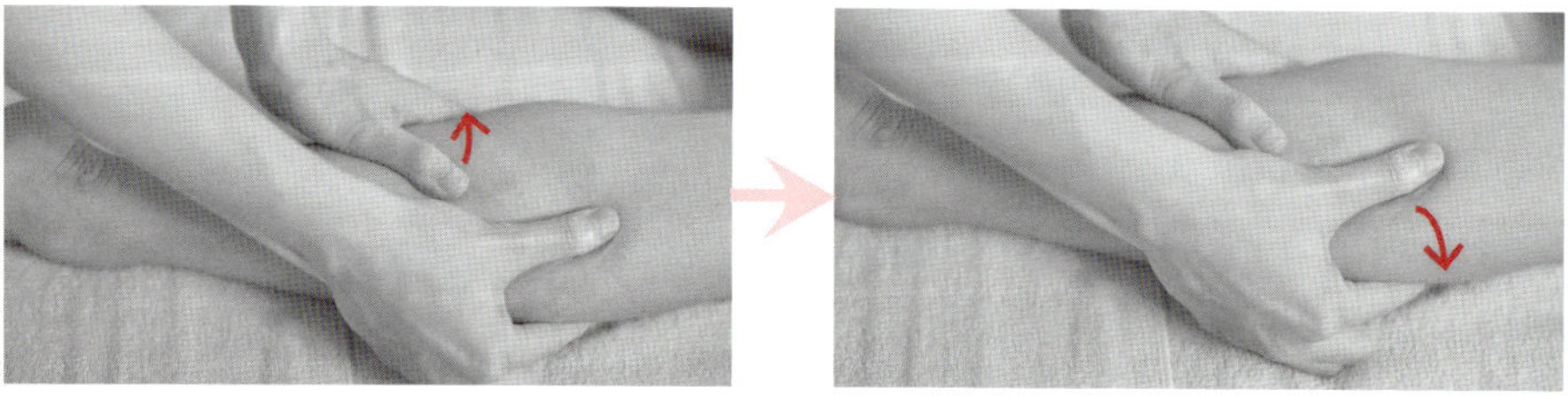

手技2 拇指軽擦法

手掌軽擦と同じく、筋肉、リンパ等に働きかけます。手掌よりも深く入るため、凝りや詰まりのある箇所に対して、まず手掌軽擦でアプローチした後に拇指軽擦法を入れることで、身体への負担が少なく、滞りを解消しやすくします。

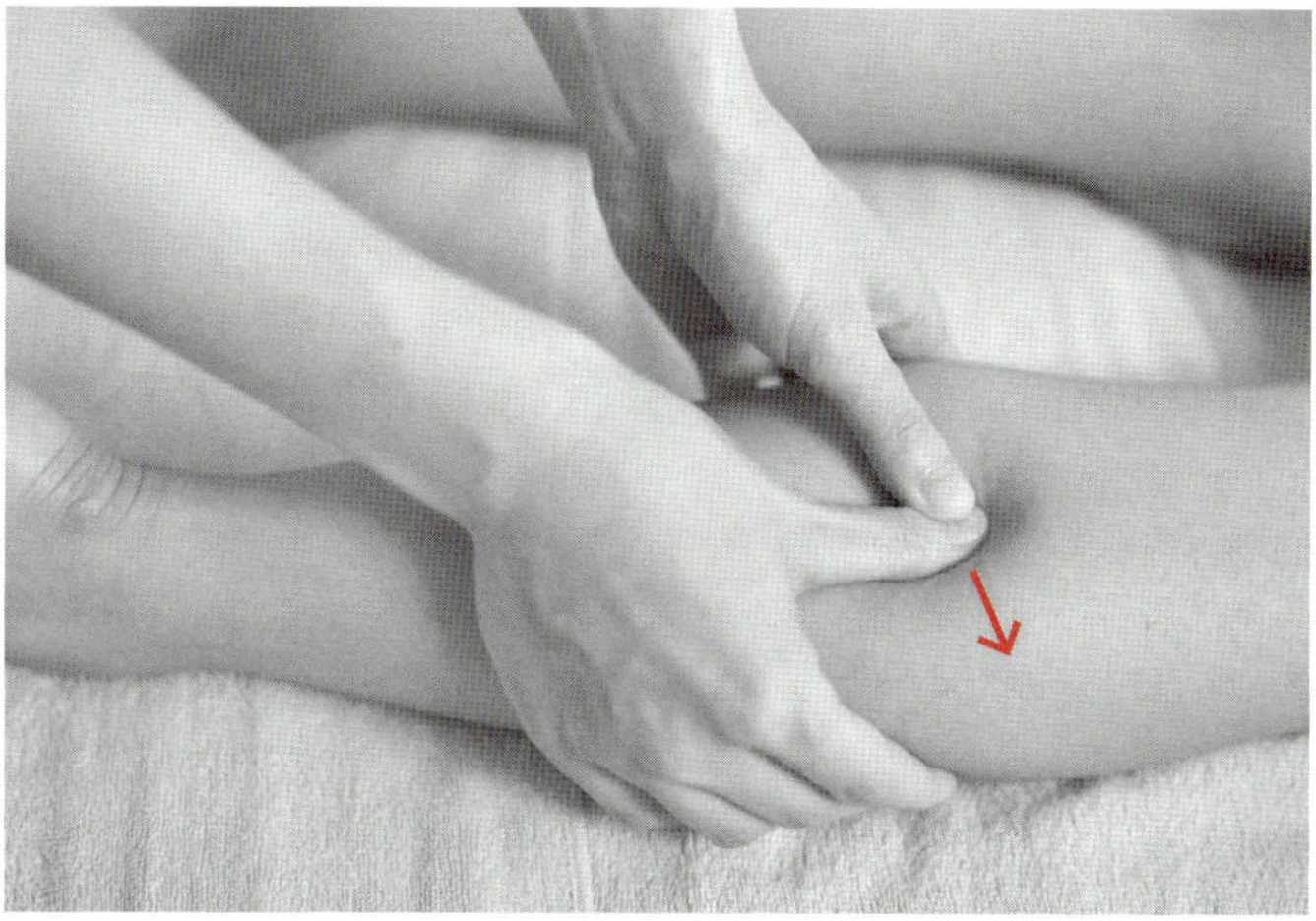

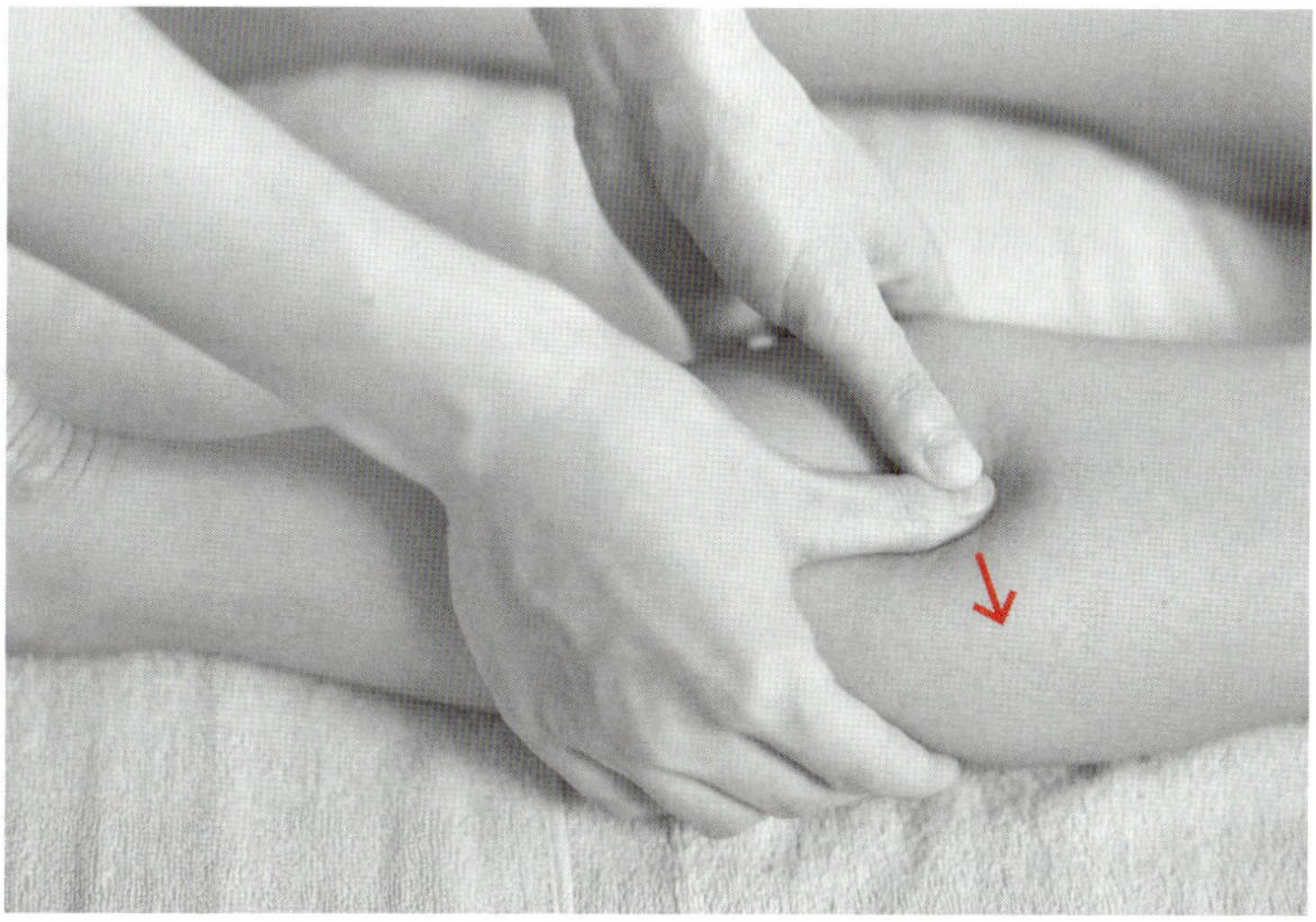

手技3 拇指圧迫法

拇指軽擦よりも深くアプローチしたい時に。ゆっくりと筋肉、リンパの抵抗を感じながら刺激します。

フェイシャル編

月経周期によってお客様のお肌の状態は変化するため、手技を間違えると肌荒れの原因になることがあります。基本手技をしっかりマスターして使い分けができるようになりましょう。

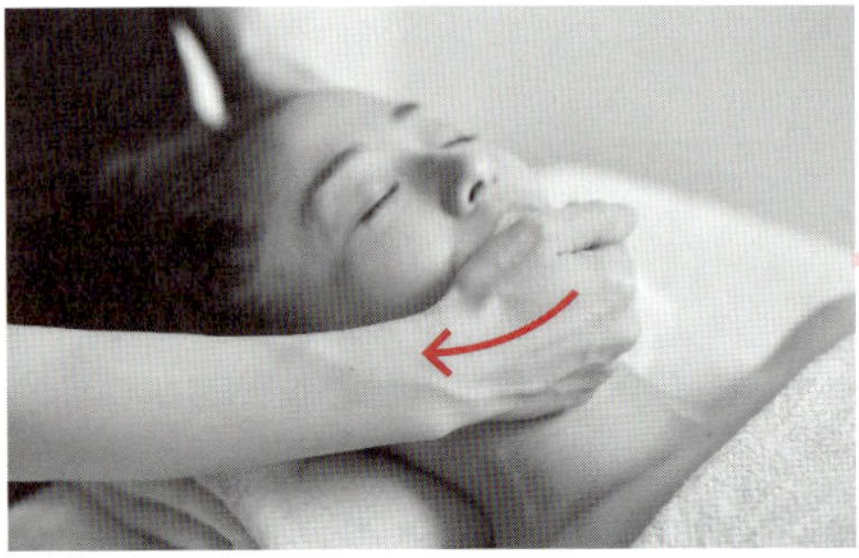

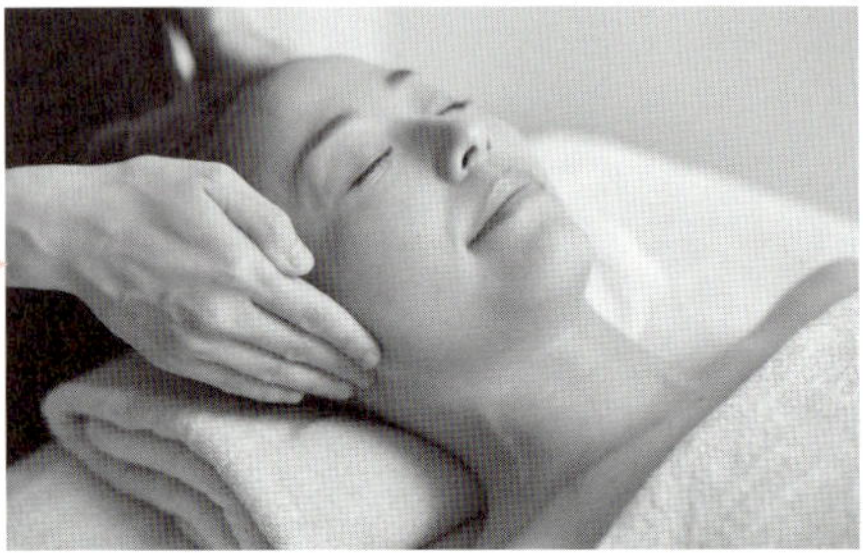

手技1 軽擦法

マッサージにおいてまず最初に行う手技。血行を促しリラックス感を与え、筋肉やリンパの滞りに対して働きかけます。ゆっくりとしたリズムで手根～指先まで密着させて滑らせることが大切です。フェイシャルでは特に肩～肘、手先まで余計な力を入れずにポンと軽く手を置いた状態で、行うことが望ましいでしょう。

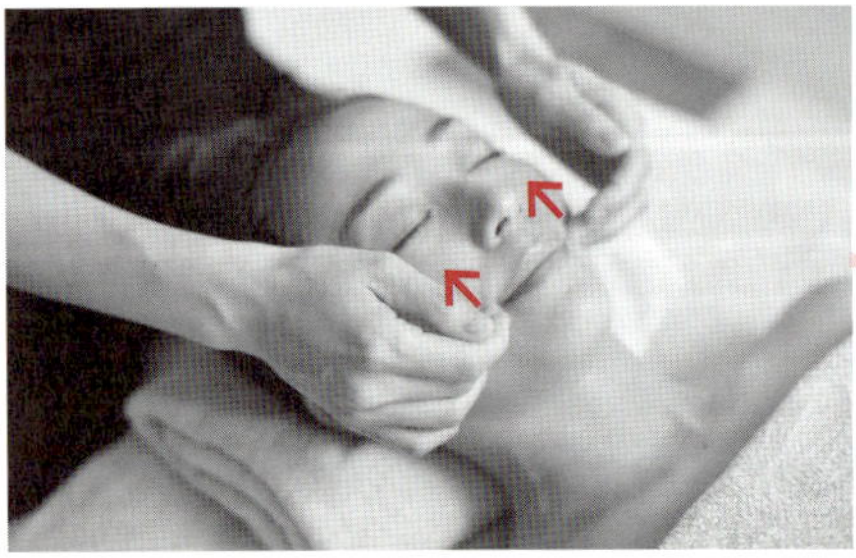

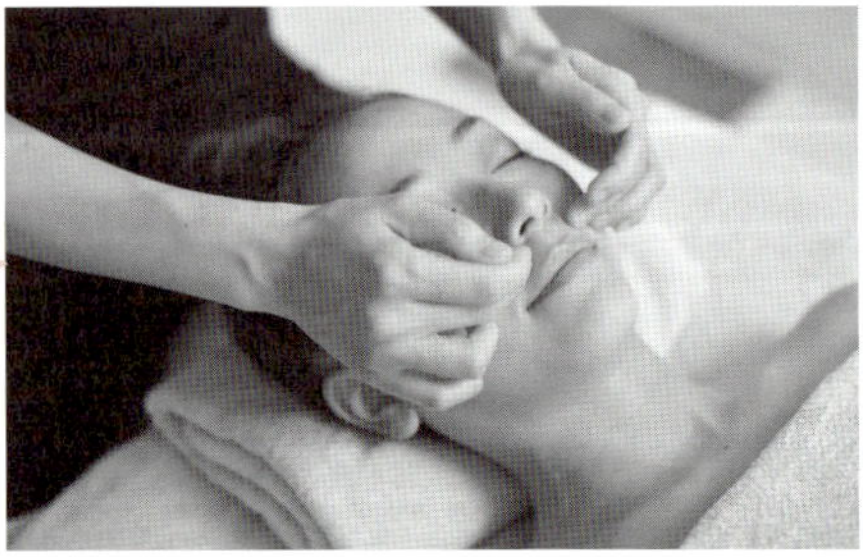

手技2 圧迫法（プッシュ）

ツボや筋肉の凝りに対してアプローチしたい時に使用します。

軽擦法よりも深く刺激することができるため、深部の老廃物にもアプローチすることができます。拇指や2指、３指と、お客様のお顔に合わせて使う指を変えていきます。

そして、指先の真ん中、サイドを細かく使って刺激していくと、より適切な圧加減となります。

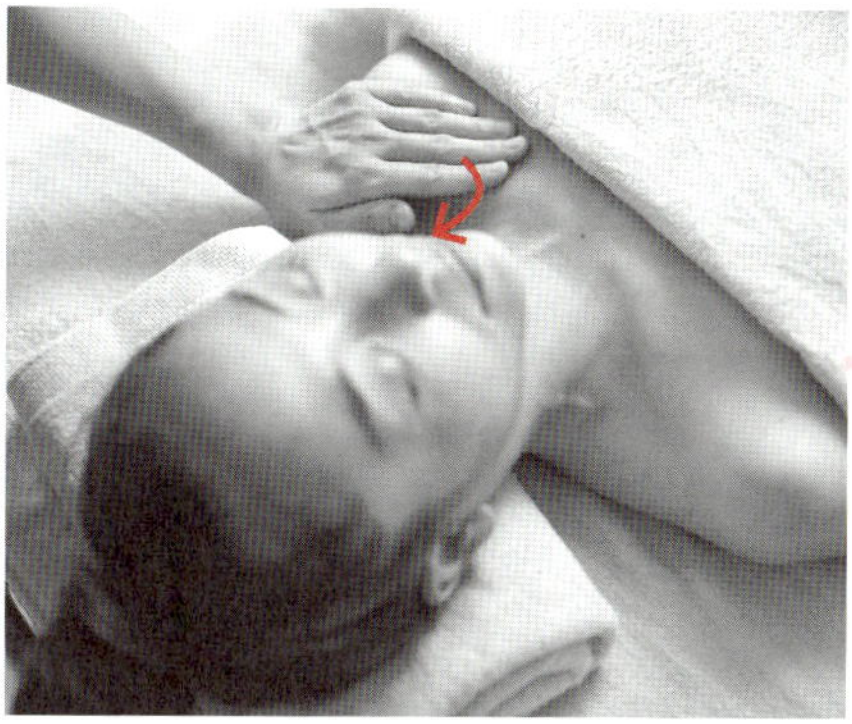

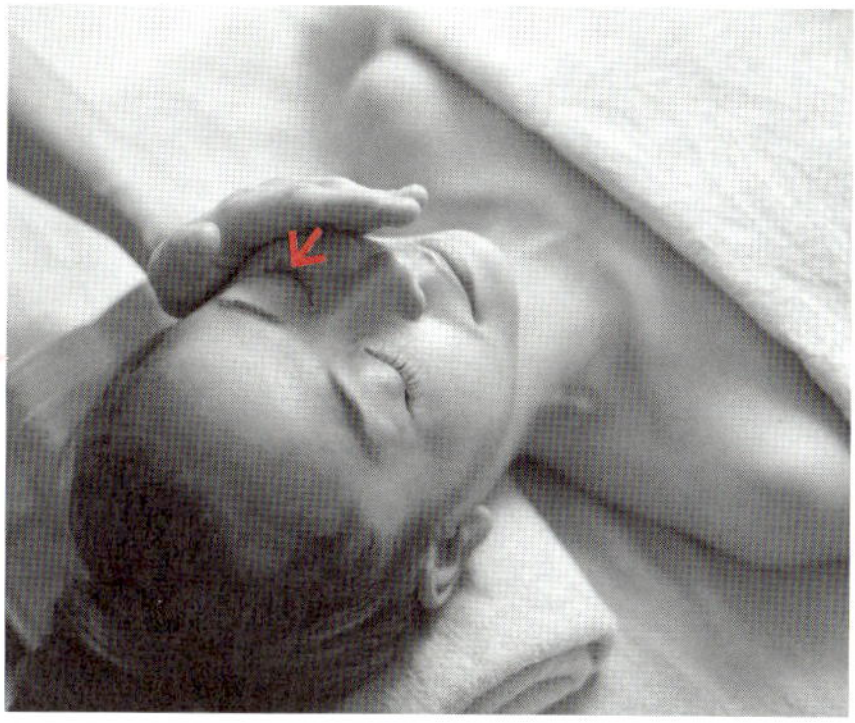

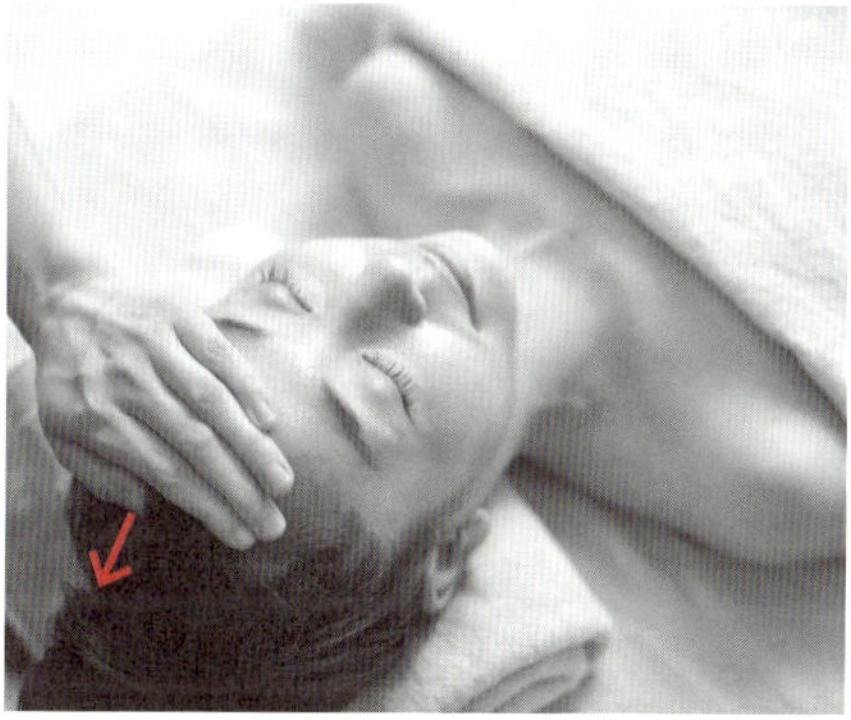

手技3 強擦法

筋肉にアプローチしたい時に行う手技。たるみを引き上げ、フェイスラインを引き締めます。筋肉の走行を意識しながら施術を行います。強擦で皮膚の負担にならないように、身体を使ってアプローチします。

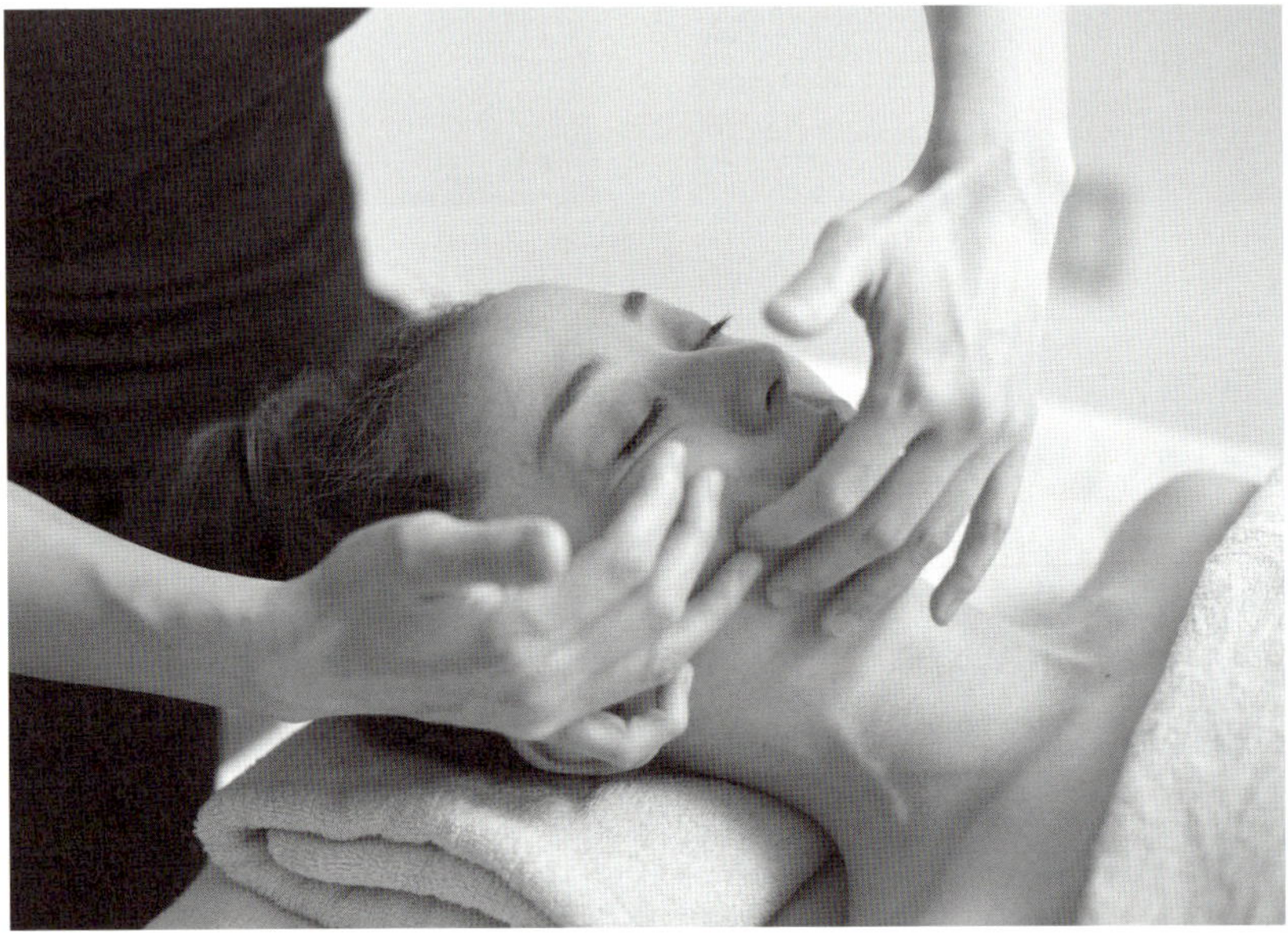

手技4 軽叩法（ピアノタッチ）

指をパラパラと順番に動かし、皮膚表面に軽いタッチで刺激を与える方法。

毛細血管への刺激ができるため、乾燥時に行うと、血行を促進してバランスが整います。

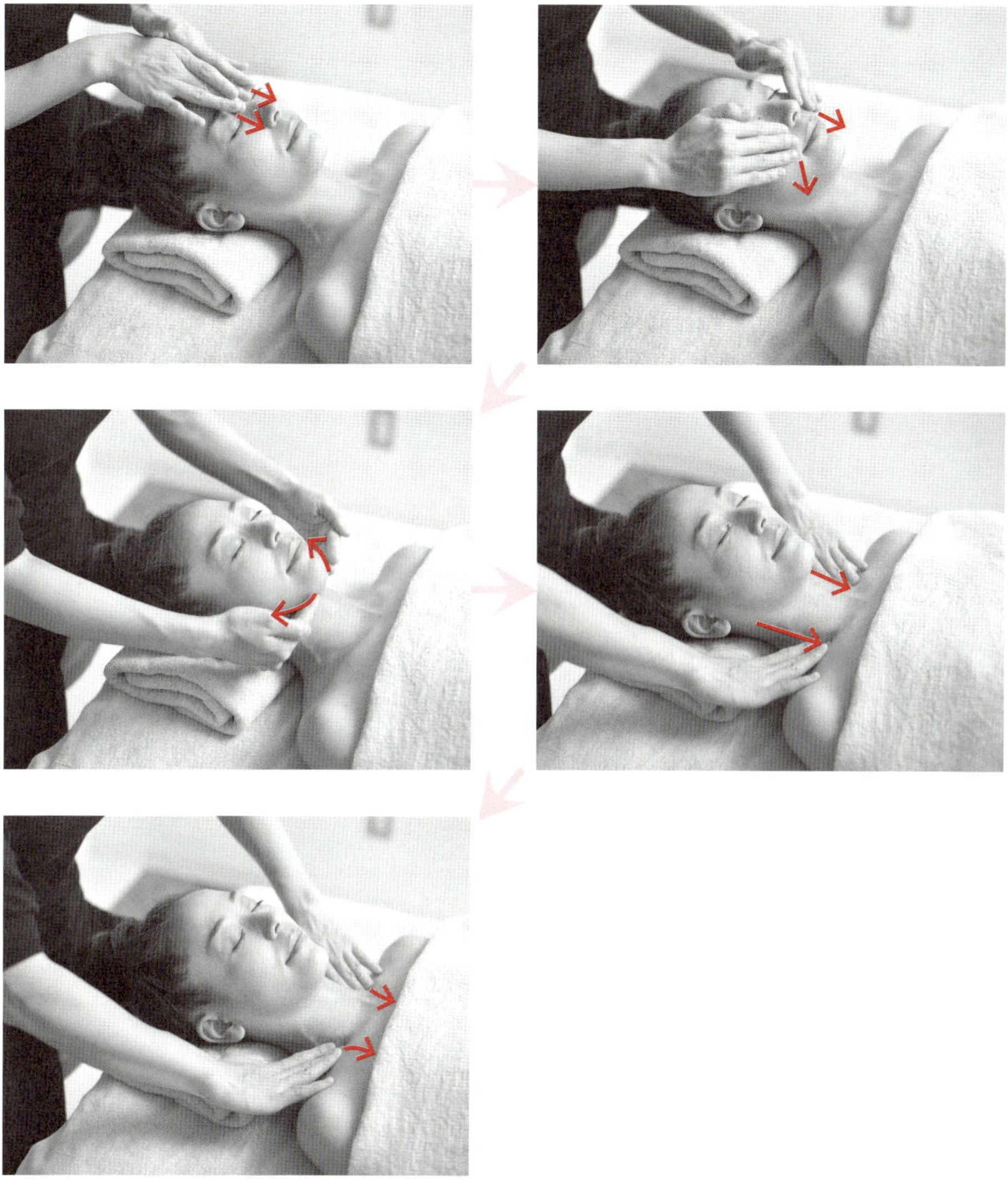

手技5 リンパドレナージュ

マッサージの最後に行う手技。顔の静脈の流れに沿って、顎下から耳下腺、頸部、鎖骨へとゆっくりと流して行きます。リンパのスピードに合わせてゆっくりとソフトな圧で、老廃物を鎖骨下へ送りこんでいきます。

第4章

「女性ホルモン」を根本から整える

3タイプ別 ボディトリートメント

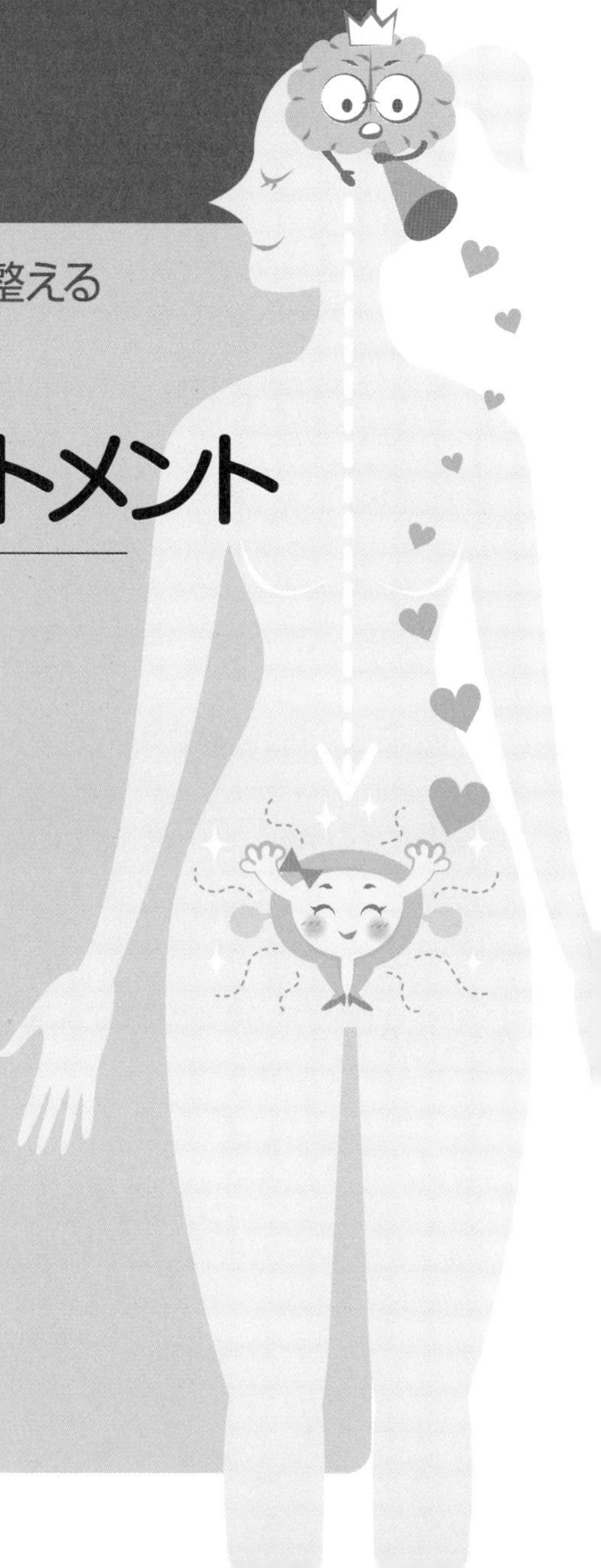

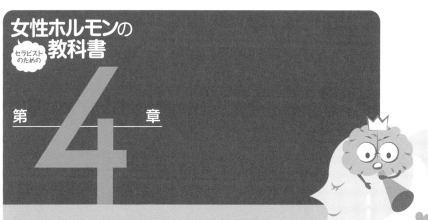

ここからは理論で学んだ3タイプについて施術へ応用していきます。
タイプによって出てくる不調が異なるため、
テクニックを変えて施術します。
カウンセリングで把握したお客様の身体やお肌、心の状態を
さらに身体からも読み取っていきます。

女性ホルモン３タイプ別のボディトリートメント

メニュー構成方法

３つのタイプに分けてトリートメントを行うことが大切です。

女性ホルモンの乱れとひと口に言ってもタイプ(体質)によって身体に出てくる不調も異なるため、そのタイプに合ったトリートメントを行うことが重要です。３タイプそれぞれの特徴を押さえながら「骨盤矯正」を行い、「オイルトリートメント」でアプローチしていきます。

自律神経乱れタイプは、

＊身体のこわばりが強いので、身体をゆるめられるようにしていきます。
＊冷えも強いので、どこが冷えているのかチェックします。
＊上半身に血流が集まりやすいので、下半身のむくみも強くなります。
上下のバランスが取れるようにアプローチしていくため、上肢トリートメント（特に背中）が多めとなります。

セロトニン不足タイプは、

＊全身のリンパが詰まりやすい傾向があります。
＊姿勢が悪く猫背になりがちなので、肩周辺からデコルテを緩めて姿勢を正します。
＊脳と全身の行き来がスムーズになるよう、首から天柱あたりを入念にほぐします。
頭部をすっきりさせて姿勢を正せるように、上肢トリートメント（特にデコルテから首）が多めとなります。

卵巣疲れタイプは、

＊骨盤周辺の血流、リンパの滞りを取ります。
＊股関節が硬くなりやすいので、ゆるめます。
＊セルライトも溜まりやすいので、セルライトにもアプローチします。
ダイレクトに骨盤周辺や股関節などの下肢トリートメントが多めとなります。

ボディートリートメントのメニューの考え方

この身体の特徴を見極めてアプローチすることで脳と卵巣の関係がスムーズになり、女性ホルモンが整って活性化していきます。

また、3タイプ別のボディトリートメントを行うことで身体の血流やリンパの流れがしっかりと戻ってきますので、その後にフェイシャルを行うことで施術効果が高まります。それだけでなく、フェイシャルトリートメントで顔や頭へ繋がる筋肉やリンパまでアプローチできるので頭部の血流を促すことができ、指令が届きやすくなります。
女性ホルモンを整えるためにもフェイシャルをオプションとして取り入れると良いでしょう。
ホームケアで行う場合は、気になる部分・箇所だけ行っても充分に効果はあります。

BODY TREATMENT MENU

基本ケア（60分）

3タイプ別 ボディトリートメント
（「骨盤矯正」を行い、「オイルトリートメント」でアプローチ）

＋

オプション（20～30分）

月経周期別 フェイシャル トリートメント

アプローチ筋肉＆ツボMAP

トリートメントを行うにあたり、筋肉の位置や範囲、走る方向などを把握しておくことが大切です。最低限おさえておきたい筋肉を図に書いていますので、ツボの位置と合わせて把握しておきましょう。

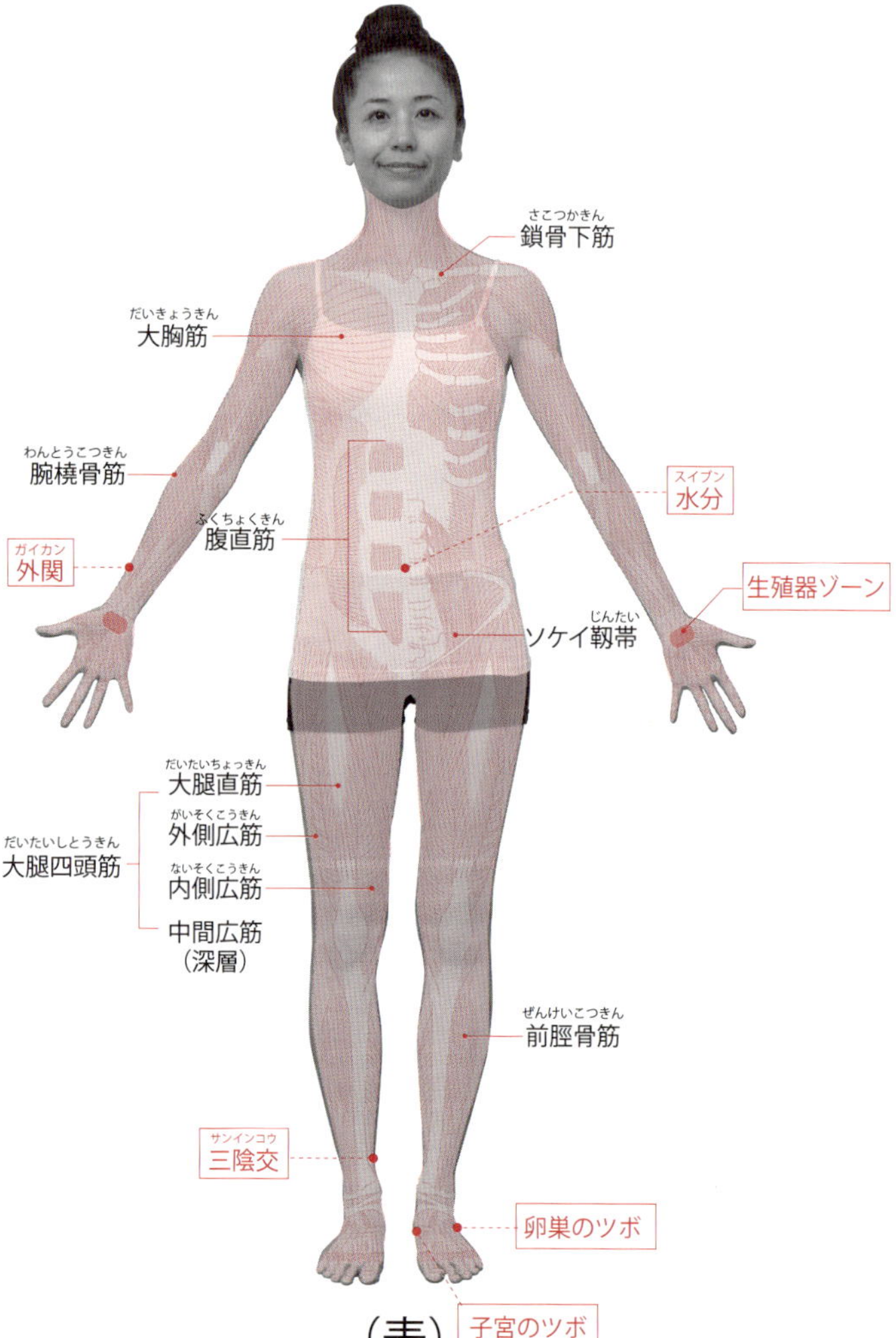

（表）

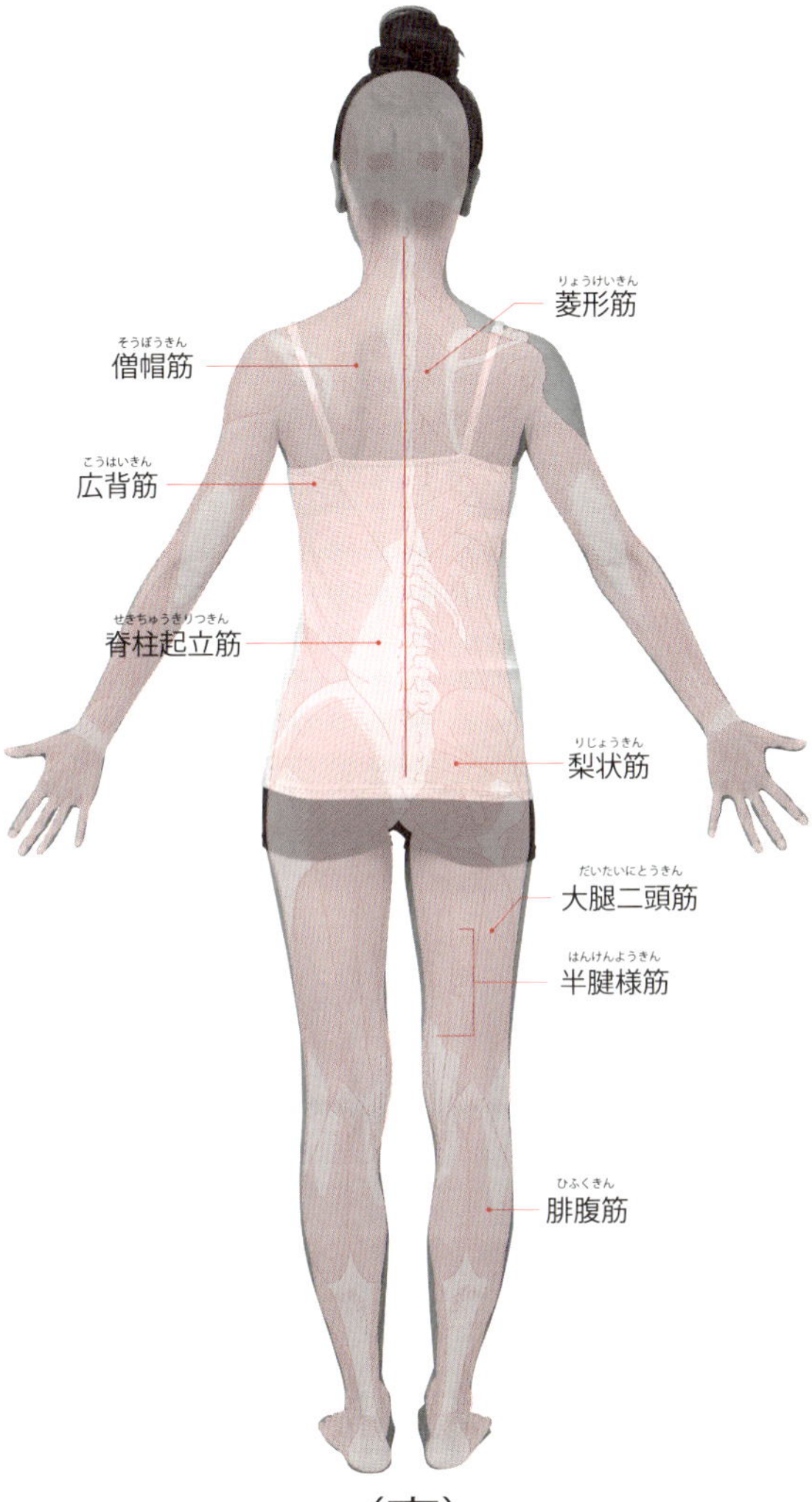

（裏）

女性ホルモンを整えるために骨盤周辺だけにアプローチすれば良い、というわけではありません。筋肉も部分的には分かれていますが、お互い重なりあってフォローしているため身体を全体で捉えることが重要です。全身の筋肉を把握してお客様のタイプに合ったトリートメントが組み立てられるようにしましょう。

女性ホルモンを整える
3タイプ別トリートメント

ここから３タイプ別のテクニックをご紹介します。各タイプでテクニックが異なりますので、写真右下のマークを確認しながら実践して下さい。お客様の肌状態や血行、凝りやむくみの具合などもよく観察しながら施術することが大切です。

★アイコンの説明… 色がついている該当タイプを確認し、１番から順番に進めていきます。
色が消えている場合は飛ばして次の工程へ進んで下さい。
自（自律神経乱れタイプ）、セ（セロトニン不足タイプ）卵（卵巣疲れタイプ）となります。

自 セ 卵

骨盤調整

後面

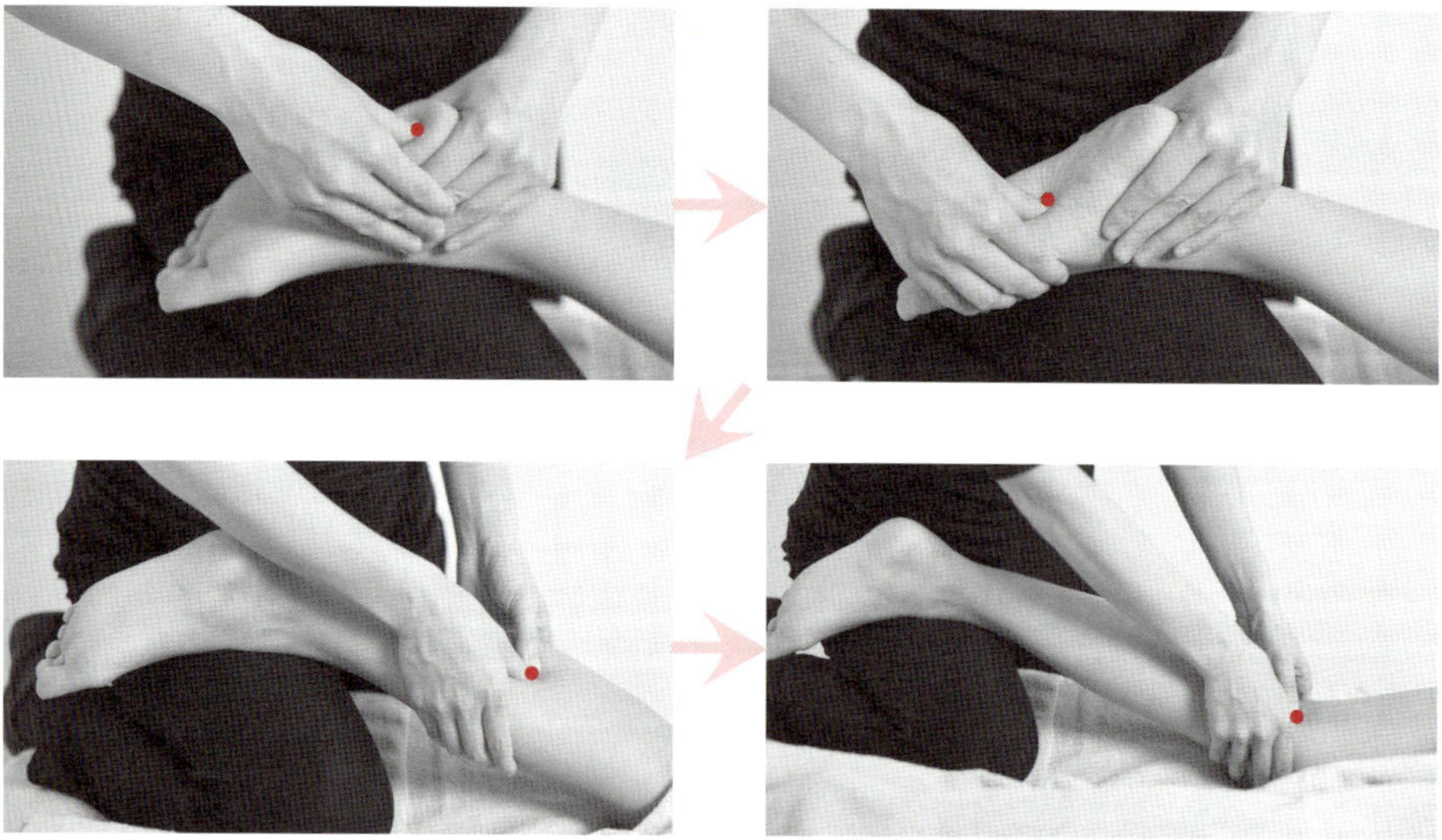

1 足裏からふくらはぎ（腓腹筋下部中央）膝裏、プッシュ

自 セ 卵

足裏のかかと、土踏まずの中央部分、ふくらはぎの中央、膝裏の順にプッシュしていきます。末端からアプローチしながら、じっくりと押していくことで筋肉がゆるみやすくなります。

《内側下部と中央部分》

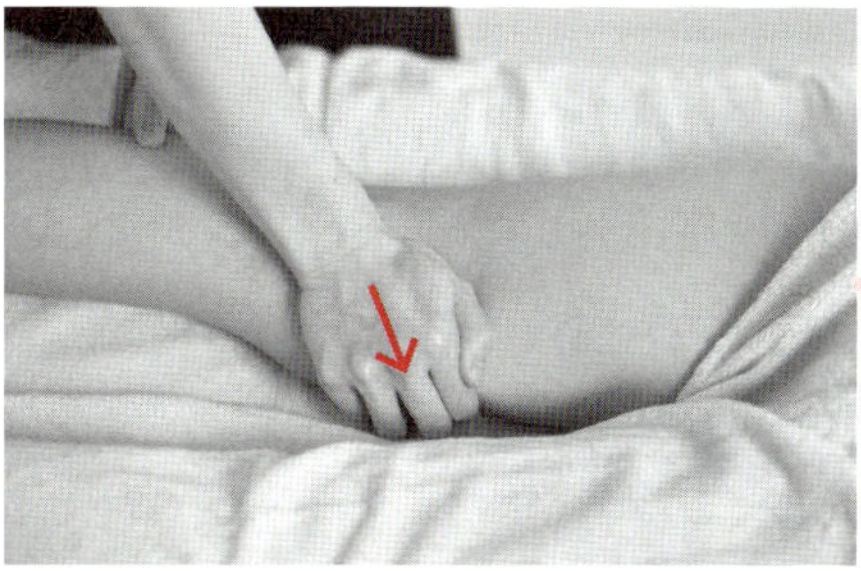

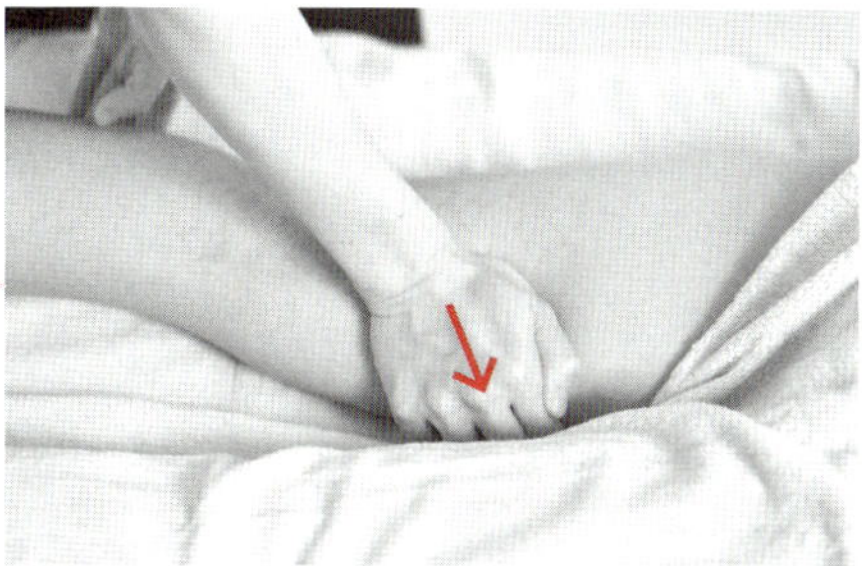

《内側上部～外側下部》

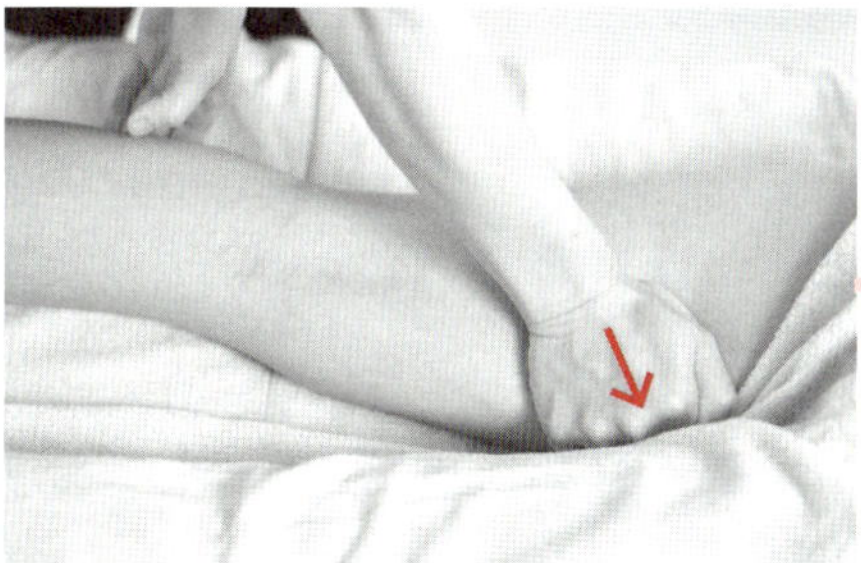

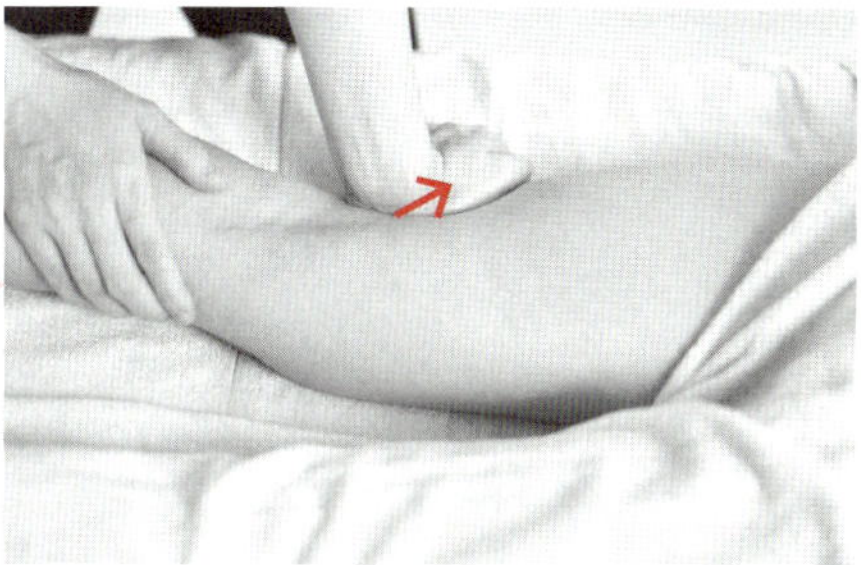

《外側中央～上部》

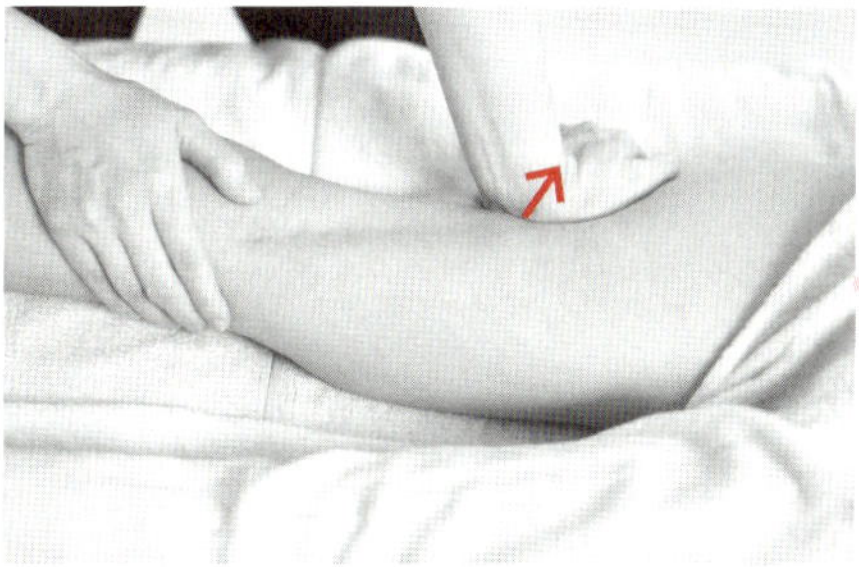

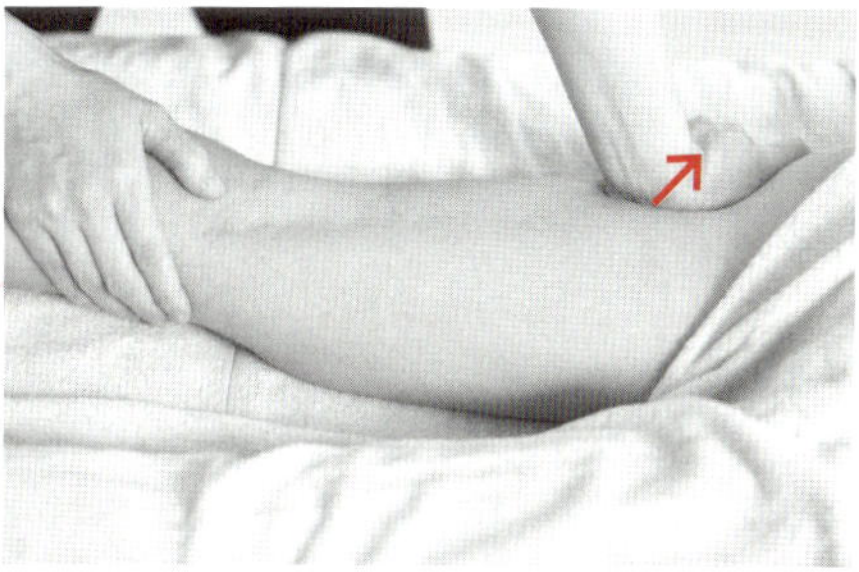

2 太ももの内側から外側の筋肉をゆるめる

自 セ 卵

太ももの内側(半腱様筋)下部の筋肉、太ももの内側(半腱様筋)中央部分、太ももの内側(半腱様筋)上部部分、外側(大腿二頭筋)下部、外側(大腿二頭筋)中央、外側(大腿二頭筋)上部の順にゆるめていきます。

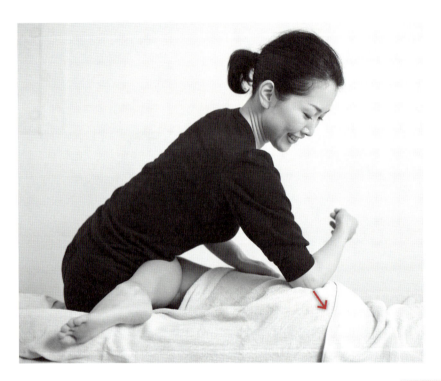

3 肘で臀部（梨状筋）をほぐす

＊自セ卵

膝をくの字に曲げて、膝で臀部の梨状筋をほぐしていきます。
股関節や骨盤の動きが戻り、血流がアップします。

前面

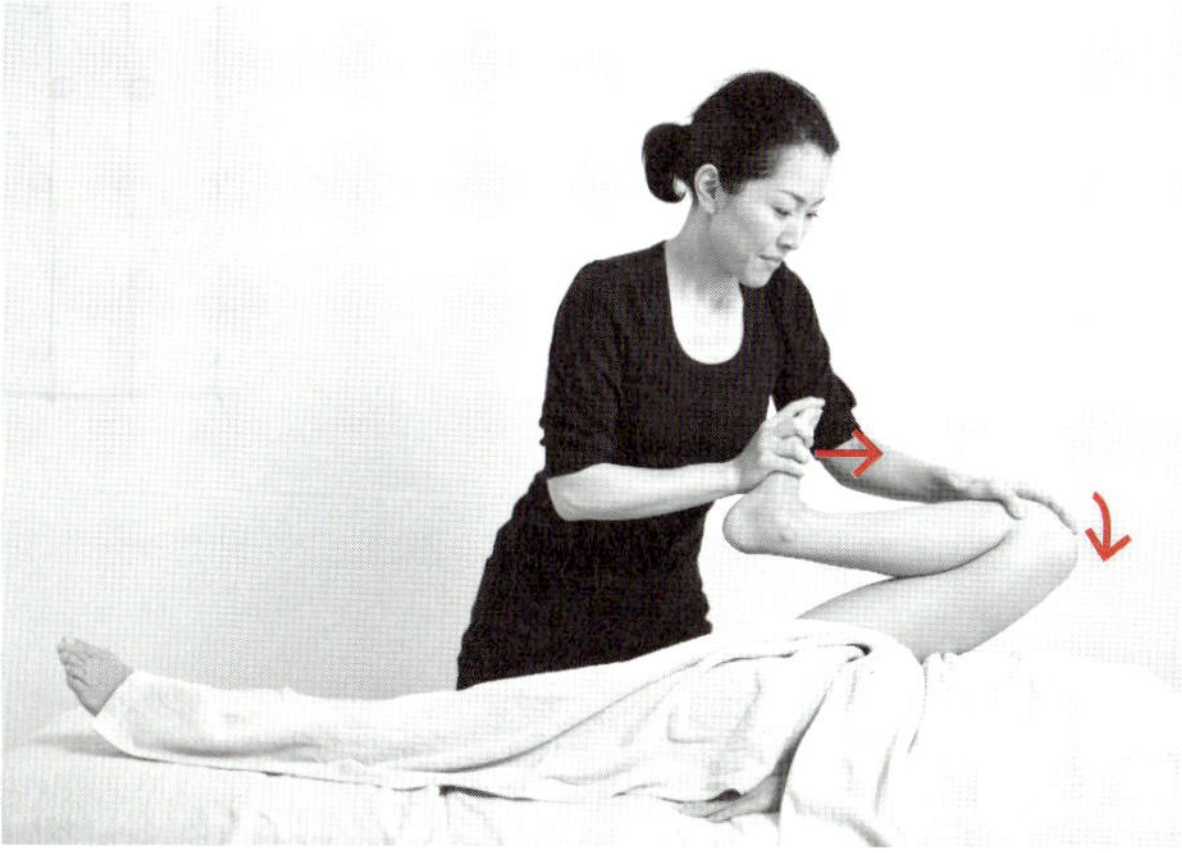

4 片足ずつ膝曲げ伸ばし

自 セ 卵

続けて股関節をゆるめる施術。膝を胸元に引き寄せるように曲げ、膝裏を安定させながらゆっくり伸ばします。

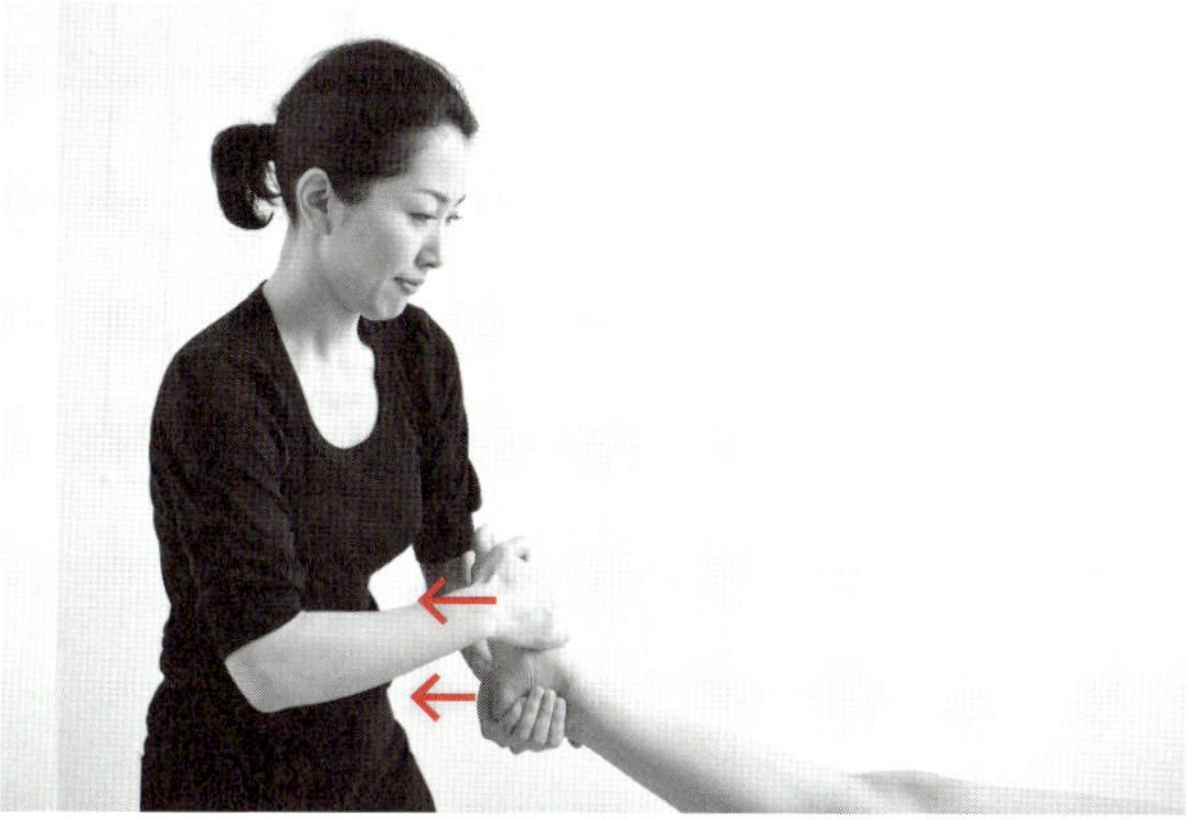

5 片足ずつ引っ張る

自 セ 卵

かかとをホールドして股関節を伸ばすためリズムよく引っ張ります。股関節の圧迫を取り除きます。

オイルトリートメント

下肢後面

《ふくらはぎから膝裏》

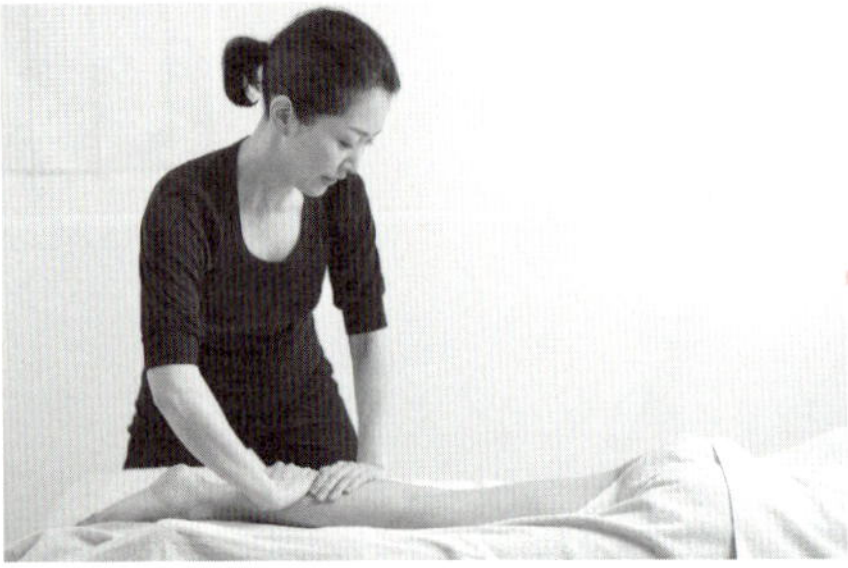

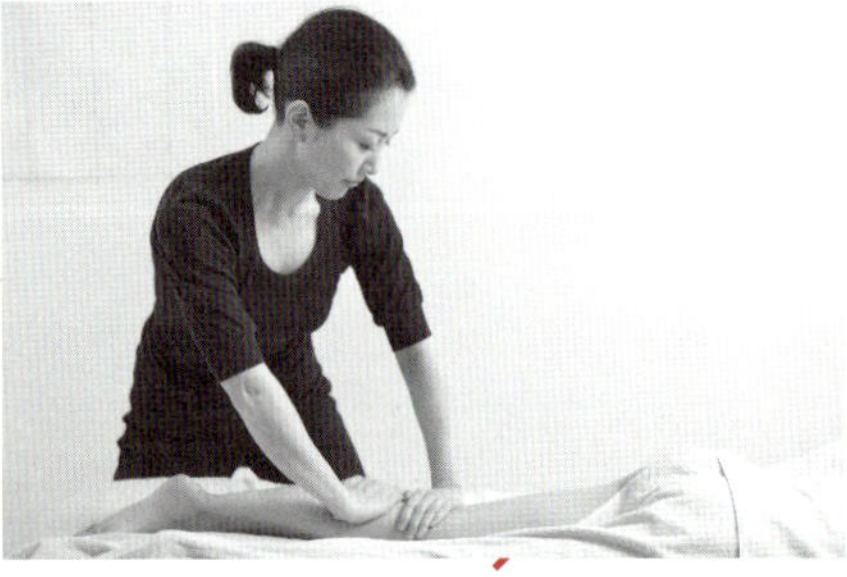

《太ももから臀部》

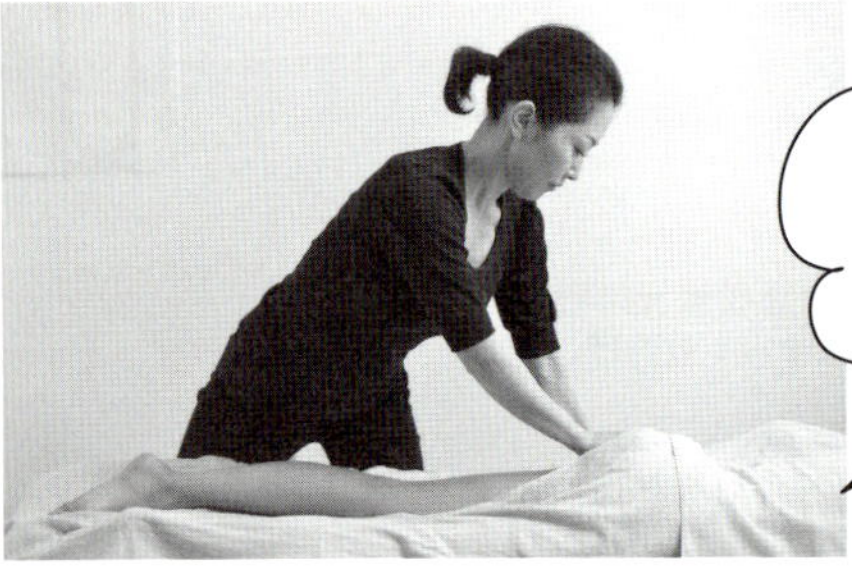

女性ホルモンが乱れている場合、下肢には３タイプともにむくみ、セルライトが出やすいので入念に行いましょう。

1 全体オイル塗布する

自 セ 卵

ふくらはぎから、膝裏にオイルを塗布します。
さらに太ももから臀部にかけて、オイルを塗布します。

POINT

足首、膝下リンパ、臀部を軽擦しながらハリ、滑りをチェックしましょう。

《足首から膝裏》

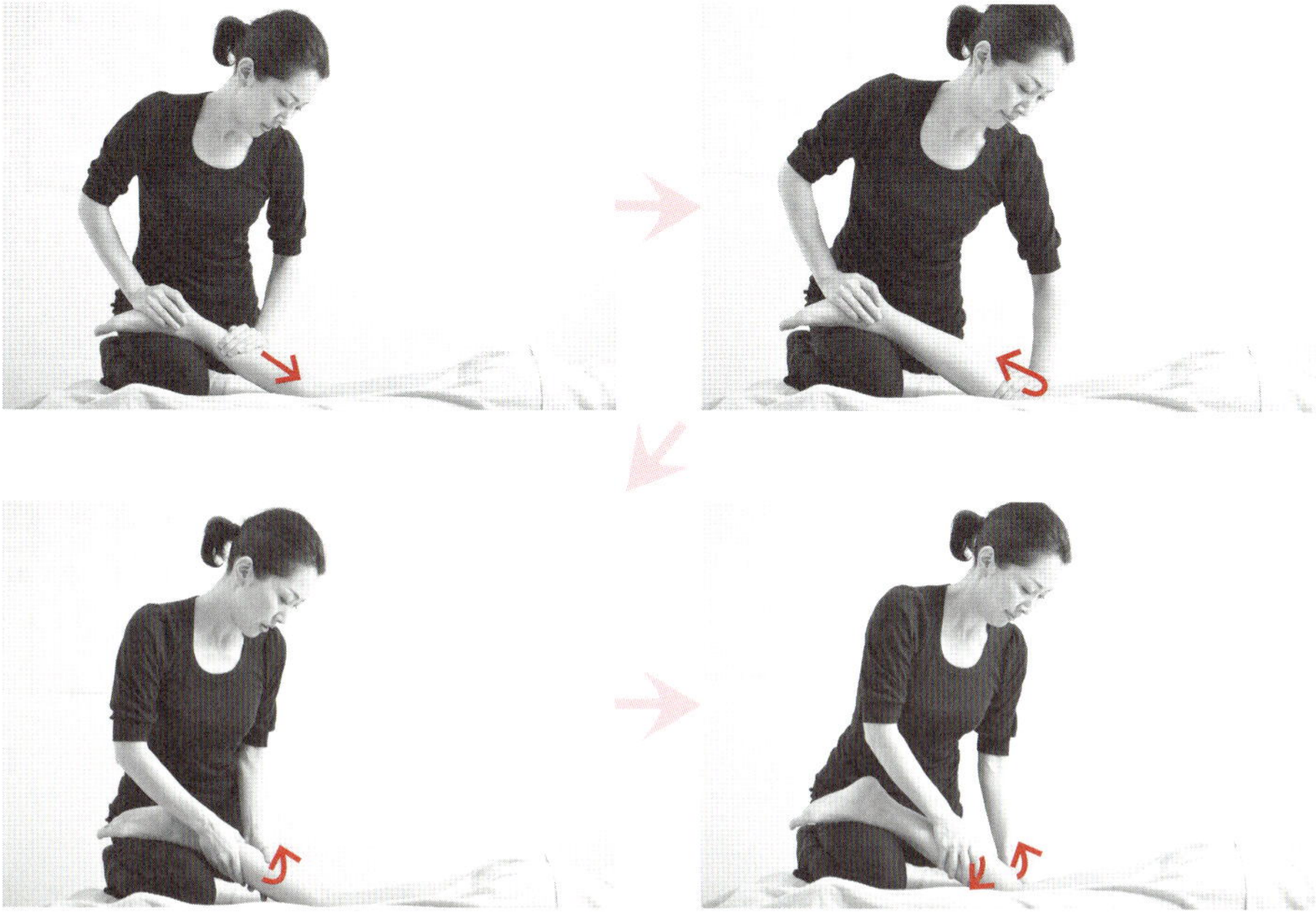

2 足首から膝裏を軽擦する（片手の平＆拇指）

自 セ 卵

むくみの出やすい膝下からリンパを流します。まず足首からふくらはぎにかけてと、膝裏を片手の手掌で軽擦。さらに、足首からふくらはぎにかけて両手の拇指で軽擦した後、膝裏を両手の拇指で軽擦します。

POINT

扇のように流します。

《膝裏》

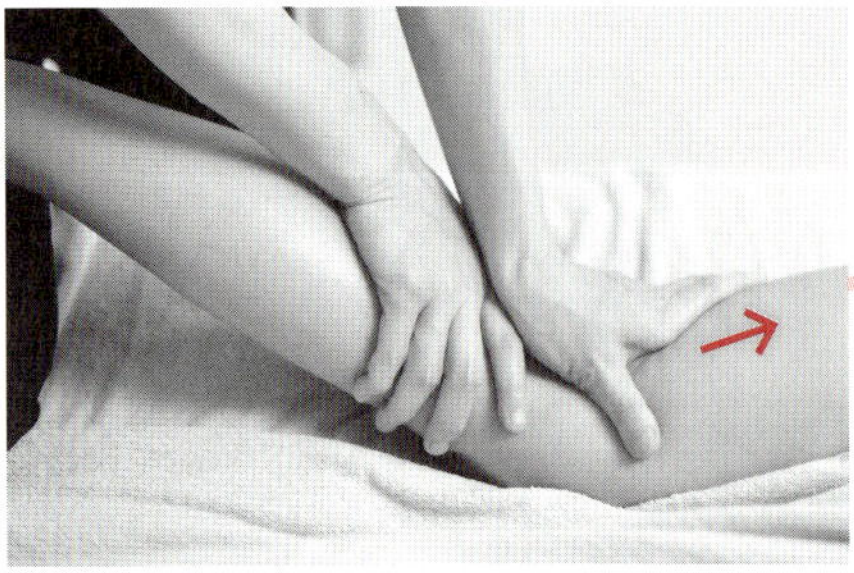

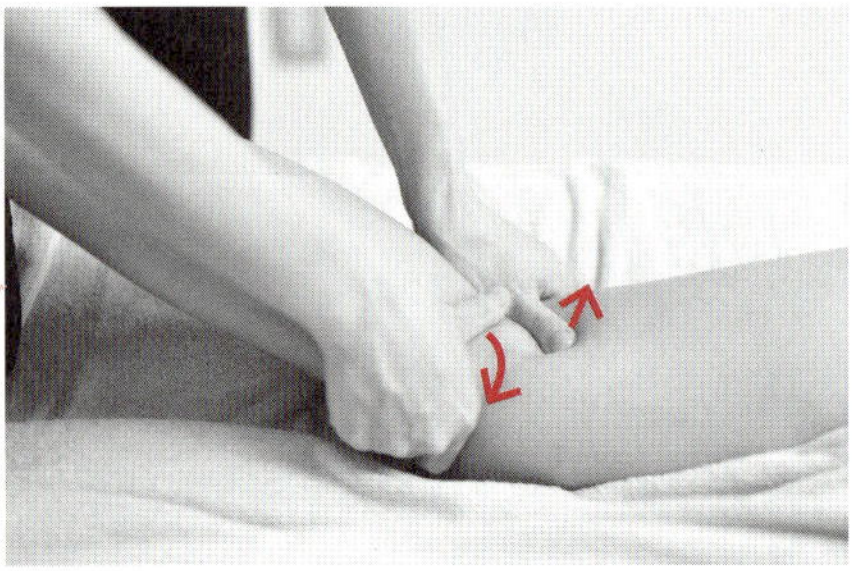

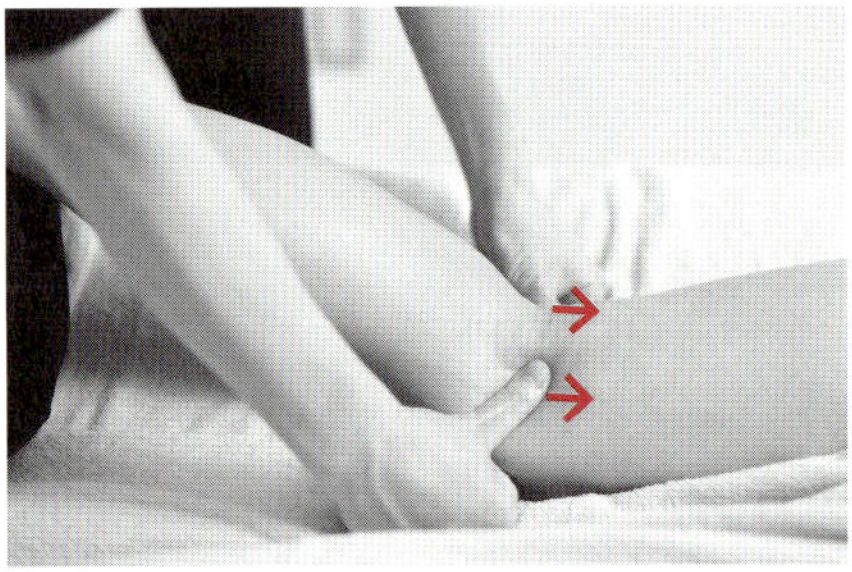

3 膝裏を軽擦する（手の平＆拇指）

自 セ 卵

膝裏を両手の手掌を使って軽擦し、膝裏を両手の拇指を使って軽擦。
膝の横もしっかり流し、膝窩リンパ節の滞りを流します。

POINT

膝の横もしっかり流しましょう。

《太ももから臀部》

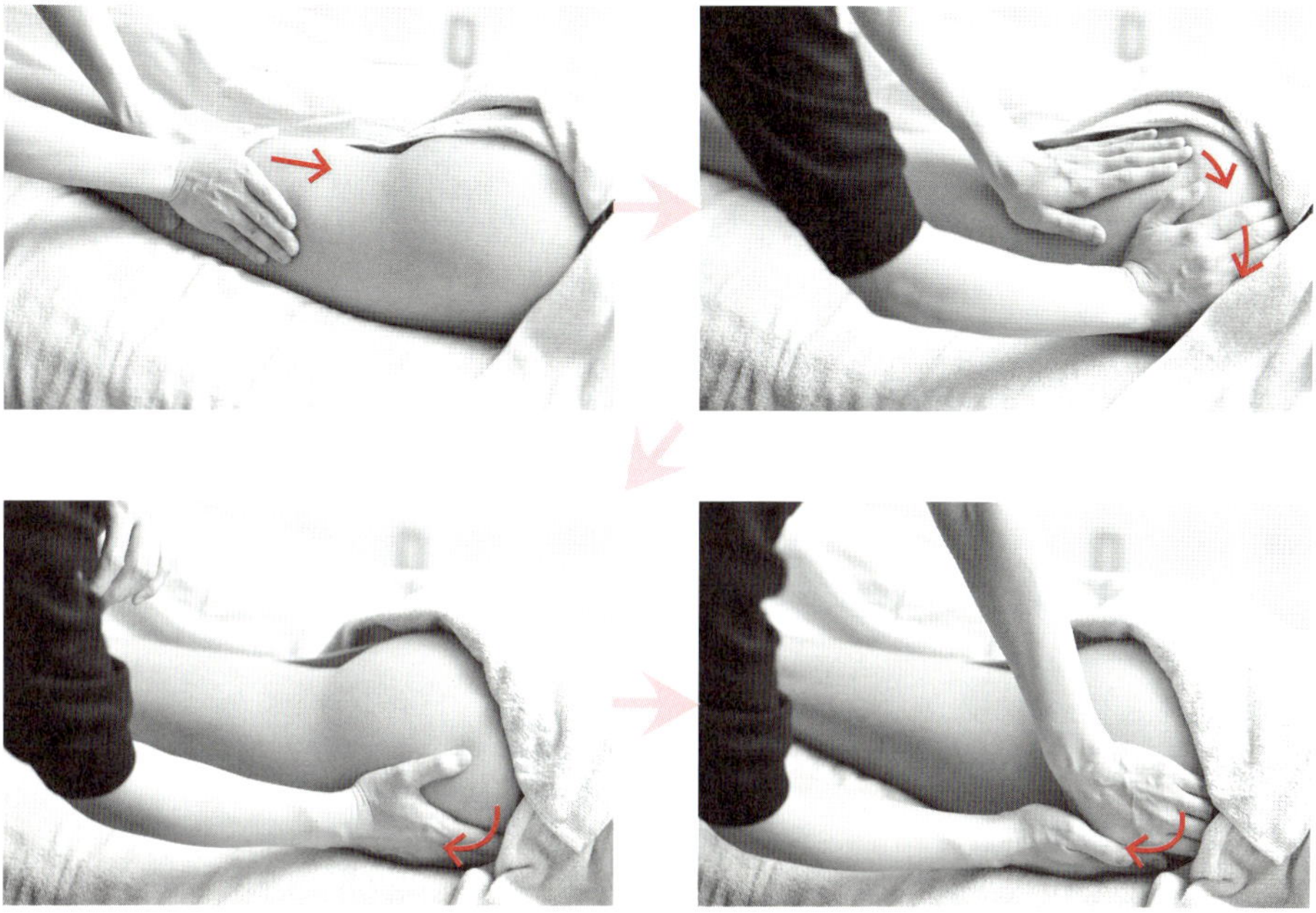

4 太ももから臀部を軽擦する

自 セ 卵

太もも、臀部の順に軽擦した後、臀部を包み、骨盤前に四指を引っかけて流します。それによって、臀部の血流を促します。

POINT

臀部を包み、骨盤前に四指を引っかけるような感じで流します。

《太もも》

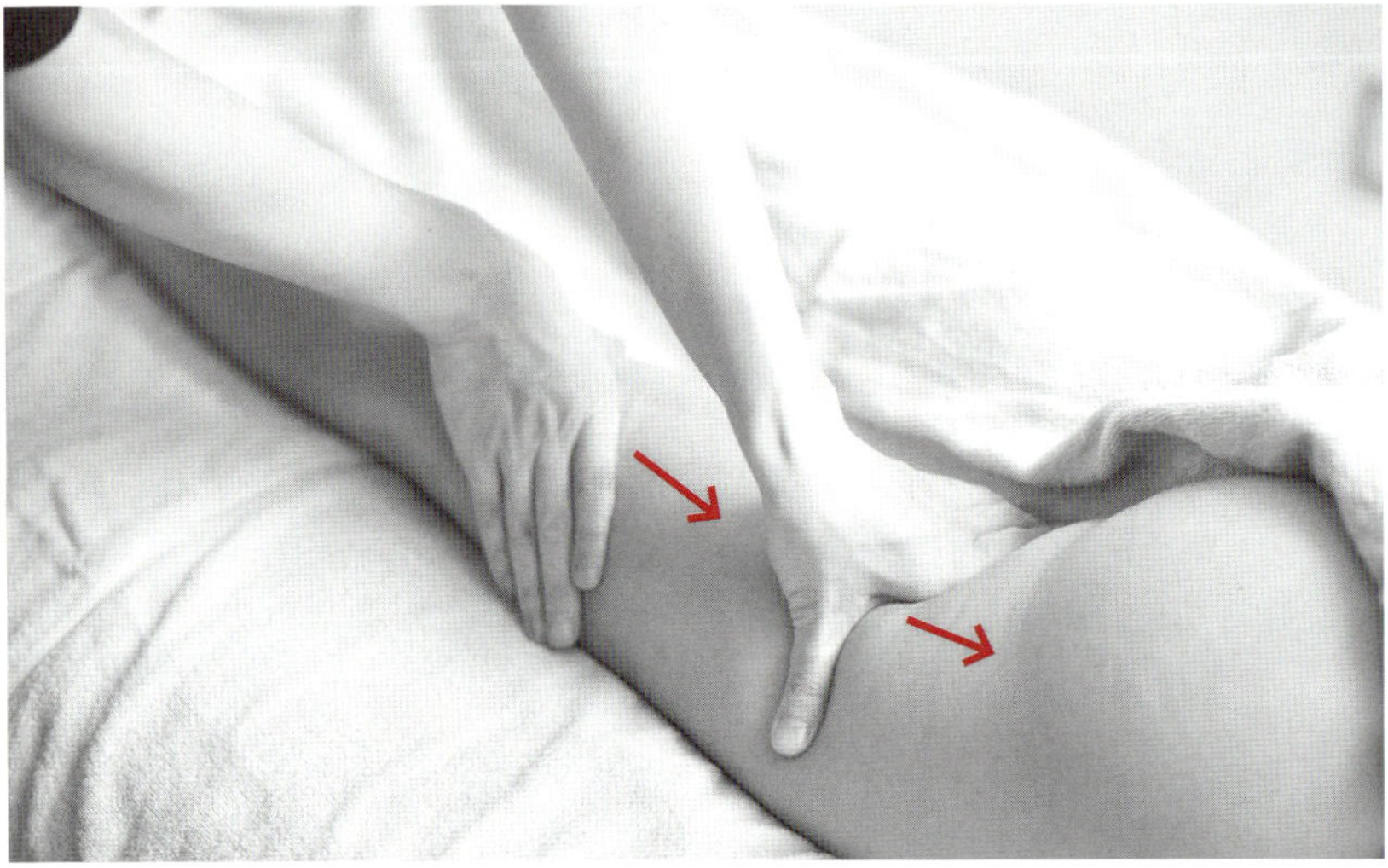

5 太ももを強擦する

自 セ 卵

太ももを強擦します。女性ホルモンの乱れから太もものセルライトがつまりやすくなるため、深部まで流します。

POINT

拇指人差し指の腹を使い、セルライトをつぶすように流します。

《太ももから骨盤》

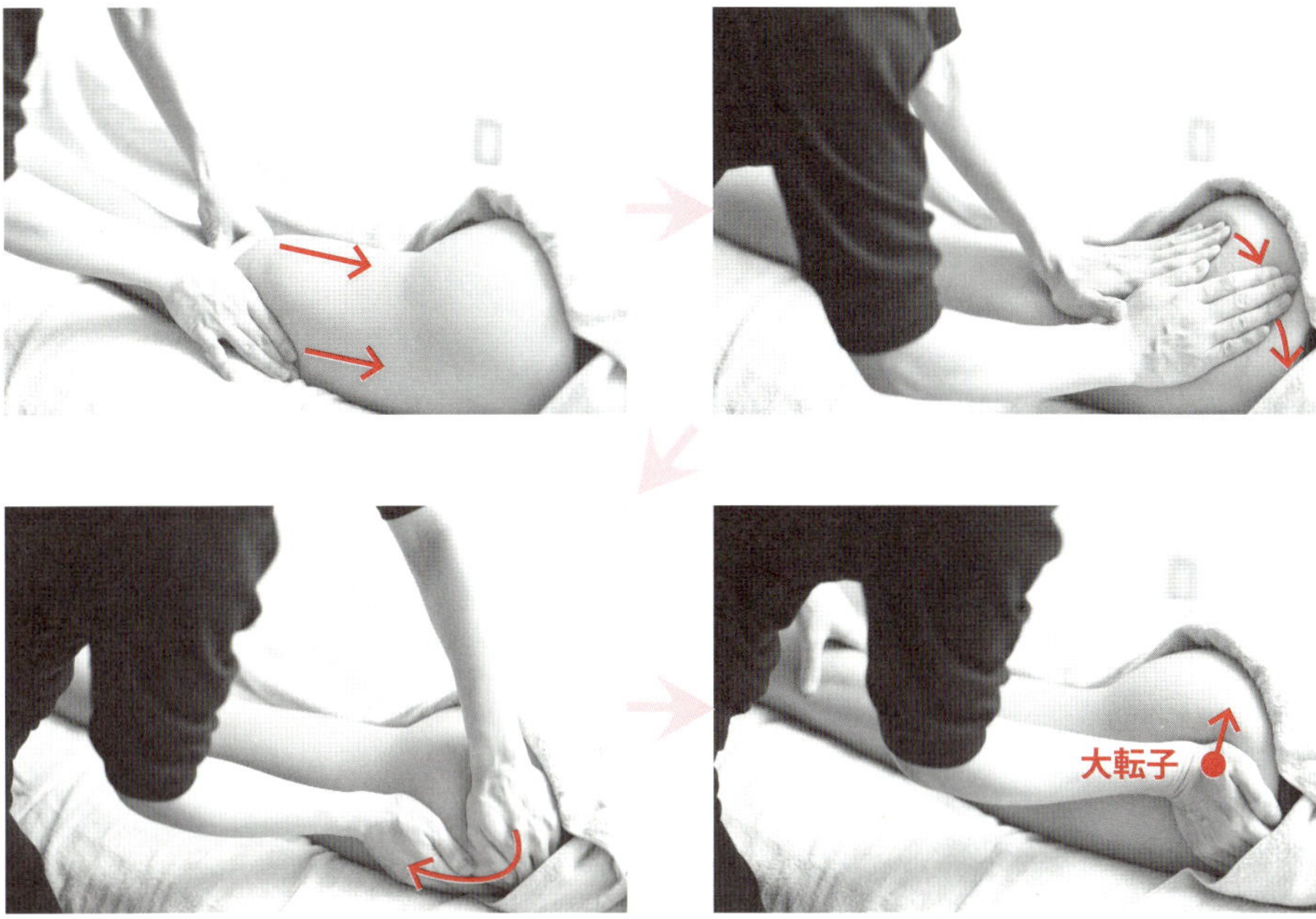

6 太もも横をしっかり流し骨盤へ

自 セ 卵

太もも横をしっかり流した後、臀部〜骨盤前へ流し、大転子に入れ込みます。
大転子へのアプローチで股関節をゆるませて、骨盤内の血流をアップさせます。

《臀部下から梨状筋》

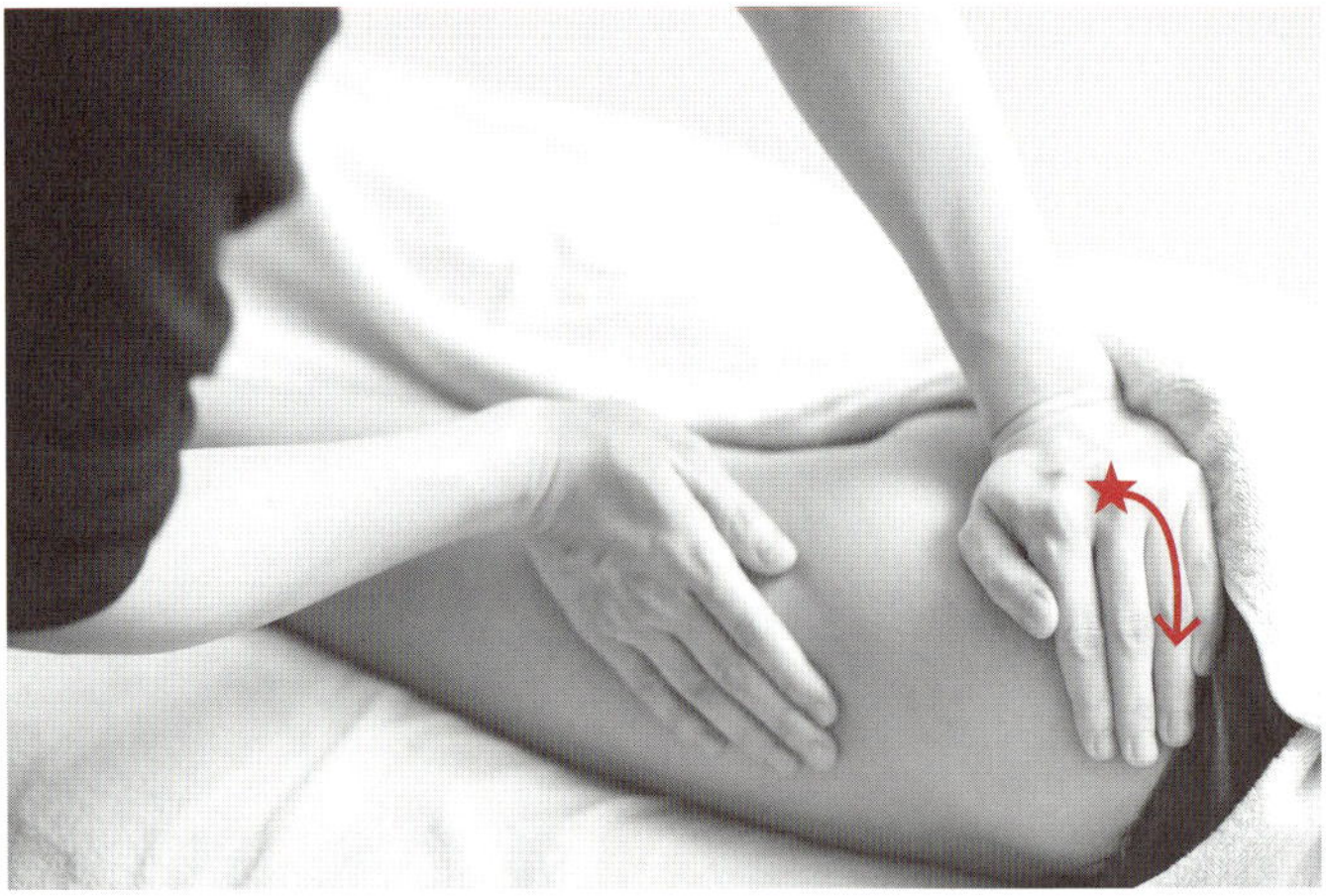

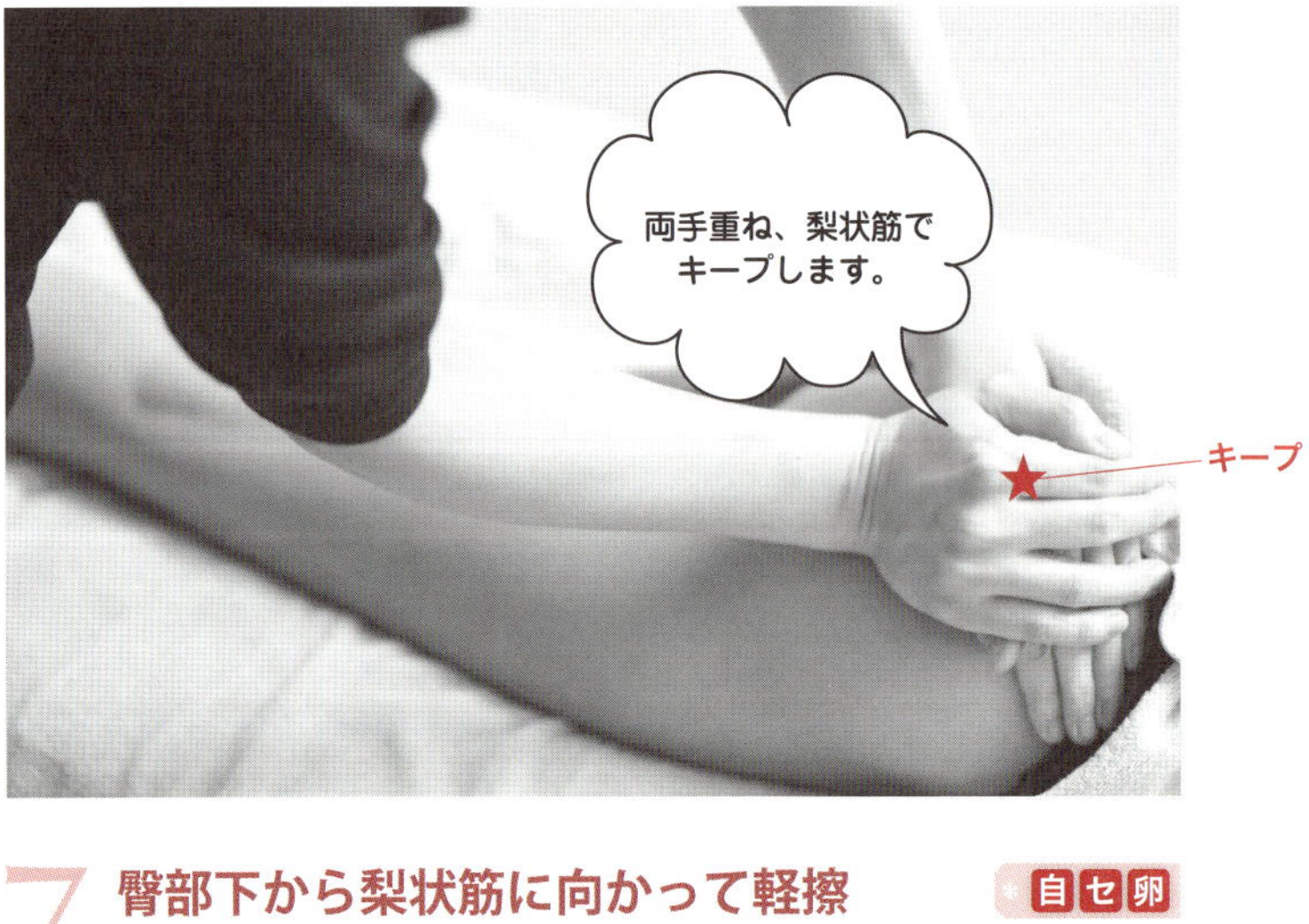

7 臀部下から梨状筋に向かって軽擦

自 セ 卵

臀部下から梨状筋に向かって軽擦した後、両手を重ね、梨状筋でキープします。

股関節が固くなる、大きな原因の梨状筋にアプローチすることで、骨盤周りまでゆるめます。

《梨状筋から骨盤前》

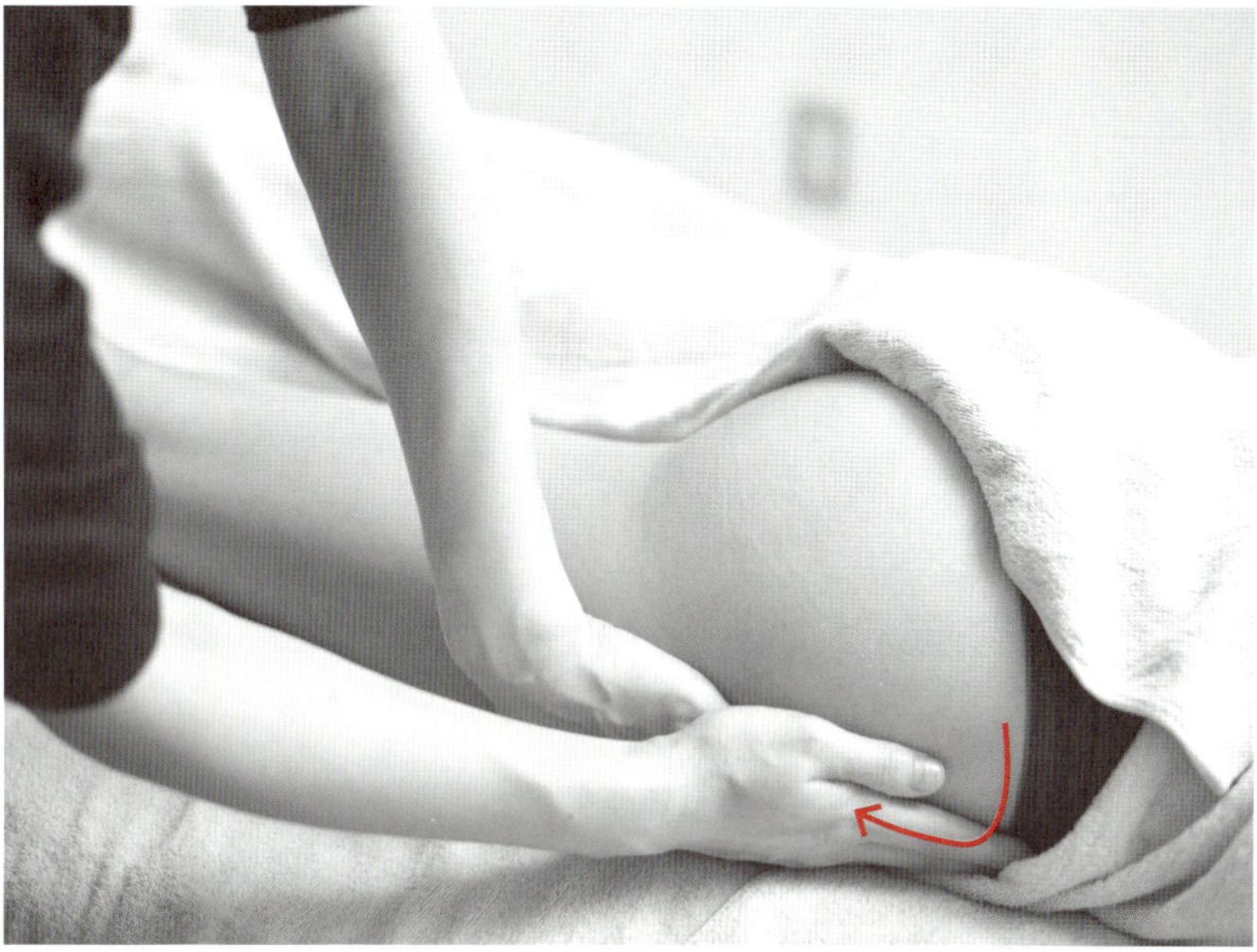

8 梨状筋から骨盤前へ流す

自 セ 卵

手根で梨状筋から骨盤ラインを通り、骨盤前へ流します。
老廃物をソケイリンパ節へ流すことで骨盤内の循環を促します。

《臀部》

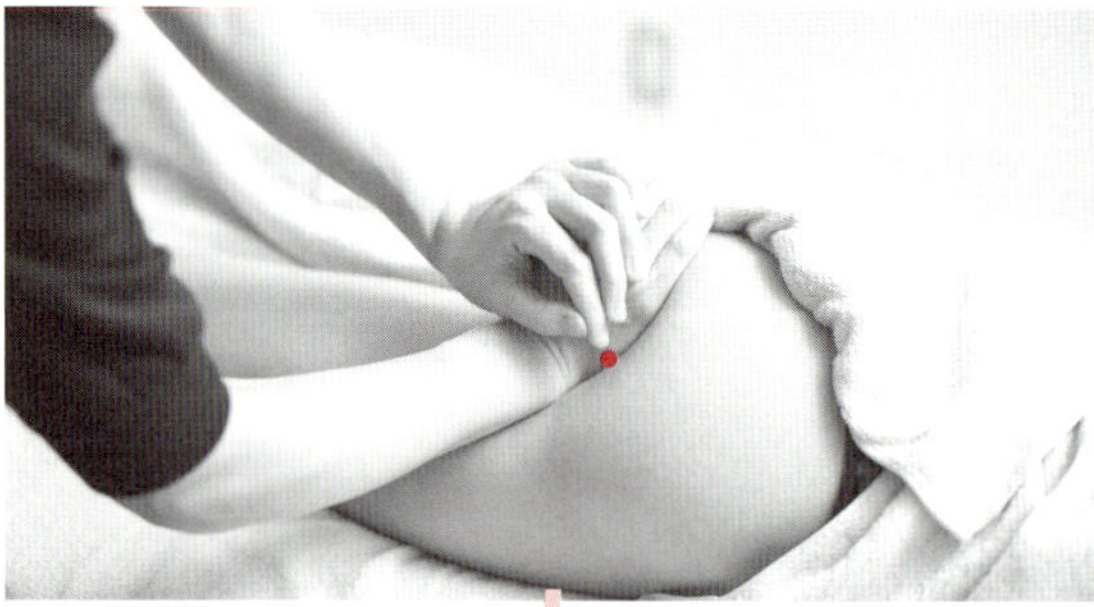

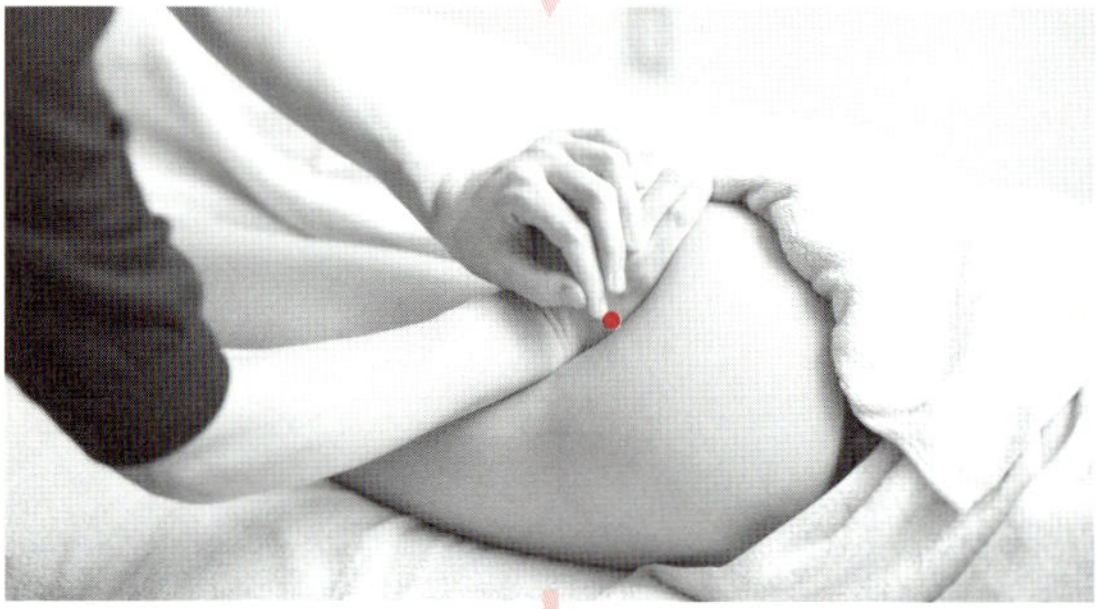

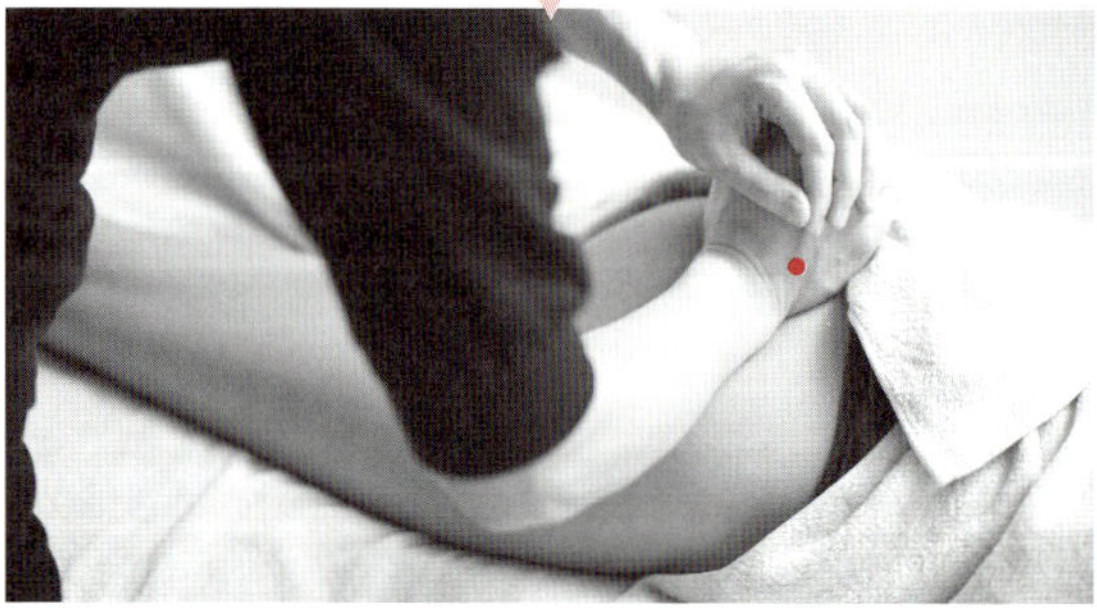

9 手根でプッシュ

自 セ 卵

臀部を手根で中心に向かって押すようにプッシュしていき、最後は仙骨までしっかりプッシュします。

臀部を全体的にゆるめ、骨盤内の血流を促します。

《股関節》

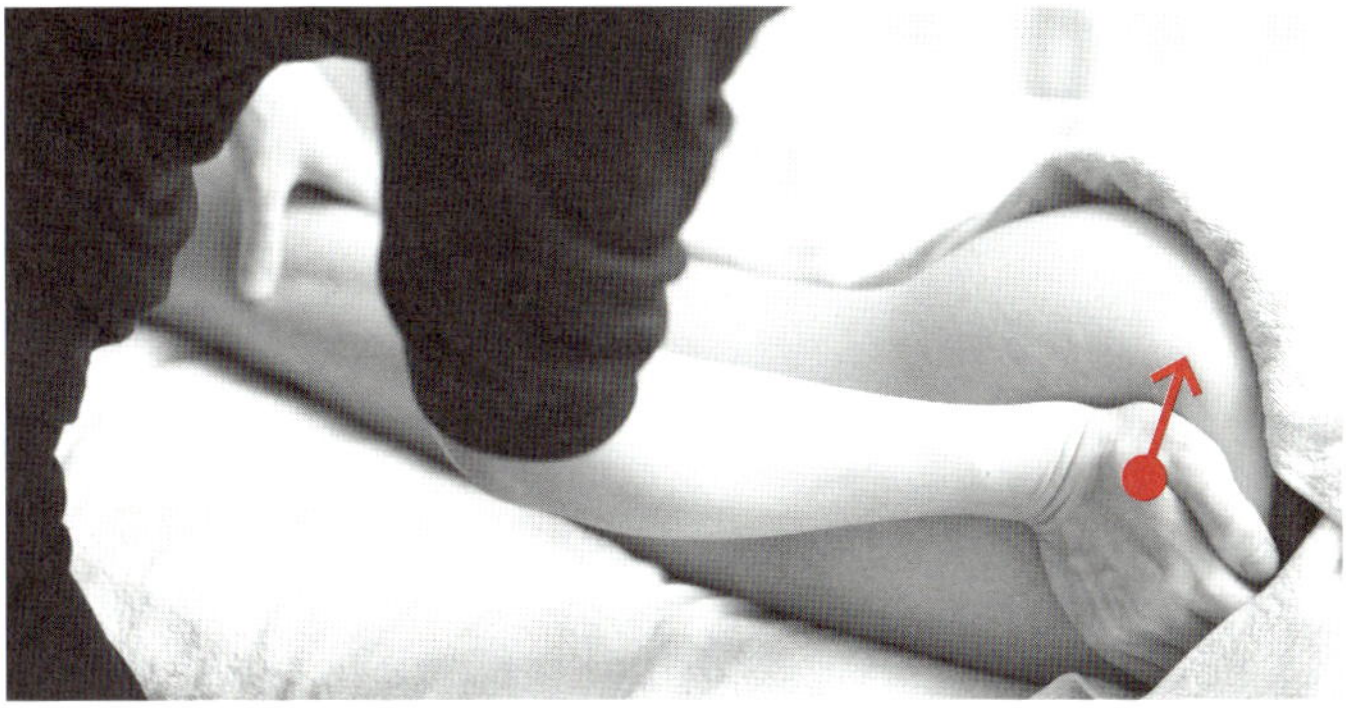

10 大転子をプッシュ

自 セ 卵

大転子をしっかりと手根でプッシュします。
股関節をゆるめ、骨盤内の血流を促します。

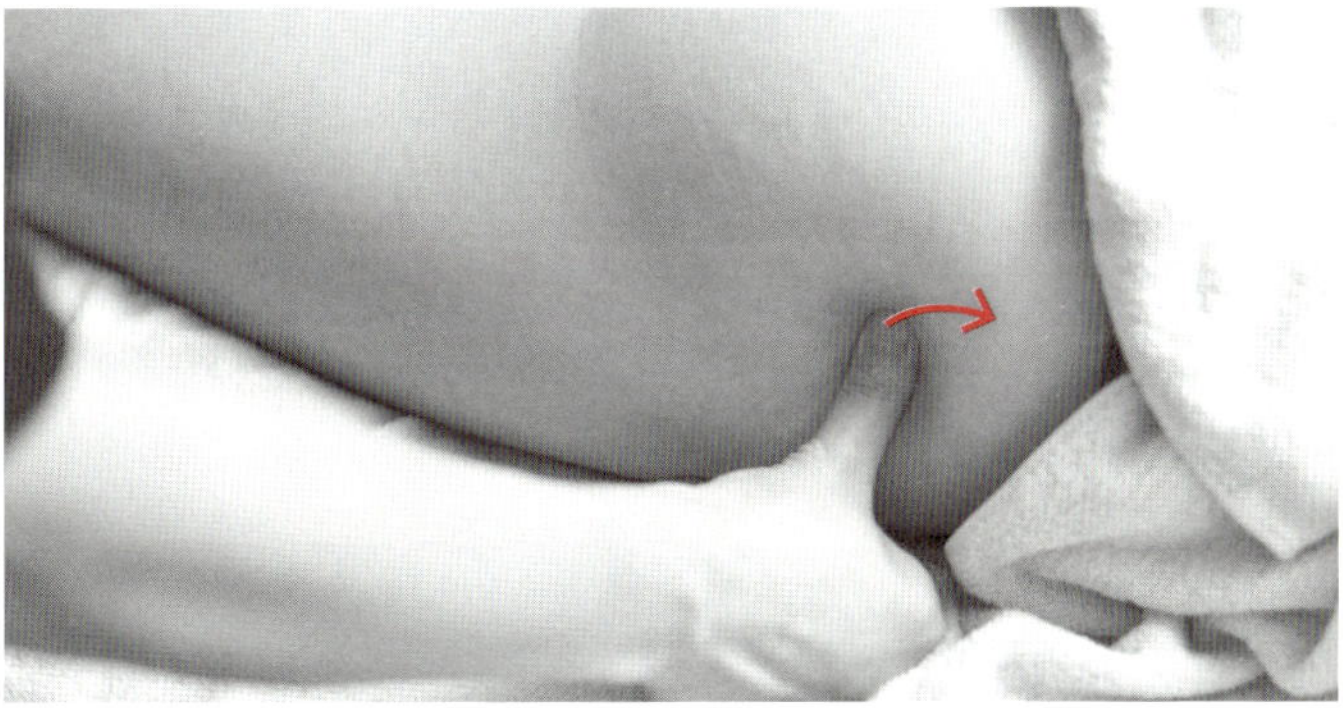

11 股関節を片手拇指で流す

自 セ 卵

股関節を片手の拇指でしっかりと流します。

POINT

股関節の頭をなでるよう流すのがポイントです。

《足裏内側かかと寄り》

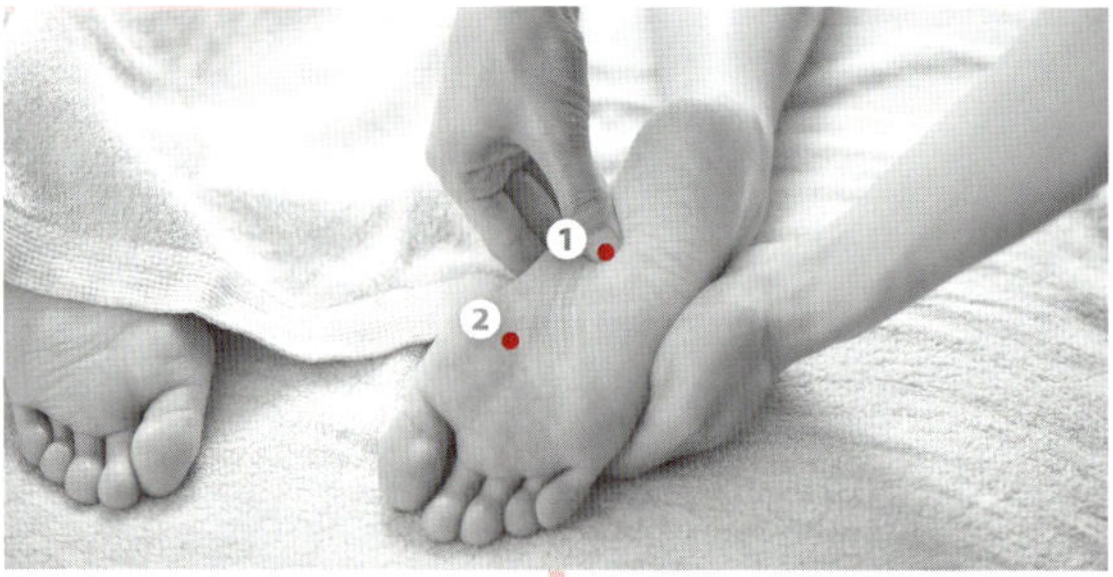

《足裏中央》

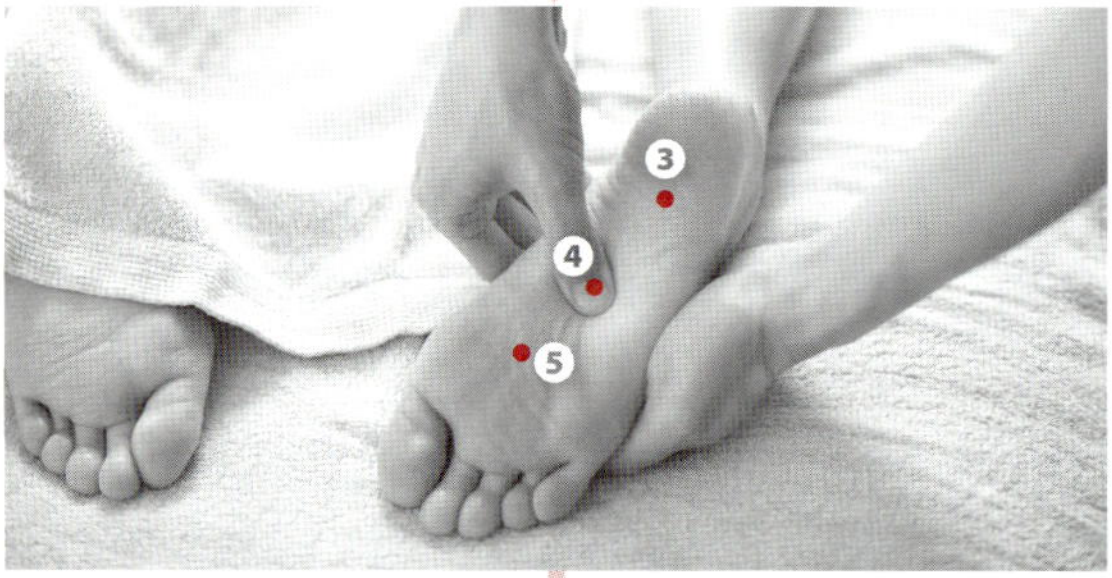

《足裏外側》

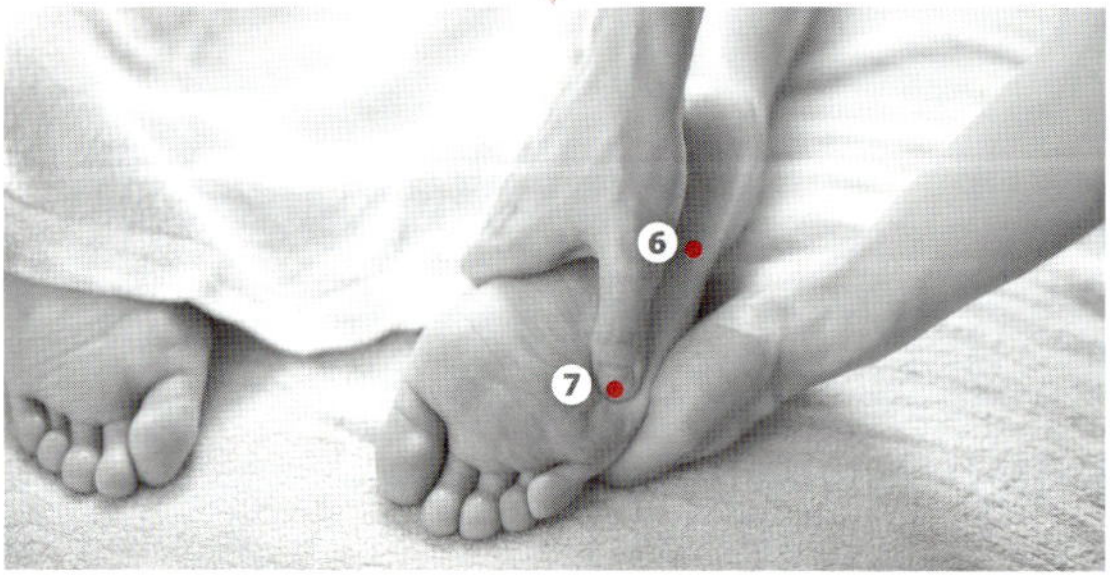

12 足裏を７点プッシュ

＊自 セ 卵

足裏内側かかと寄りがスタート地点です。
足裏中央から外側の順に７点をプッシュしていきます。
足裏からむくみが発生している場合もあるため、
ツボ押しもかねてしっかりプッシュしましょう。

《足首》

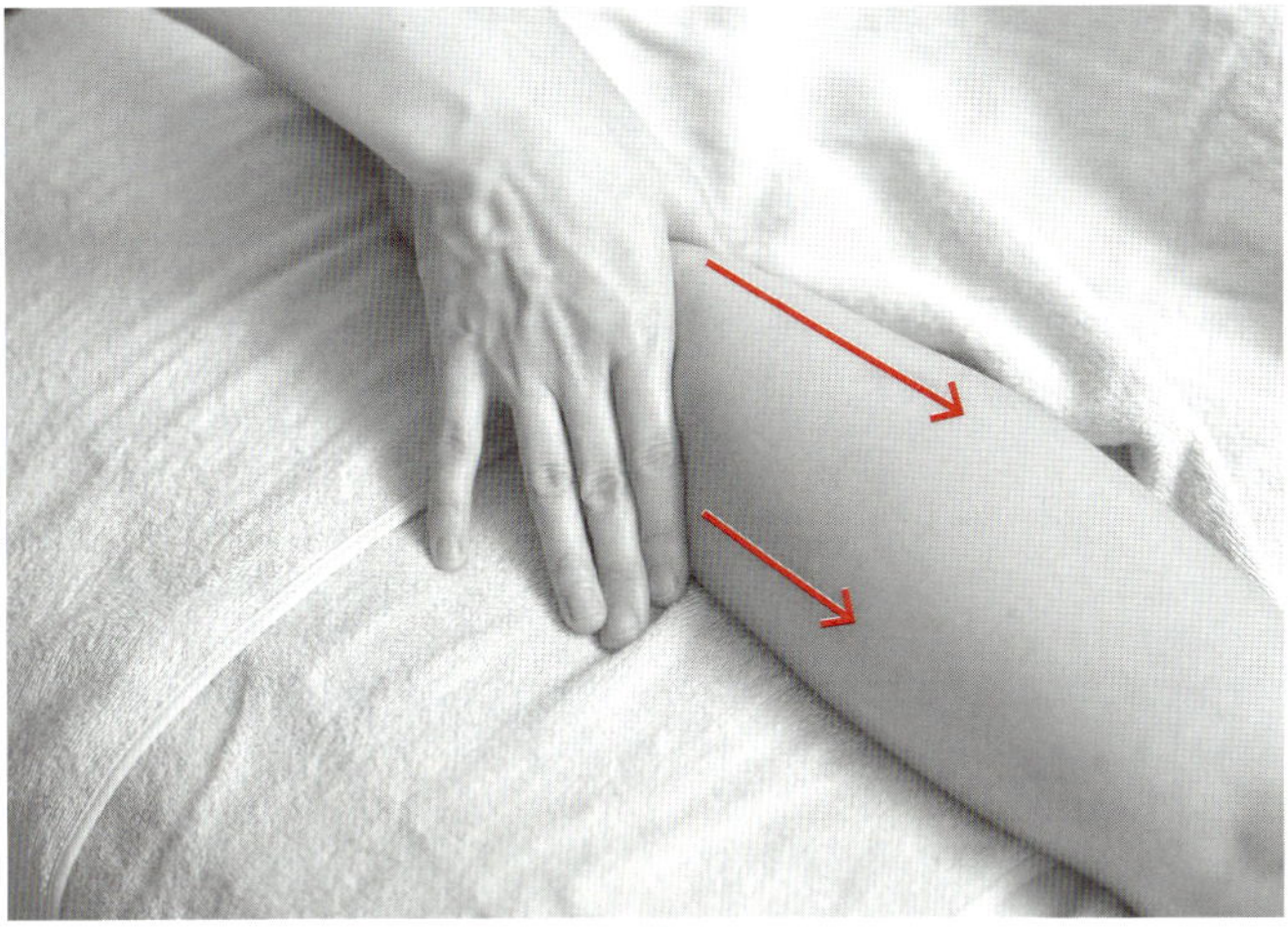

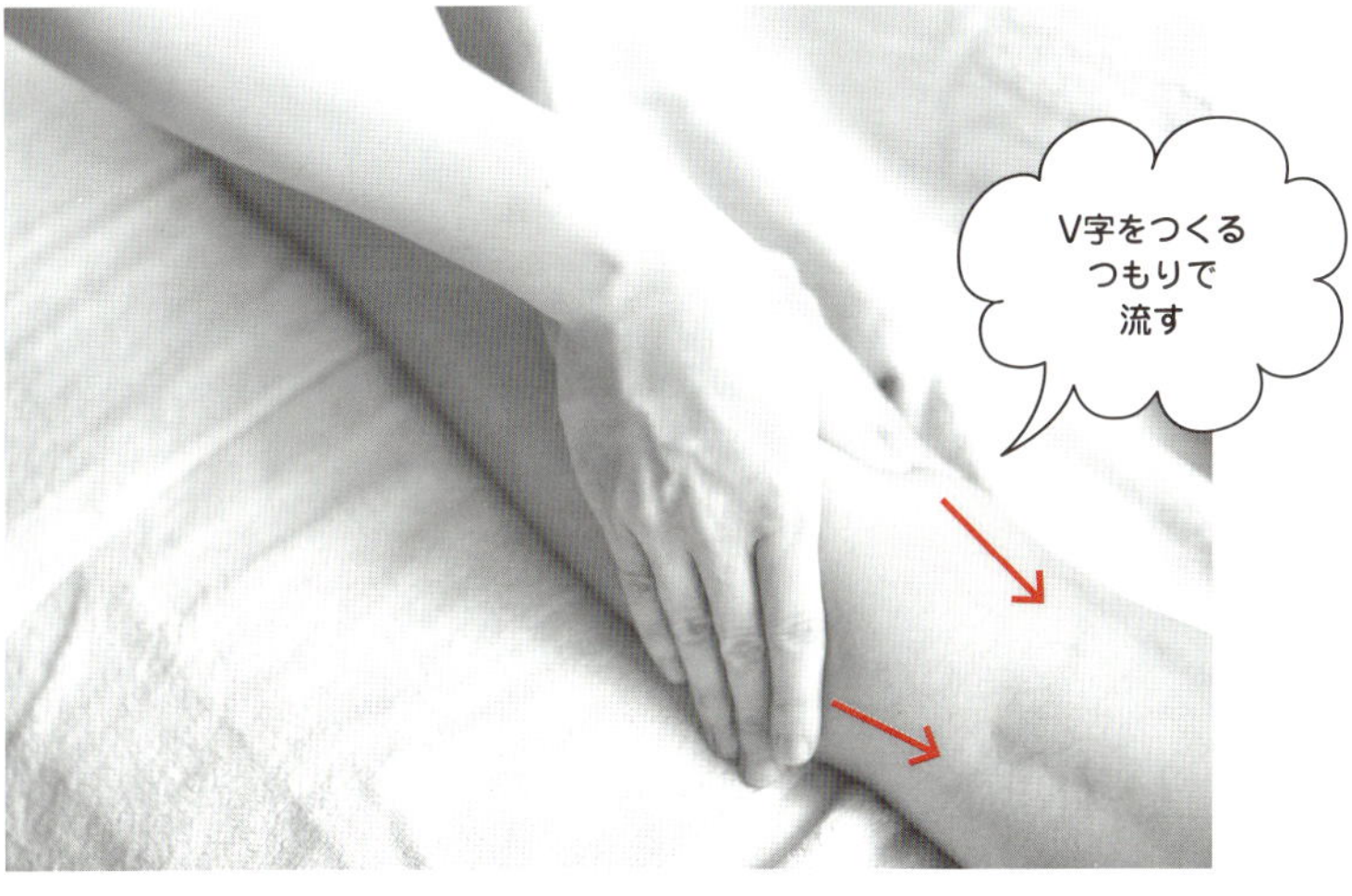

13 足首をV字流し

自 セ 卵

まず足首からふくらはぎに向かって、V 字をつくるつもりで流していきます。
足首には特に滞りが出やすいので入念に流しましょう。

《膝下から始める》

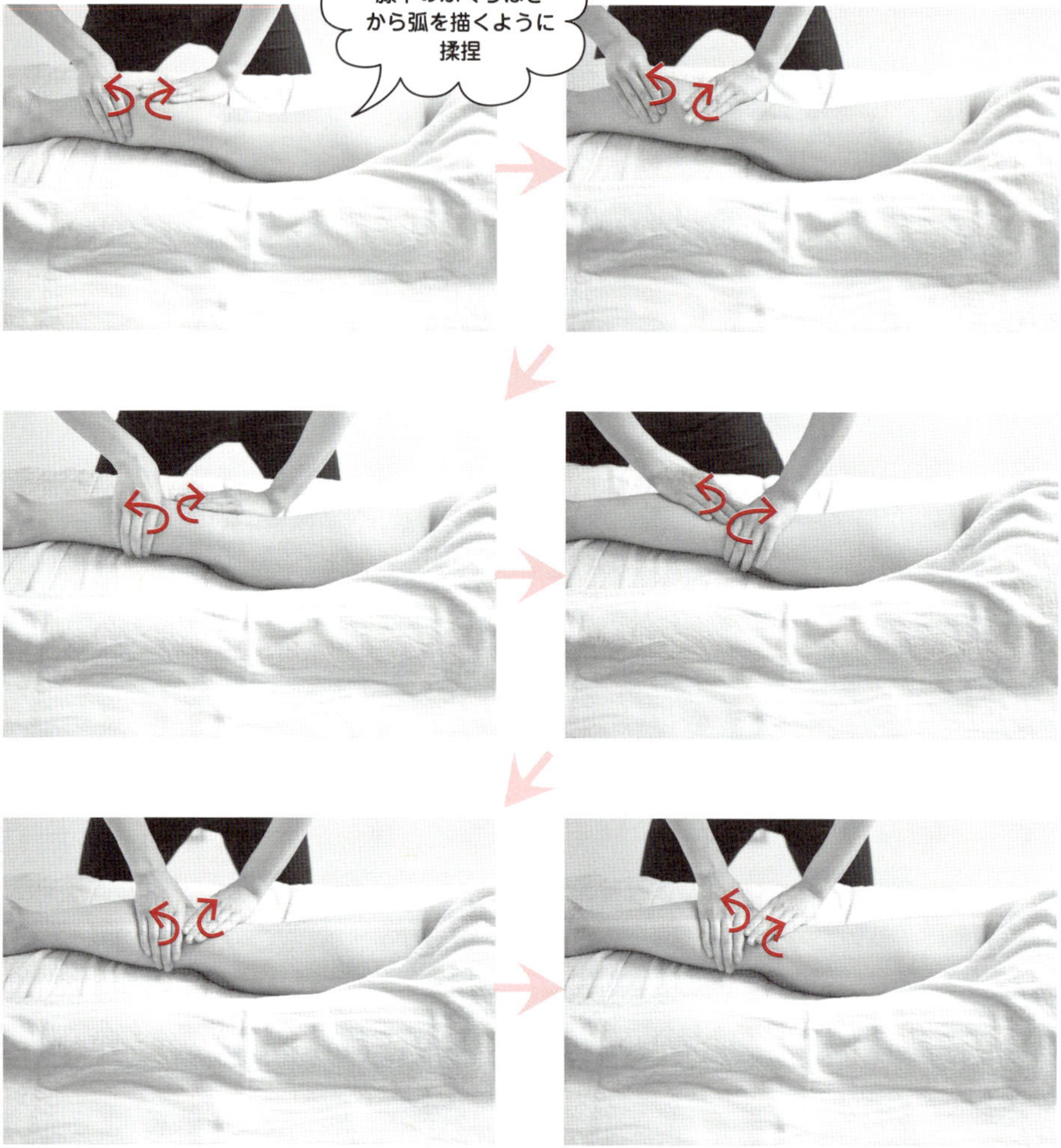

14 ①膝下から太ももを交互に揉捏

自セ卵

膝下のふくらはぎから弧を描くように揉捏した後、
太ももから弧を描くように交互に揉捏します。
全体的にゆるんできた所で下肢全体を揉捏し、深部の老廃物まで流していきます。

《次に太ももを行う》

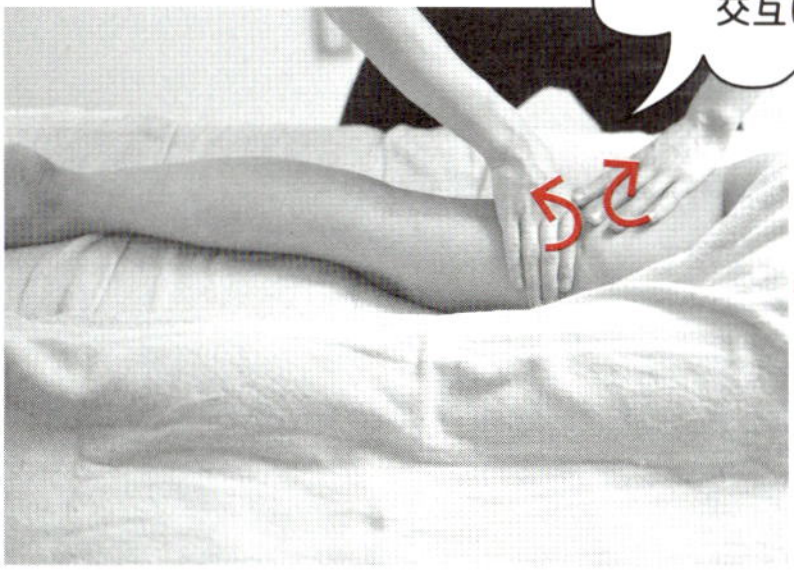

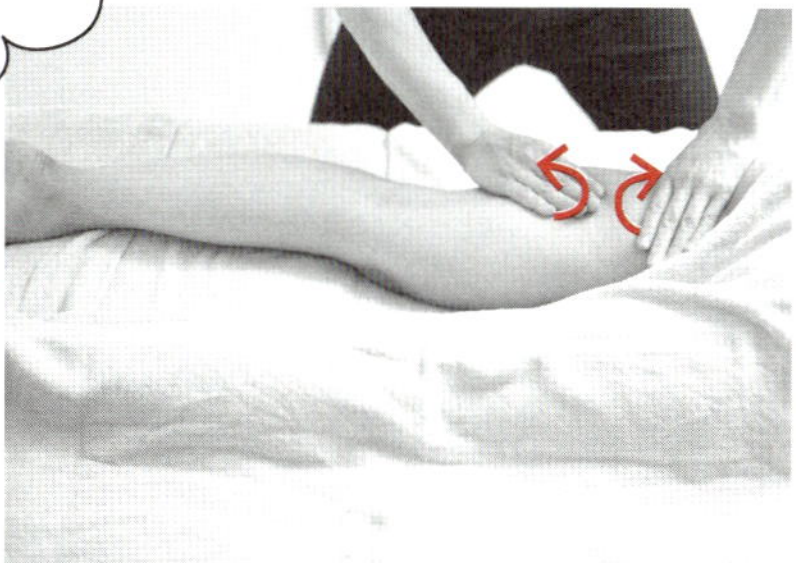

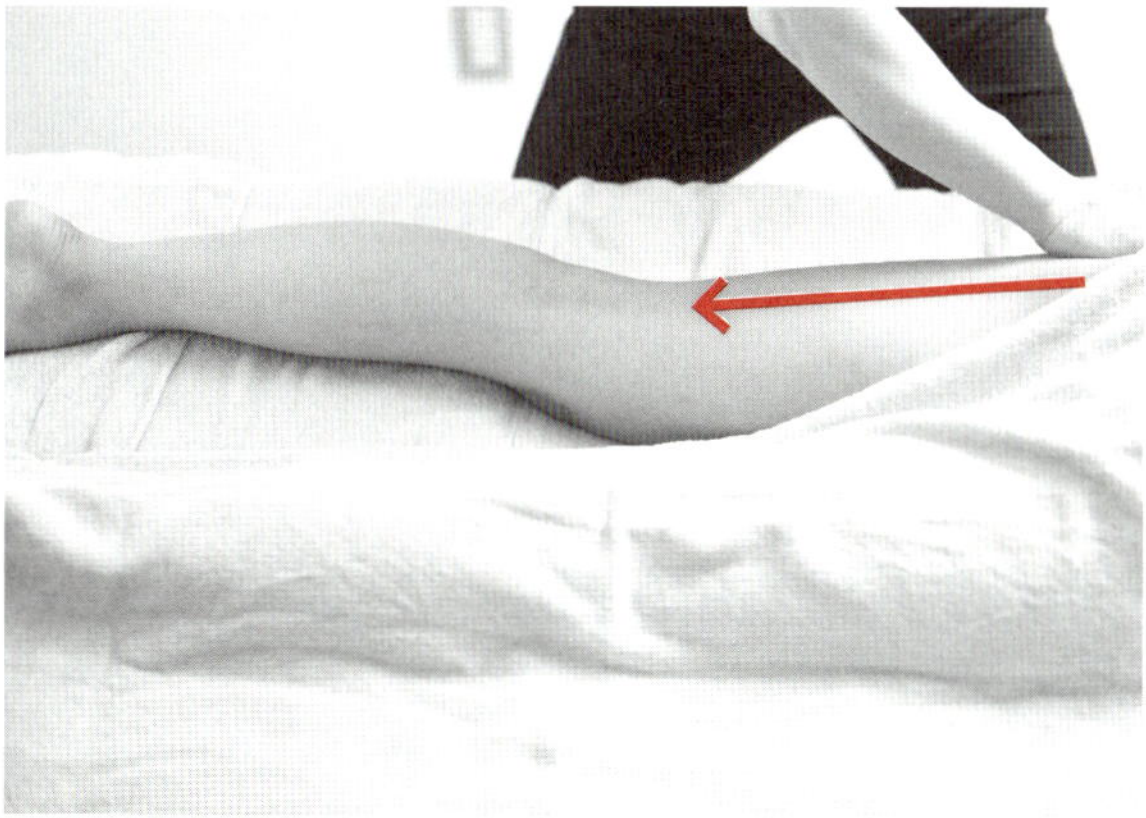

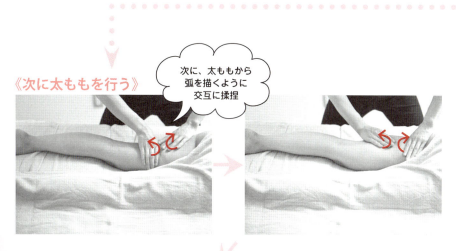

《足首から始める》

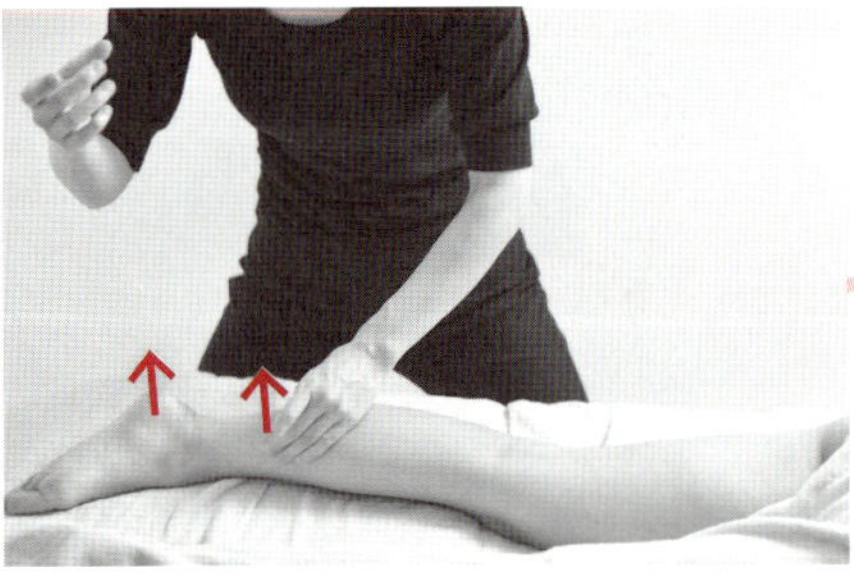

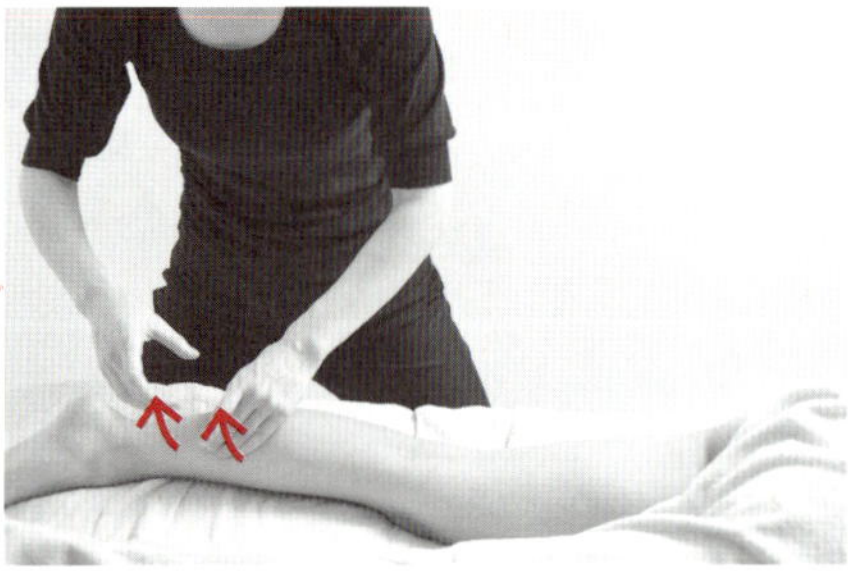

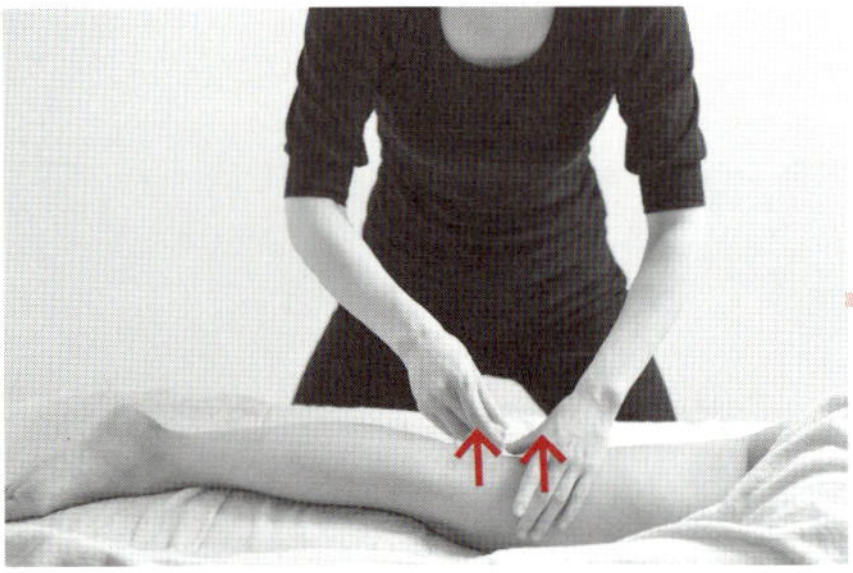

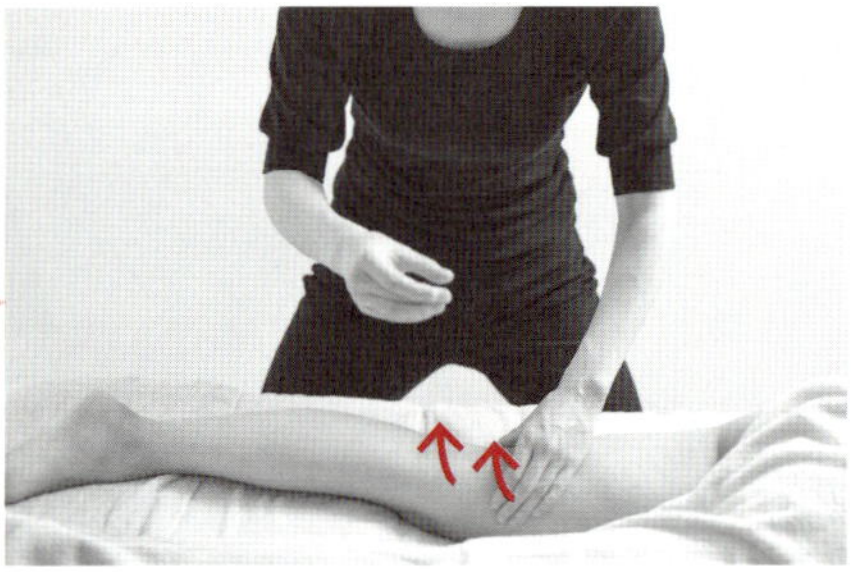

《次に太ももへ》

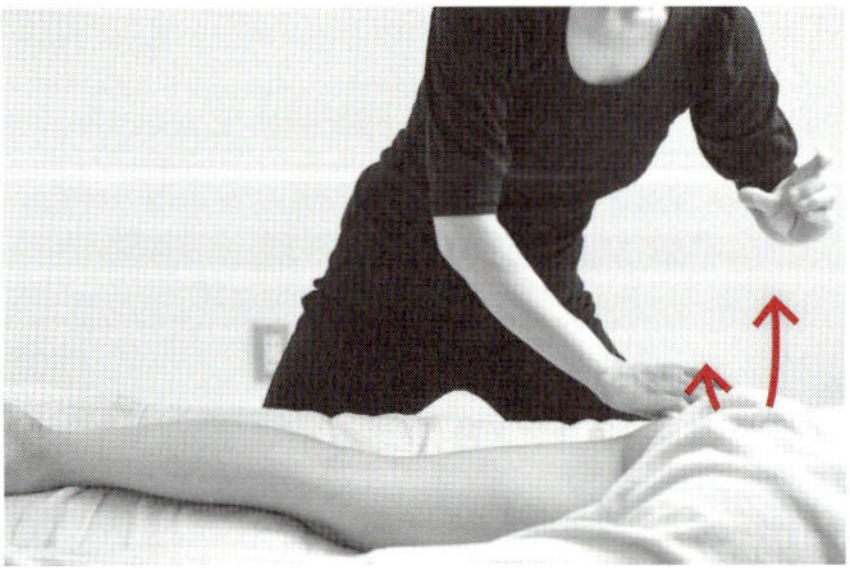

15 足首から太ももを タッピング

＊自 セ 卵

まず足首からタッピング。
続いて太ももをタッピング。
最後に臀部をタッピングします。
ゆっくりと鎮静させていきます。

《最後に臀部を行う》

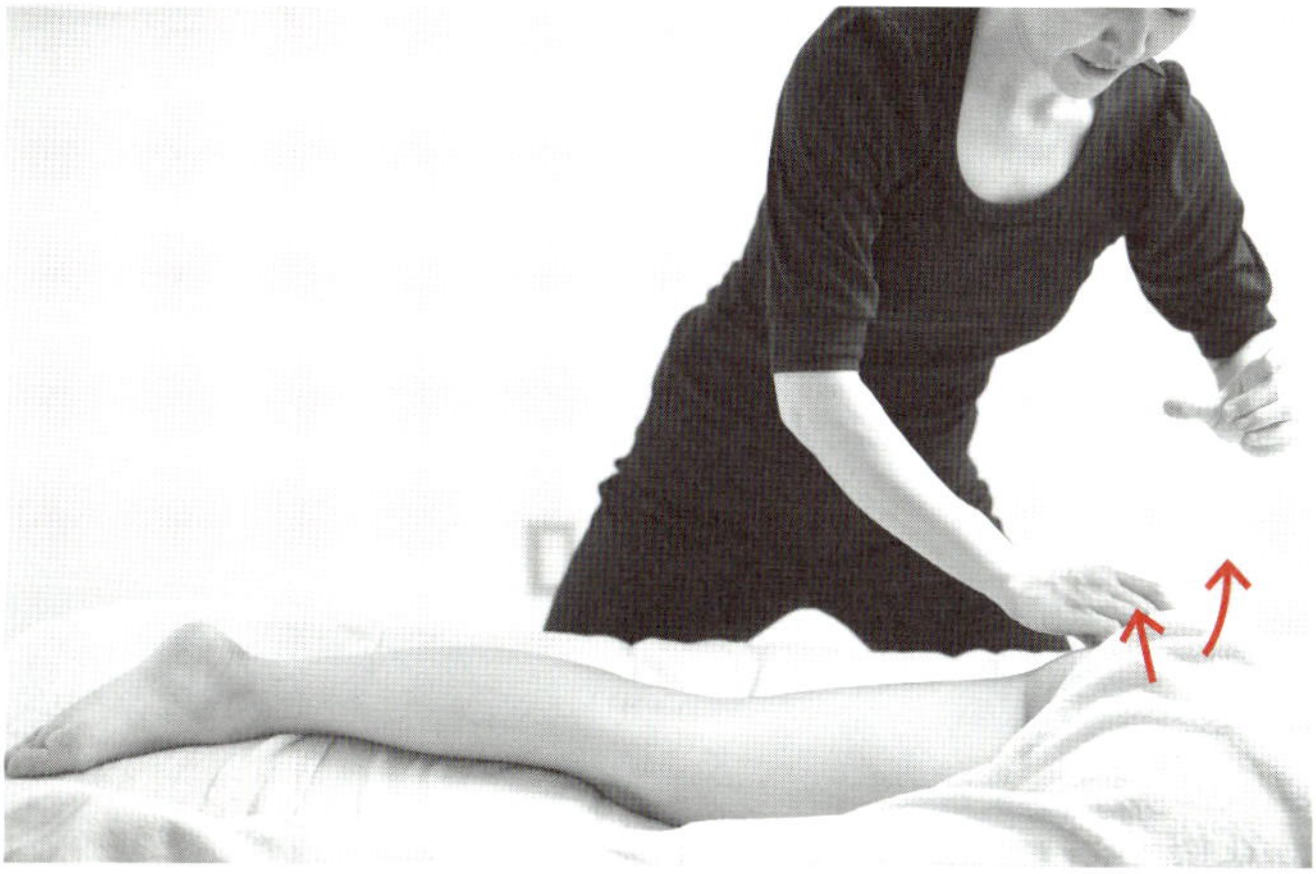

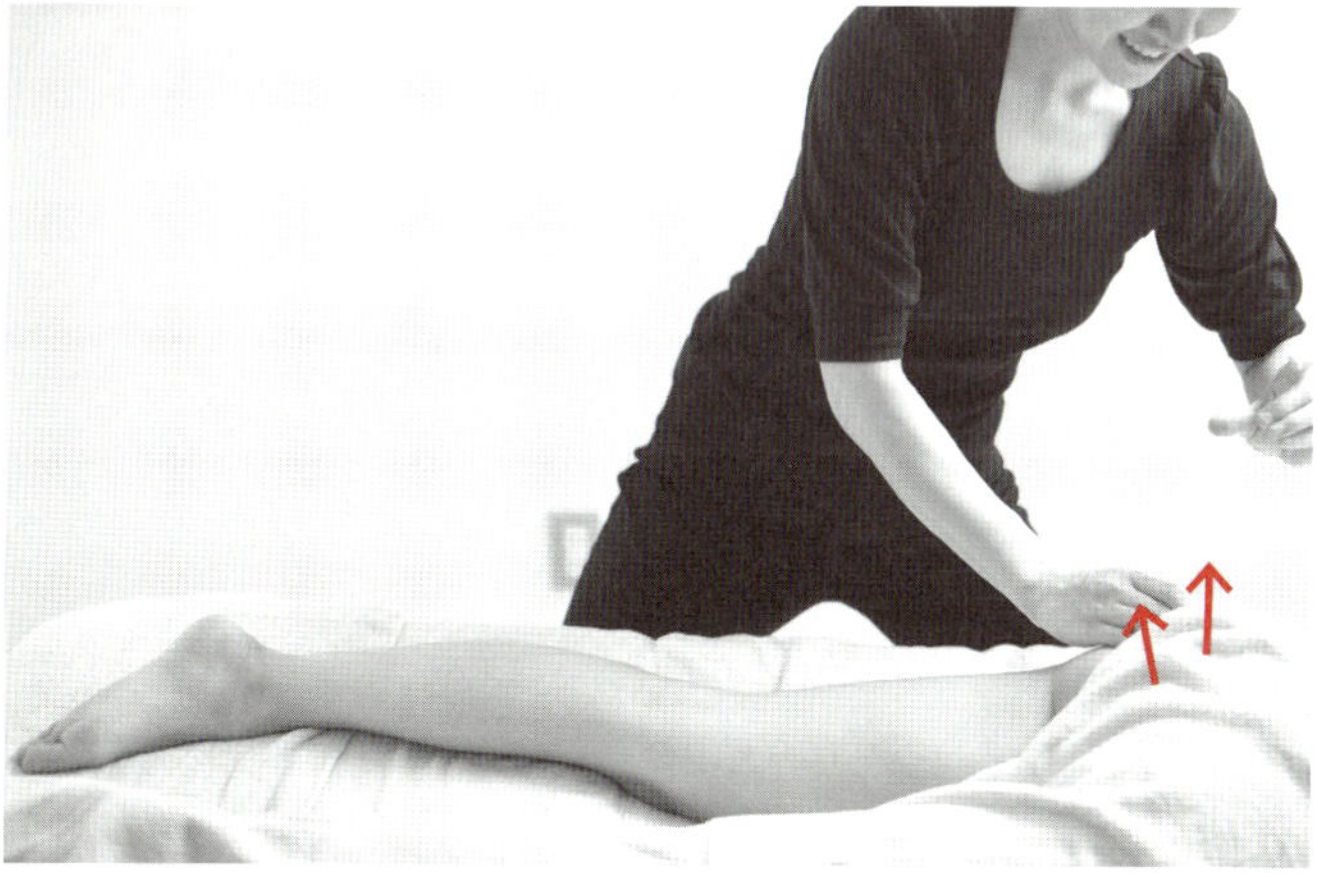

《足首から太もも》

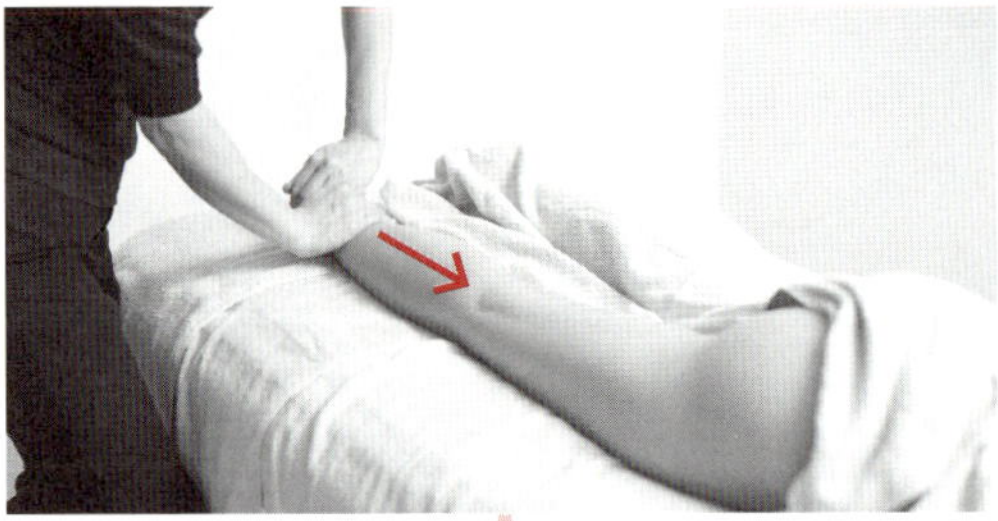

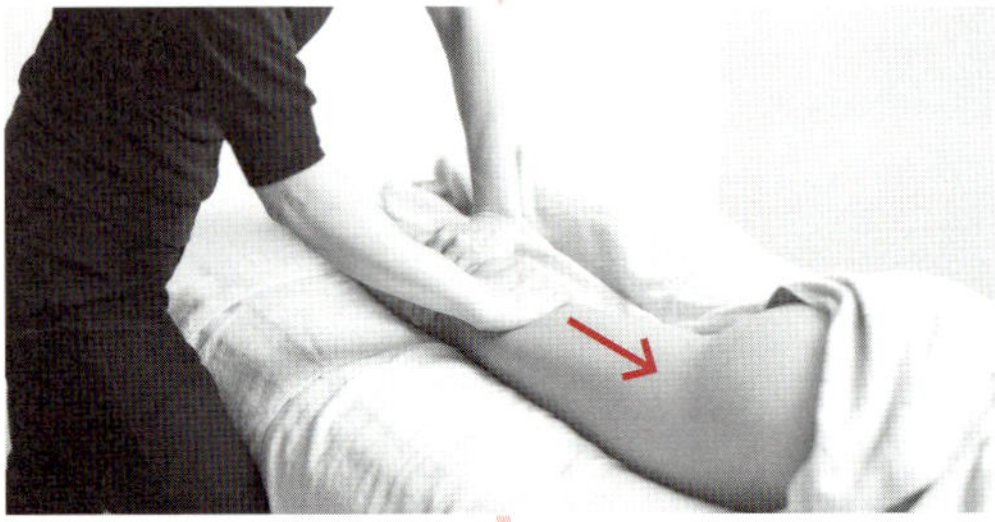

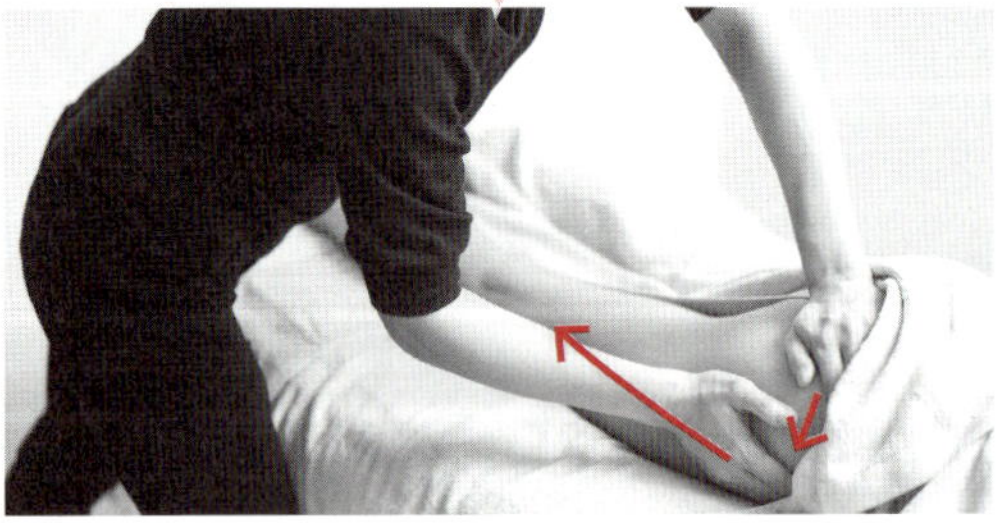

16 仕上げに全体をエフルラージュ 自 セ 卵

足首からエフルラージュを行っていき、続いて
太ももにかけて行っていきます。
最後に臀部もしっかりと丁寧に流していきます。

POINT

ゴリゴリしているところはないか、ヒップをチェックして下さい。

背 中

《背中上部から肩甲骨→腰部》

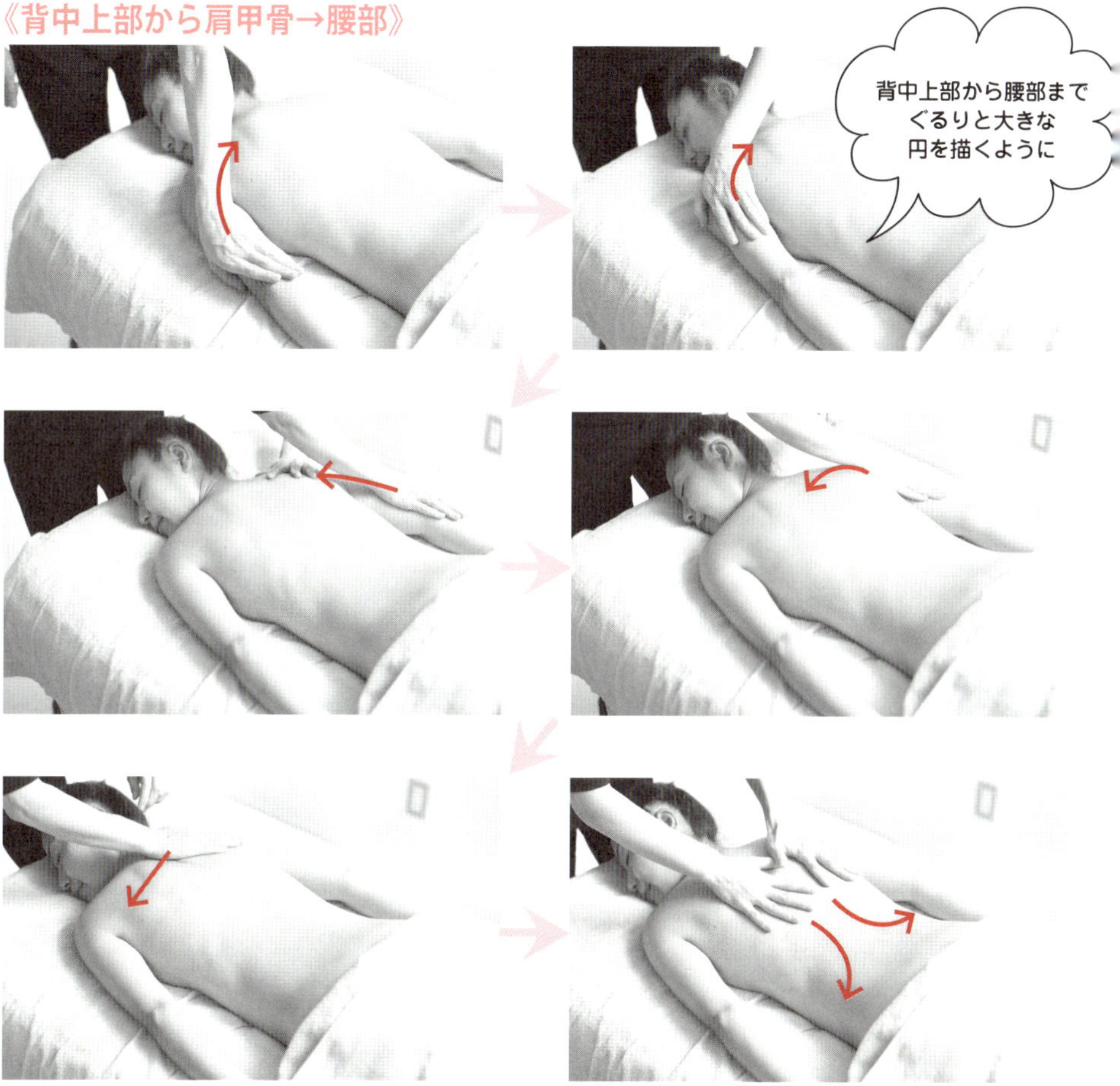

1 ①オイルを塗布し軽擦する《背中上部から腰部の肩甲骨》 自 セ 卵

お客様の頭上に立ち、肘先、反対側の肘先、背中上部から肩甲骨付近→腰部の順に円を描くように、オイルを塗布し軽擦。

その時、背中の張り具合も観察します。

《背中上部から腰部のウエスト付近》

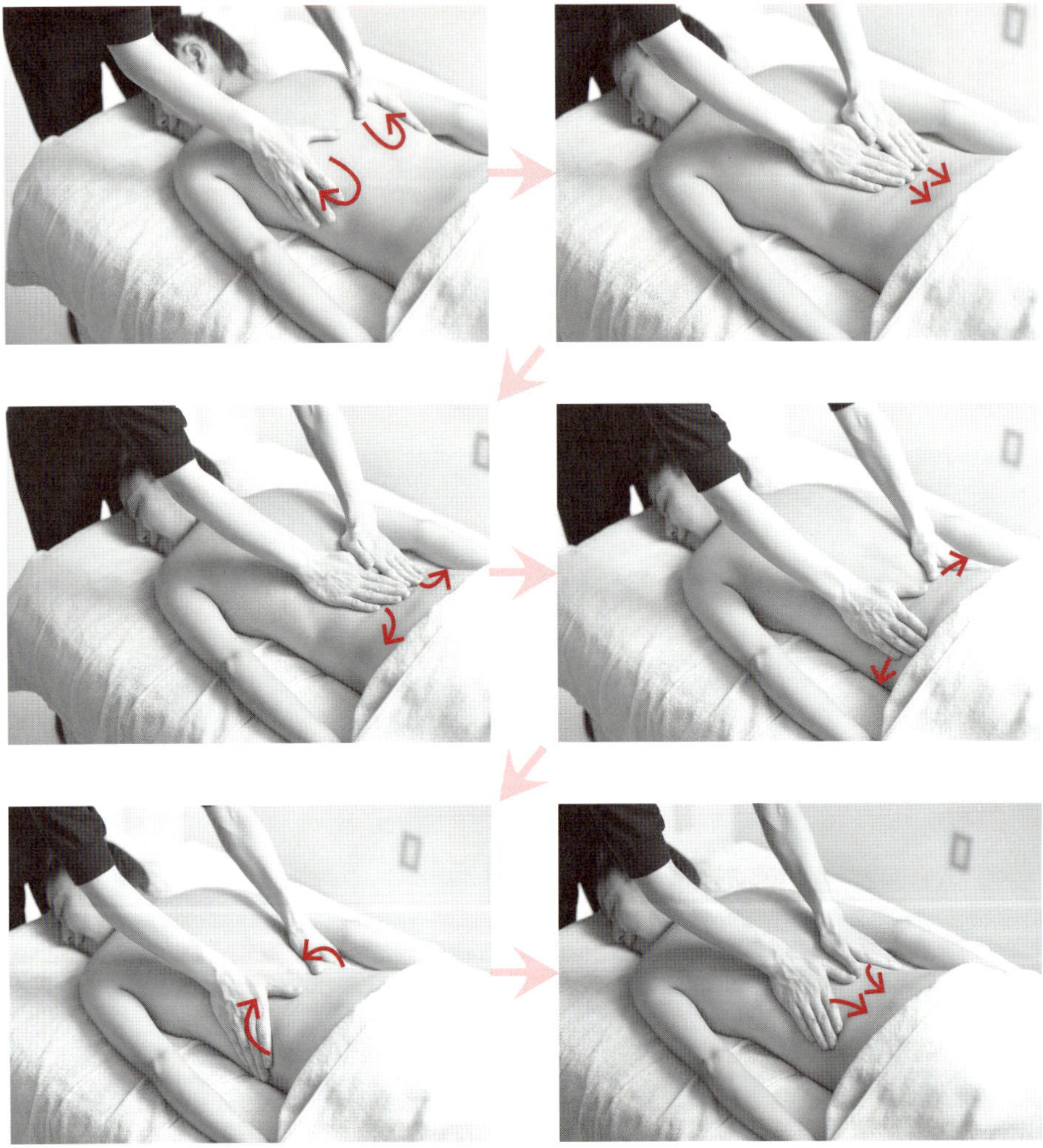

②オイルを塗布し軽擦する《背中上部から腰部のウエスト付近》 自 セ 卵

背中上部から腰部のウエスト付近、腰部付近、骨盤前側の腰部付近の順に円を描くように入念にオイルを塗布。軽擦しながら、むくみやゆがみなども把握していきます。

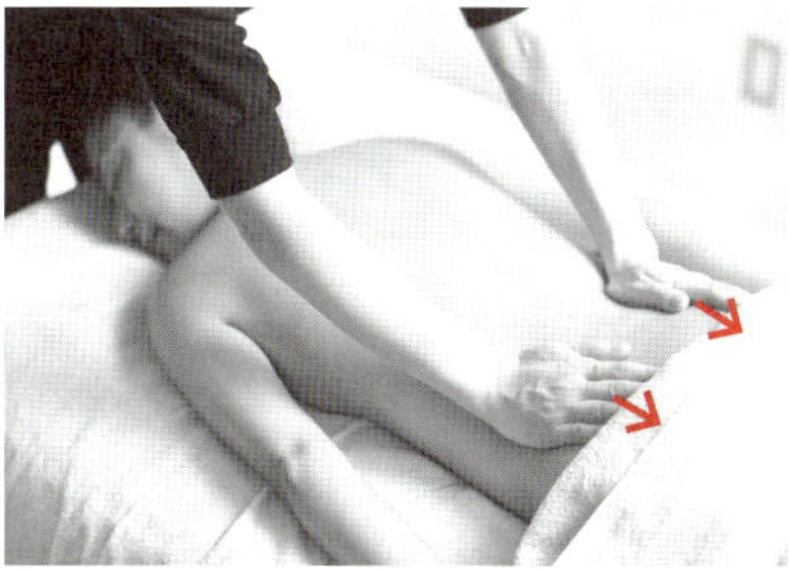

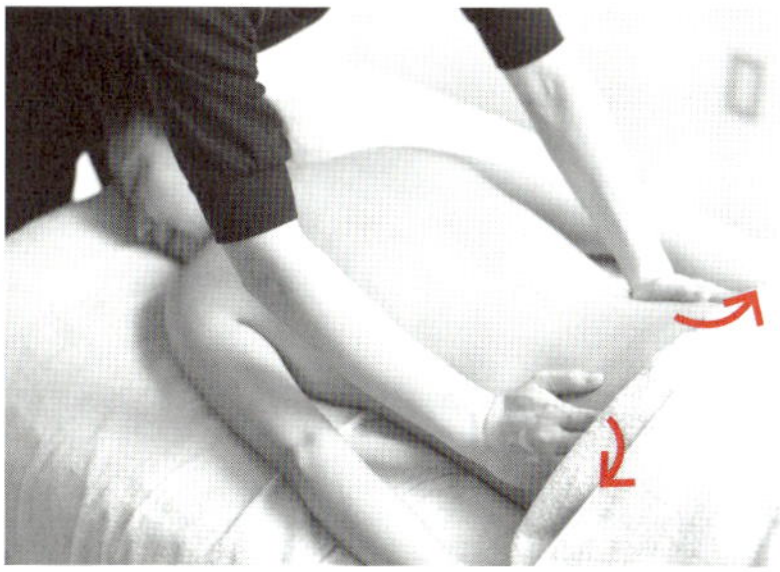

《脇リンパまで戻る》

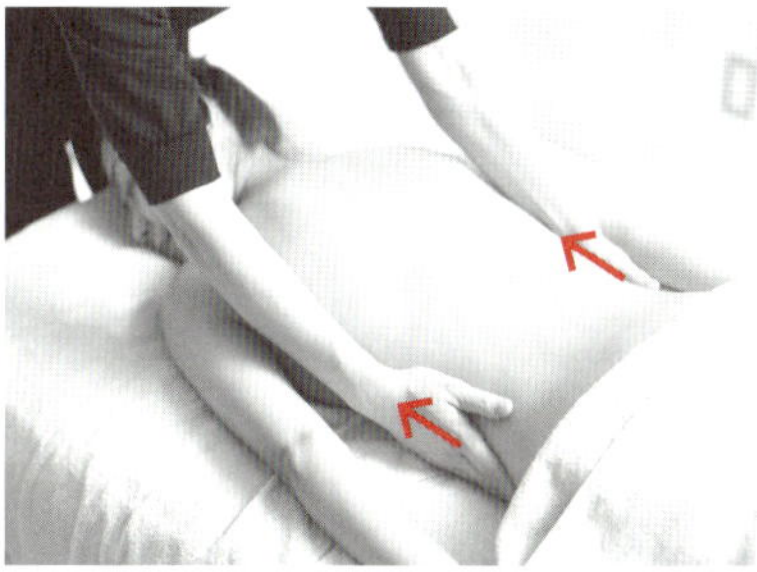

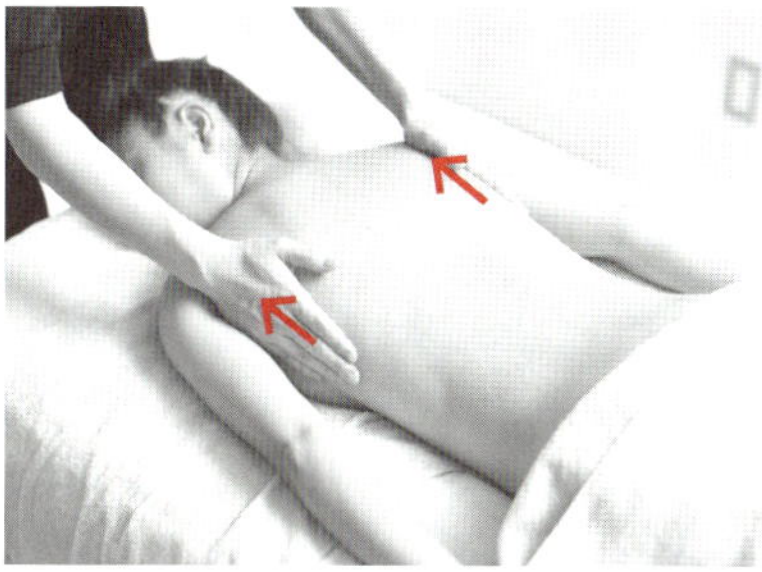

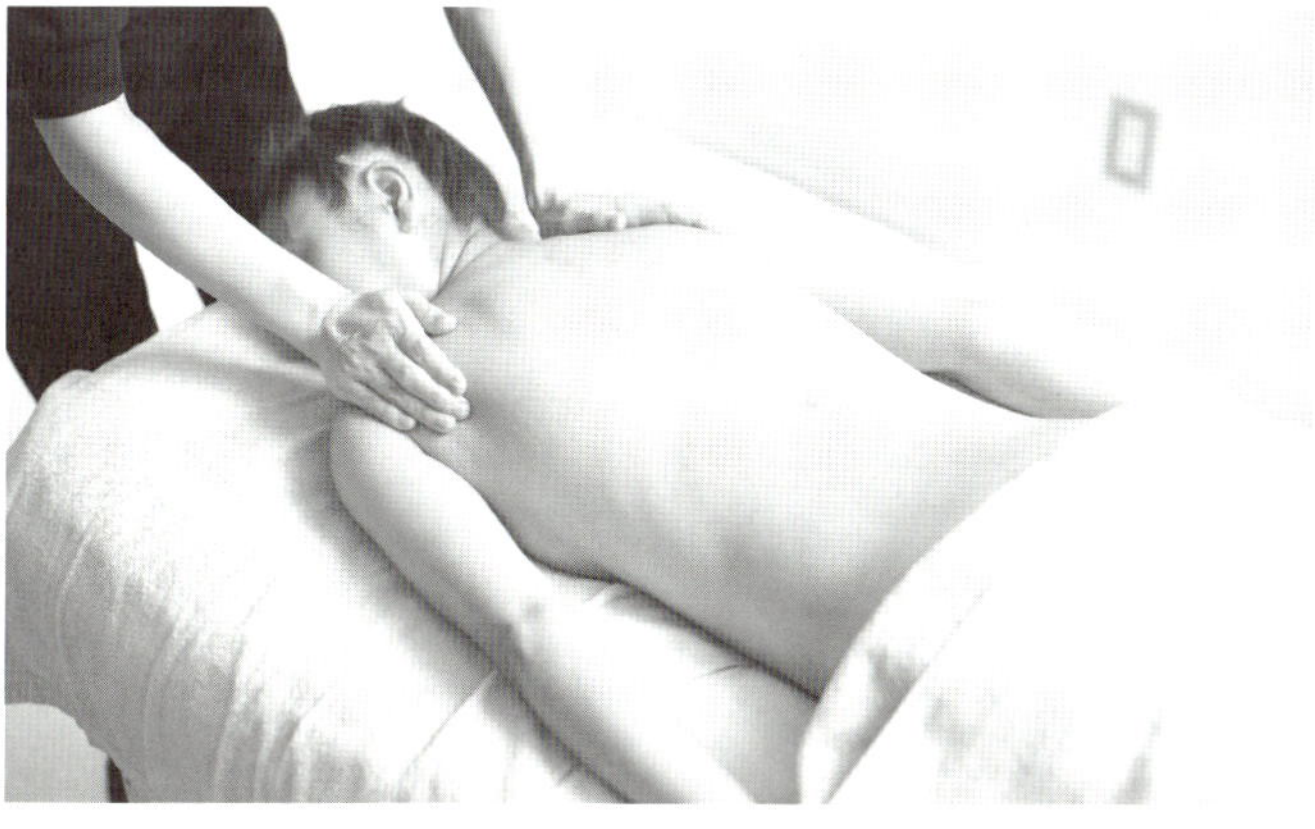

③《脇リンパまで戻る》

自 セ 卵

体側を通り脇リンパへ戻りながら、オイルを塗布します。
脇リンパの流れを良くしておきます。

《脊柱起立筋の背中上部から腰部》

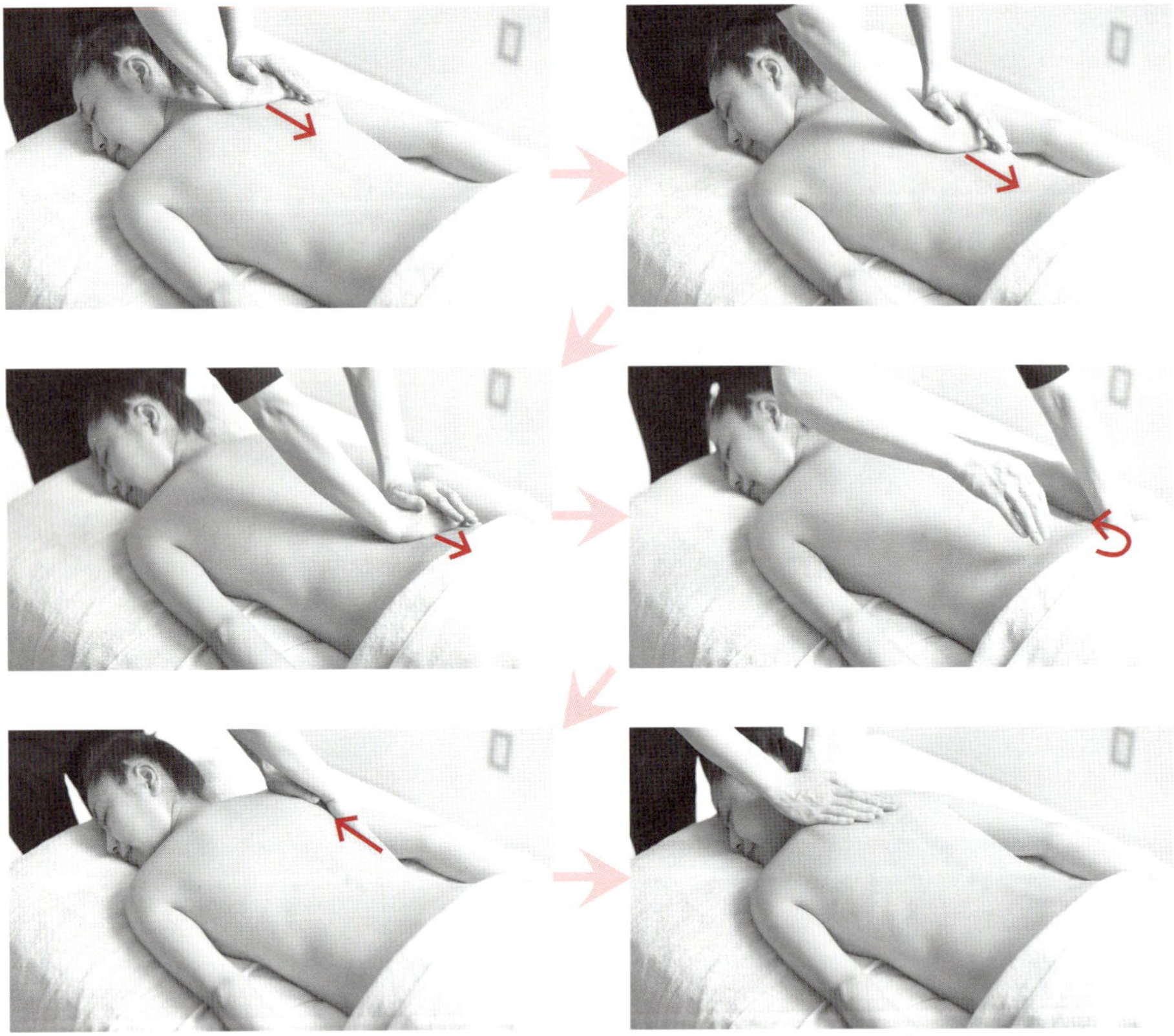

2 ①骨盤に向かって軽擦《脊柱起立筋の背中上部から腰部》

自 セ 卵

脊柱起立筋右半分を背中上部から腰部(骨盤)に向かって軽擦。
次に、骨盤から骨盤前に向けて四指で包むように軽擦し、体側を手掌軽擦で戻り、
反対側の脊柱起立筋へ手をセット。反対側も同じ要領で行います（右側から左側の順番で）。
まず、自律神経の通る背骨付近をゆるめることで神経のバランスを戻します。

POINT

☆骨盤から骨盤前に向けて四指で包むように軽擦します。
☆右側⇒左側の順番で行います。

《骨盤から骨盤前》

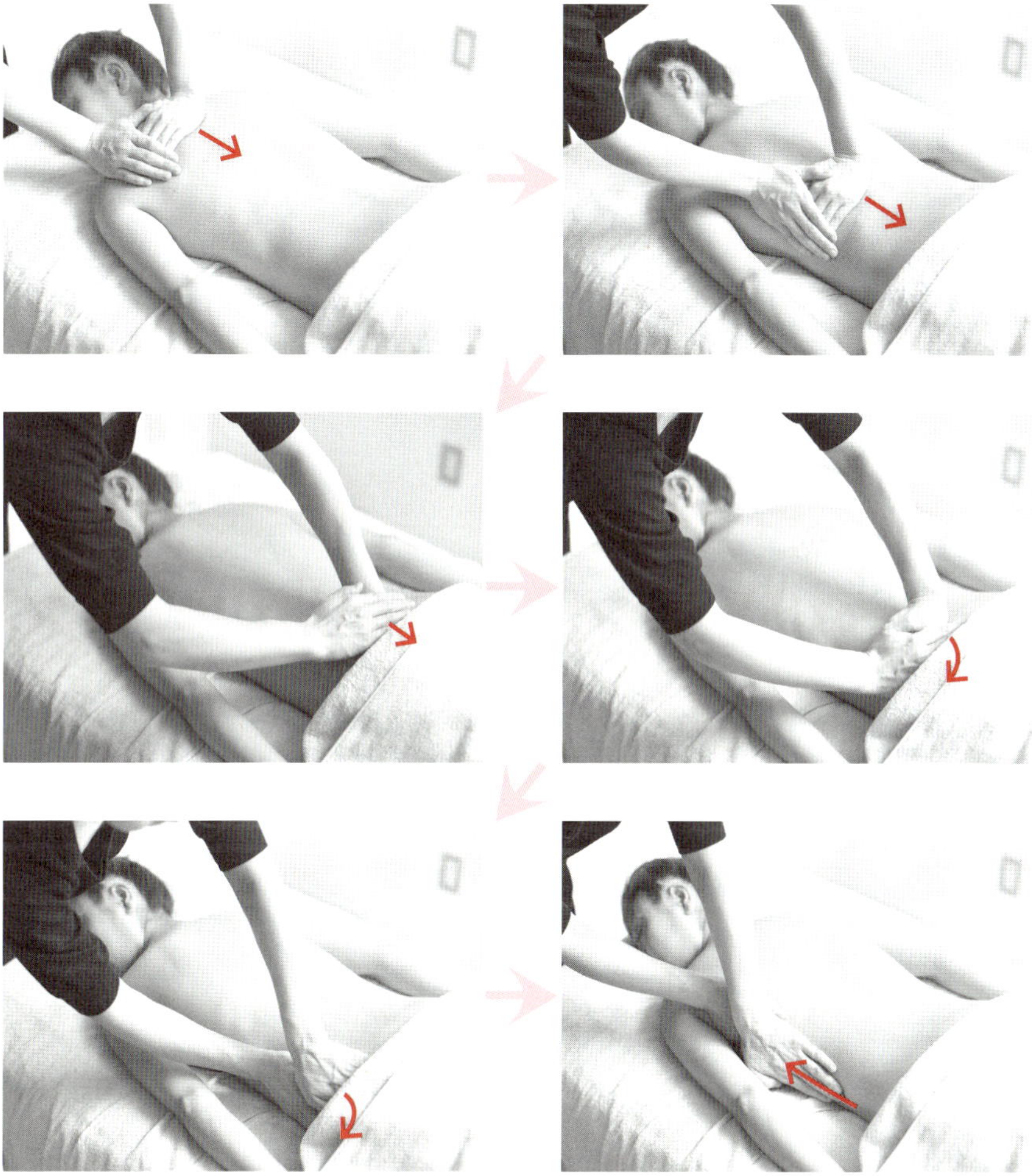

②《骨盤から骨盤前》 自 セ 卵

脊柱起立筋左半分を背中上部から腰部 (骨盤) に向かって軽擦。次に骨盤から骨盤前に向けて四指で包むように軽擦し、体側を手掌の軽擦を行いながら戻ります。

ソケイリンパ節へ老廃物を流して骨盤周りの循環をアップさせます。

《脇リンパを流す》

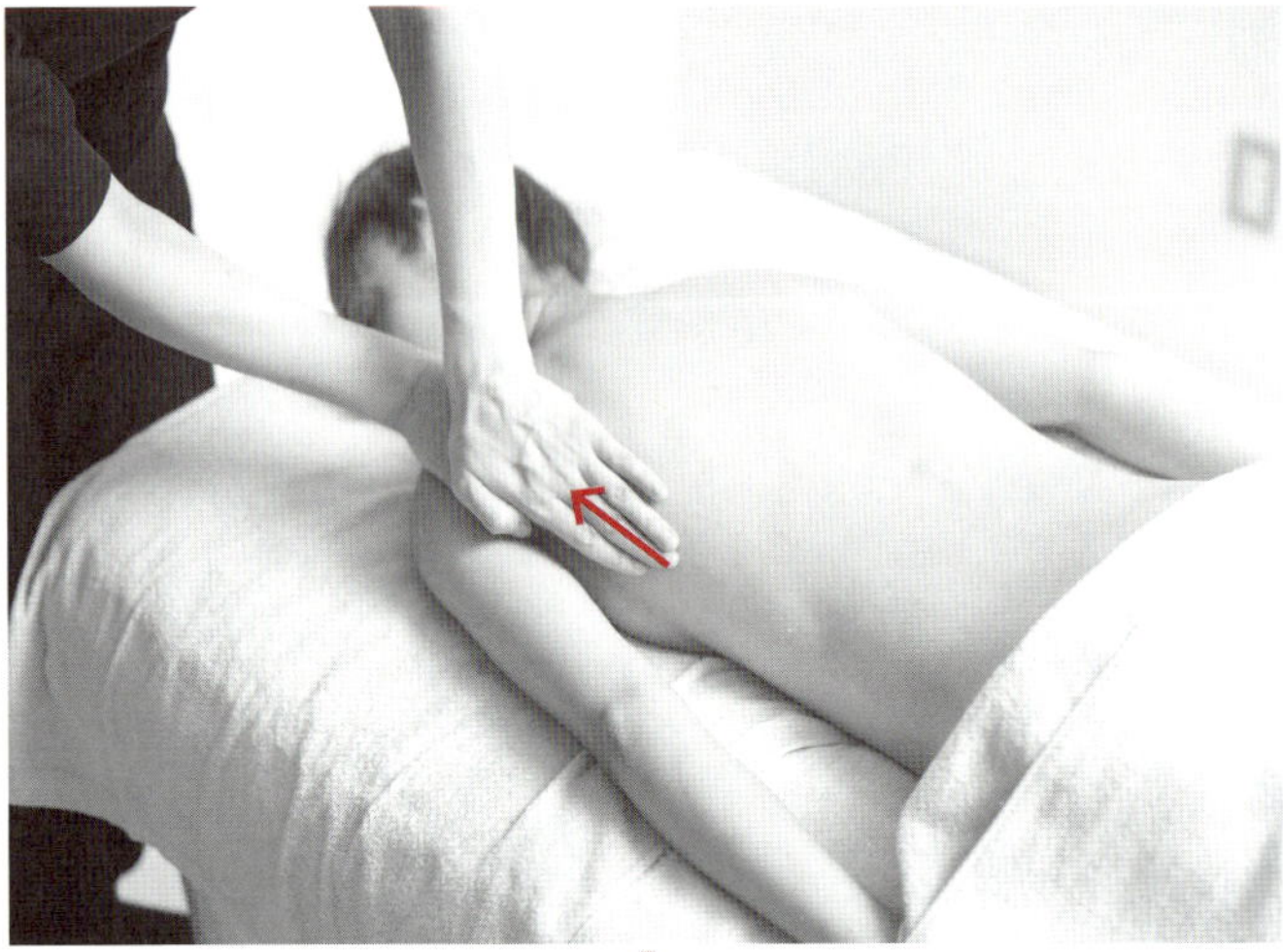

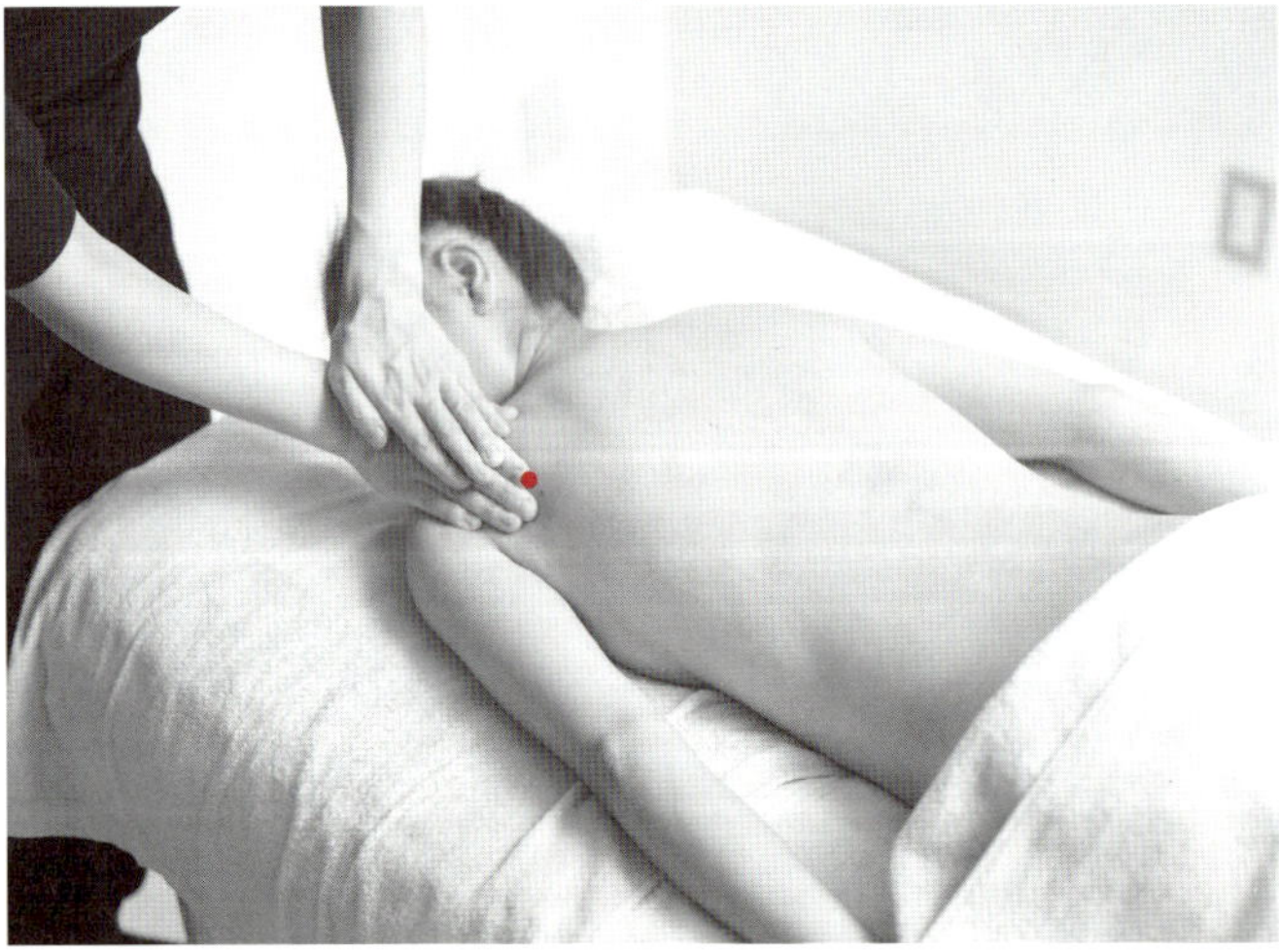

③《最後は脇リンパを流す》

＊ 自 セ 卵

最後は脇リンパを流します。
女性ホルモンの乱れるとリンパも詰まりやすくなるため、
脇リンパも入念に流します。

《僧帽筋》

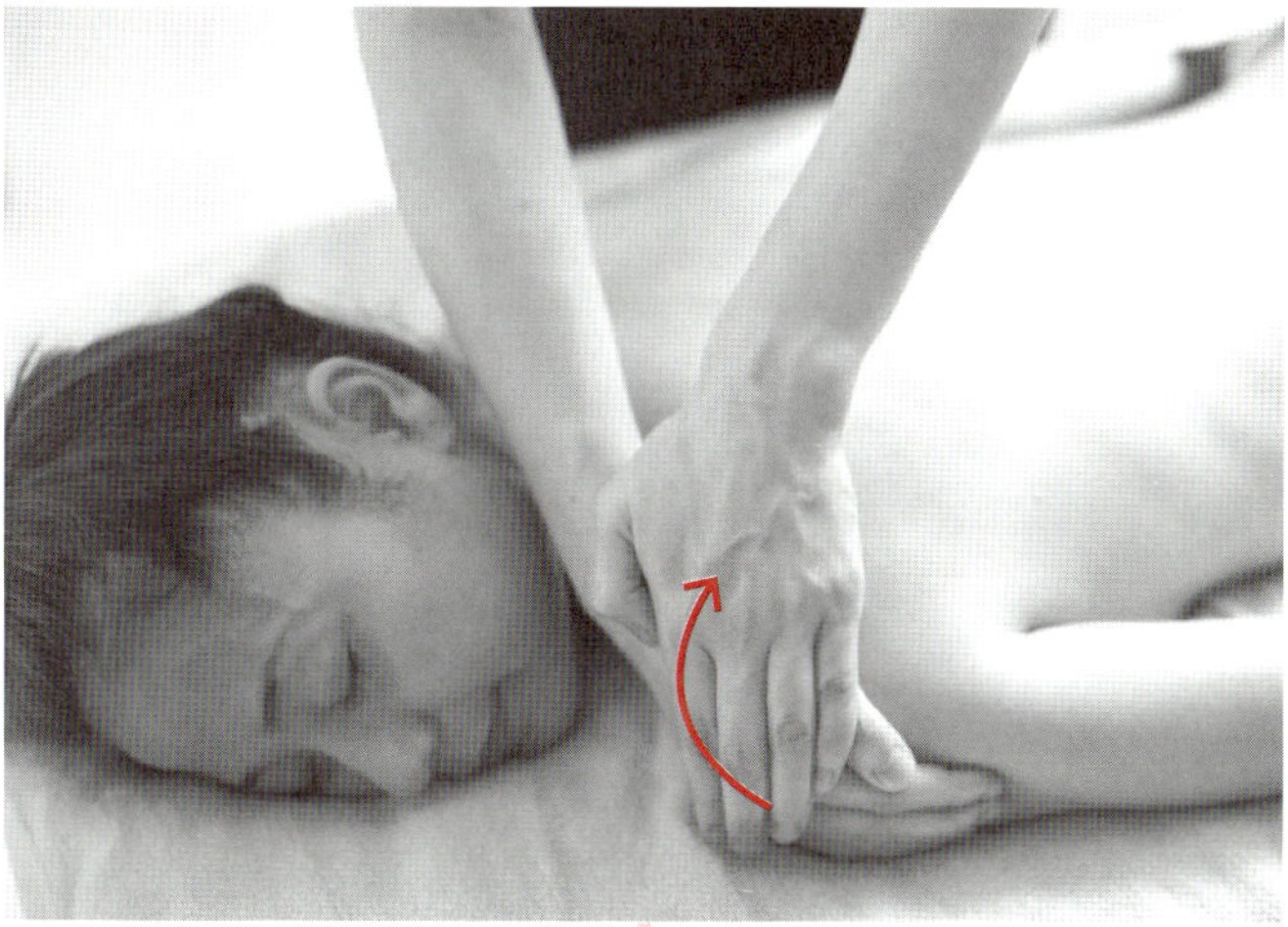

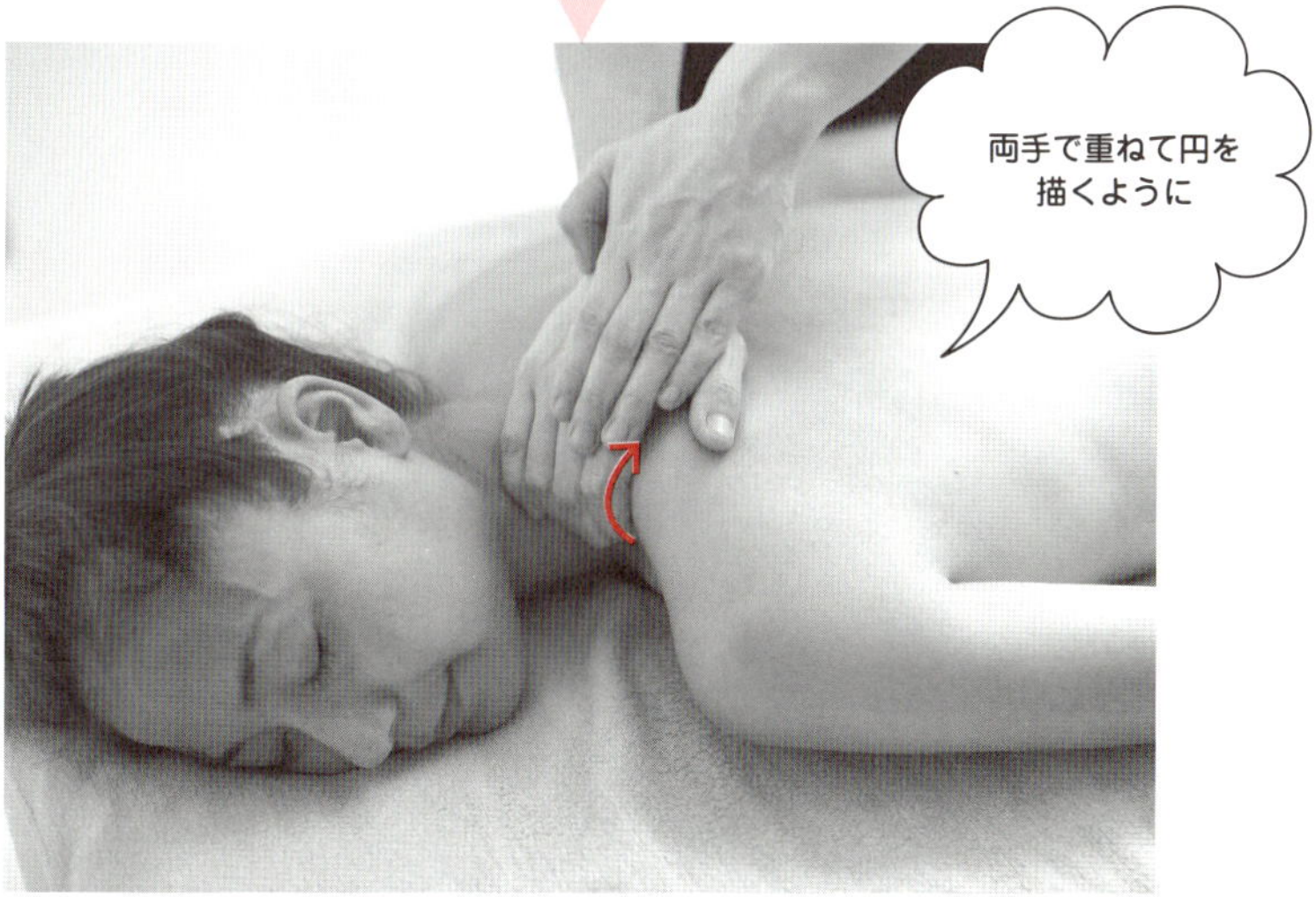

3 両手を重ねて円を描くように

自 セ 卵

お客様の片側に立ち、両手に重ねて肩先から入り、僧帽筋を引っかけながら円を描くようにトリートメントを行います。

肩の動きは骨盤と連動しているため、丁寧にゆるめます。

《骨盤前》

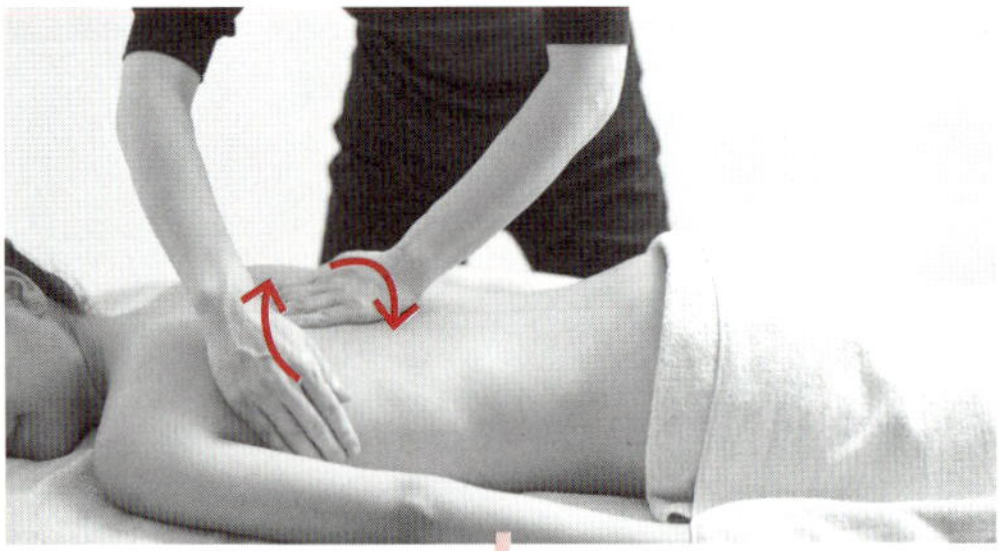

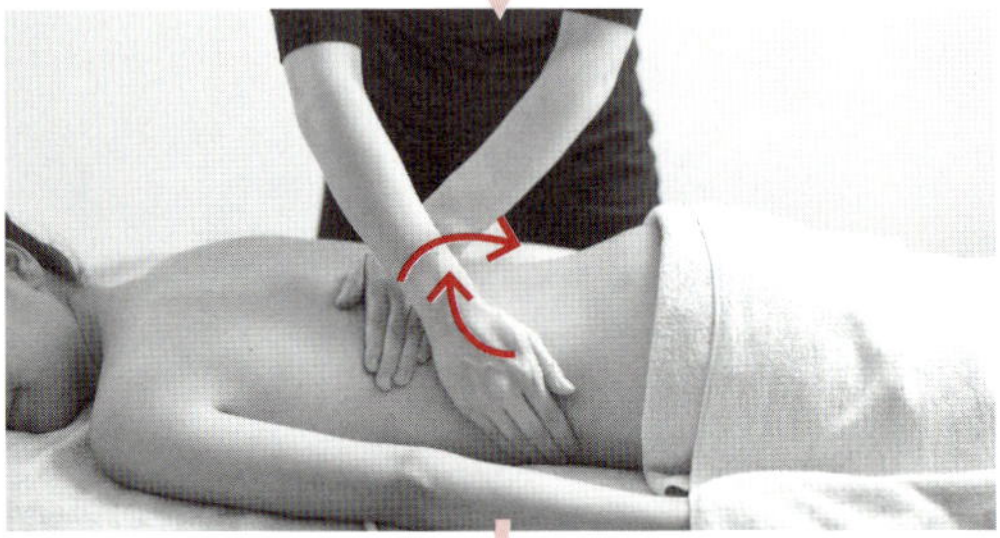

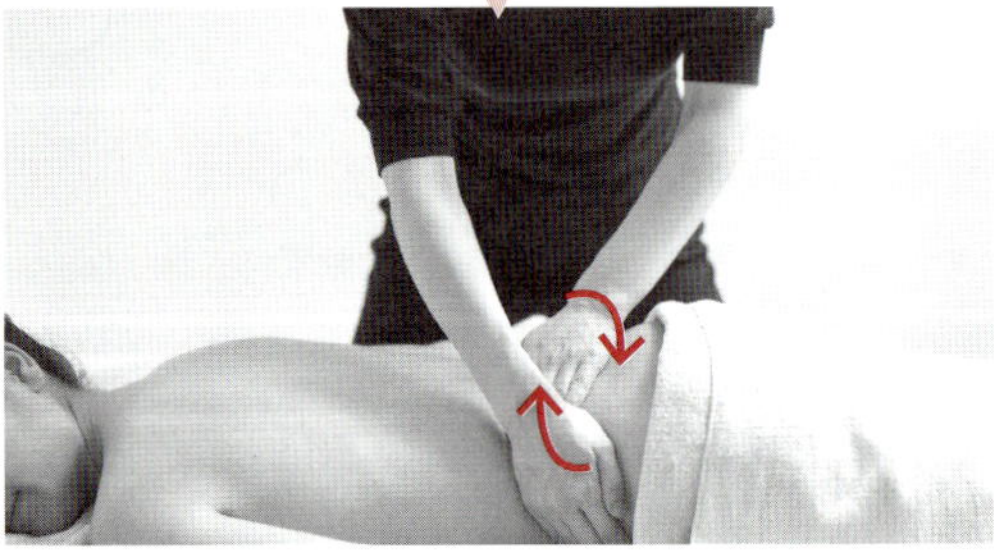

4 骨盤前をなぞりながら軽擦

自 セ 卵

肩先から円を描きながら腰部へ移動し、腰まわりの骨盤前を四指でなぞりながら軽擦を行っていきます。骨盤付近の老廃物を流します。

POINT

骨盤内のゴリゴリを感じながら施術を行っていきます。

《腰まわりから肩》

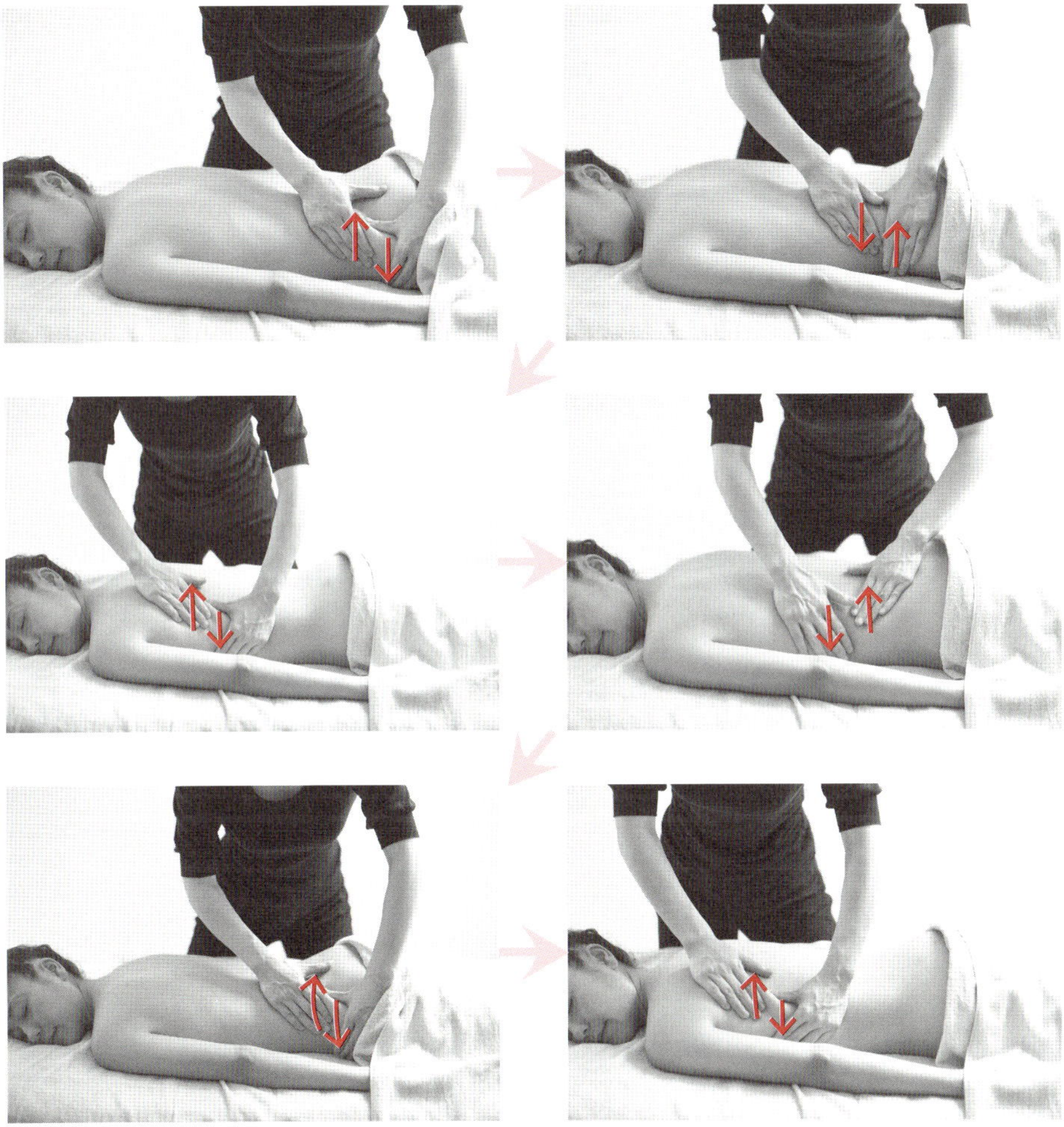

5 ①揉捏する《腰まわりから肩》

自 セ 卵

まず、腰まわりから肩にかけて揉捏。
次に、肩から腰へ戻りながら揉捏。
続いて、腰から肩へと揉捏していきます。
背中の筋肉を全体的にゆるめます。

《肩から腕》

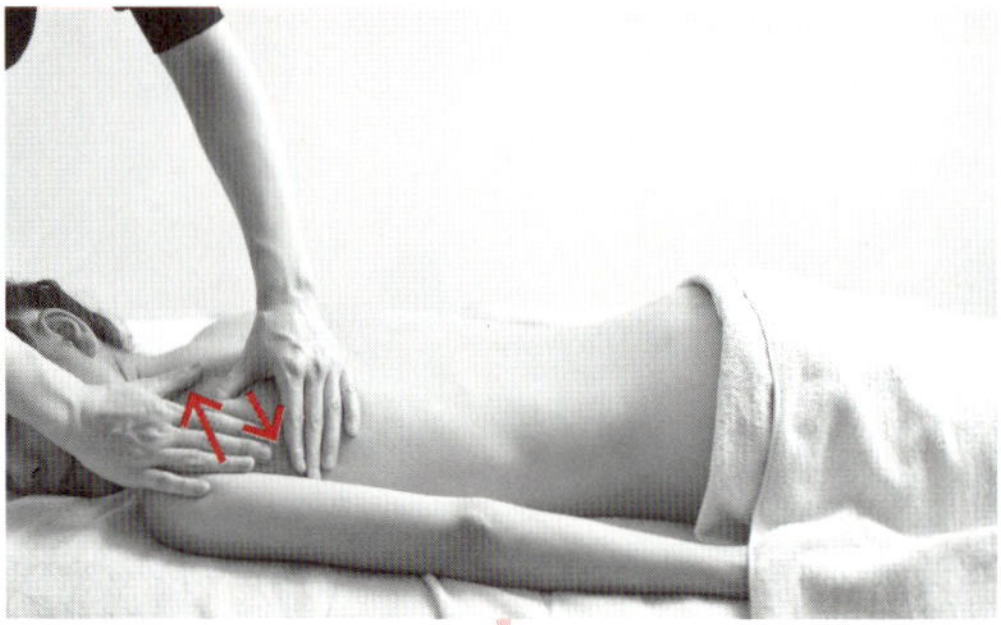

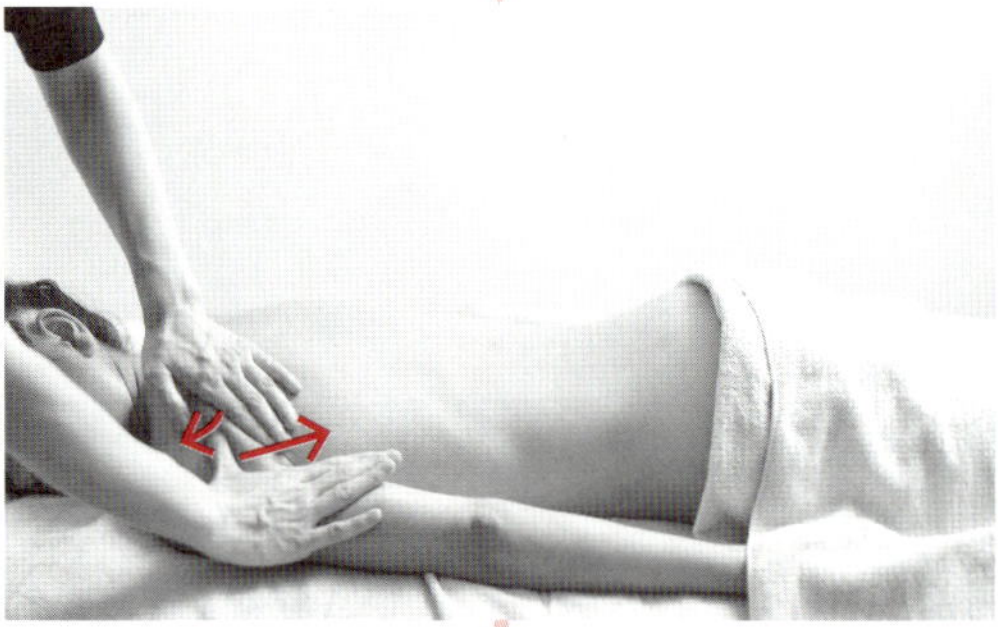

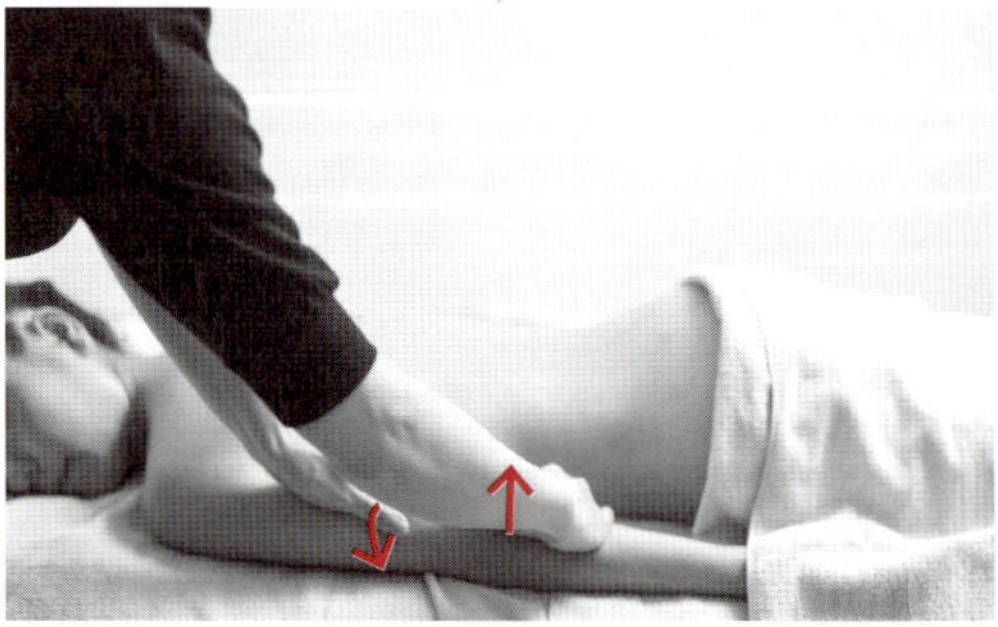

②揉捏する《肩から腕》

＊自セ卵

最後に肩から腕にかけて揉捏していきます。老廃物の滞りやすい二の腕まで流します。

《脇リンパへ》

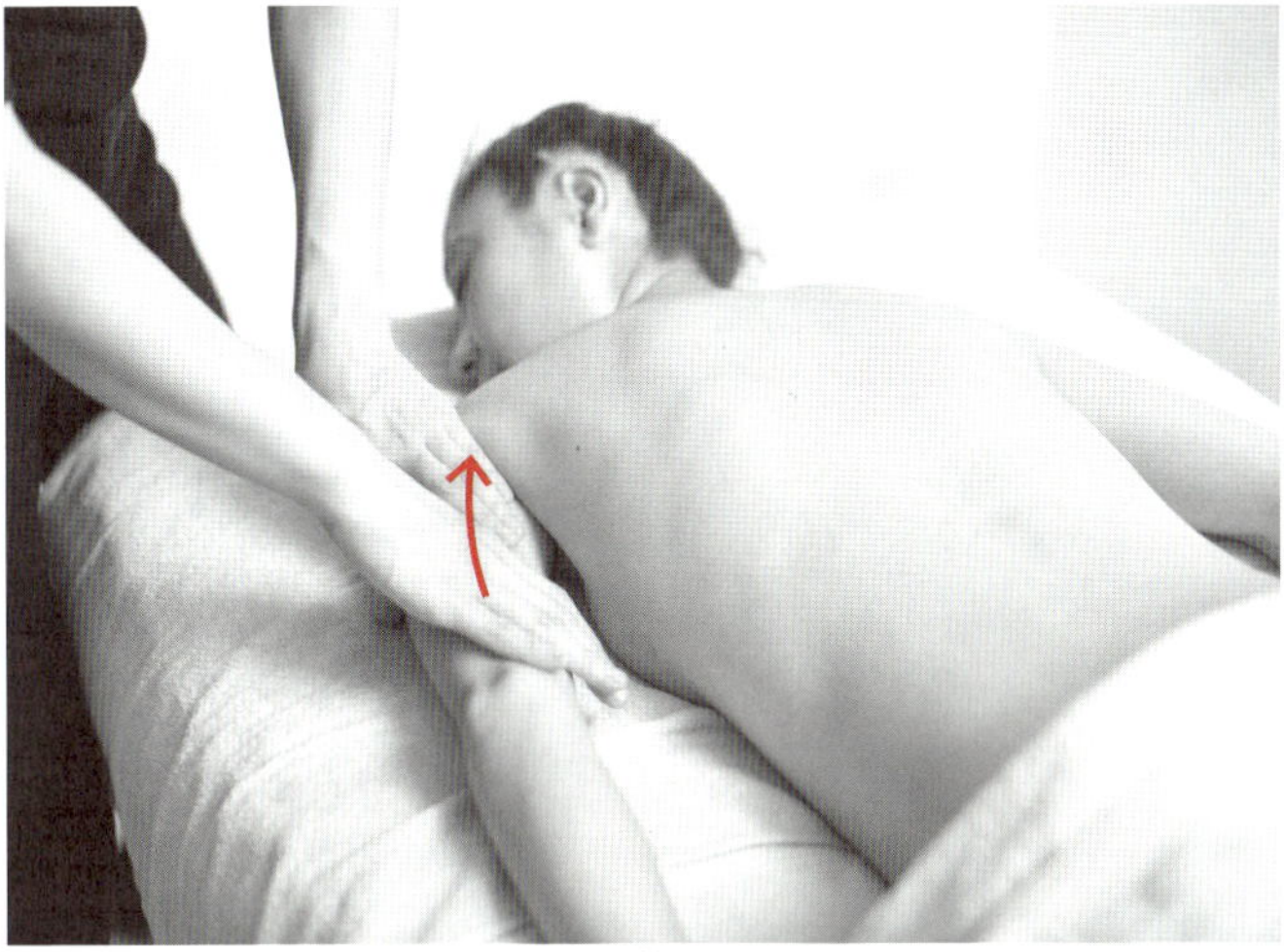

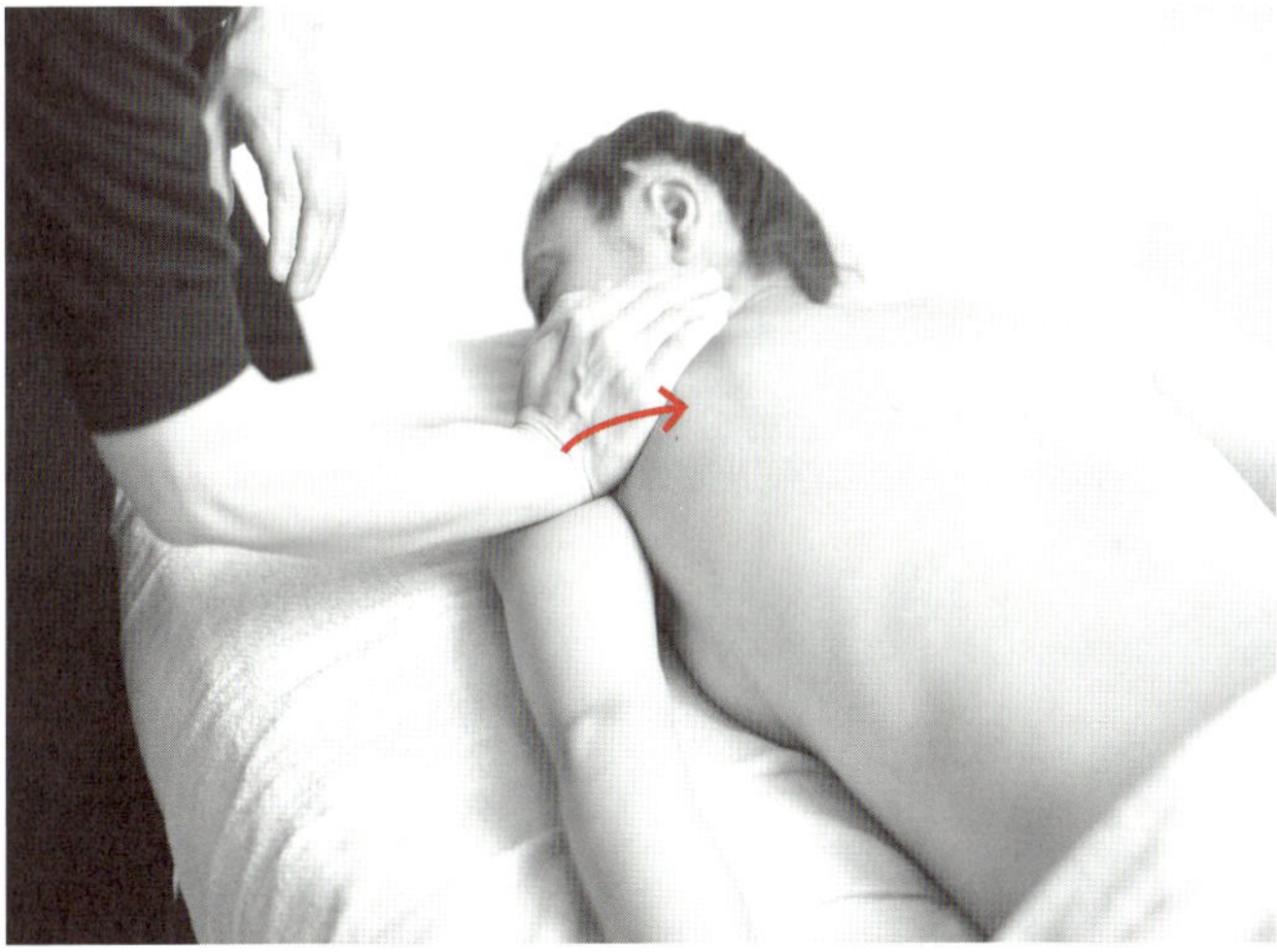

6 二の腕を引き上げ、脇リンパへ

自 セ 卵

二の腕を肘から脇リンパへ手掌軽擦し、脇リンパを手根で流します。脇リンパは胸まわりの循環促進にも繋がるため、何度も刺激します。

《僧帽筋、菱形筋、広背筋》

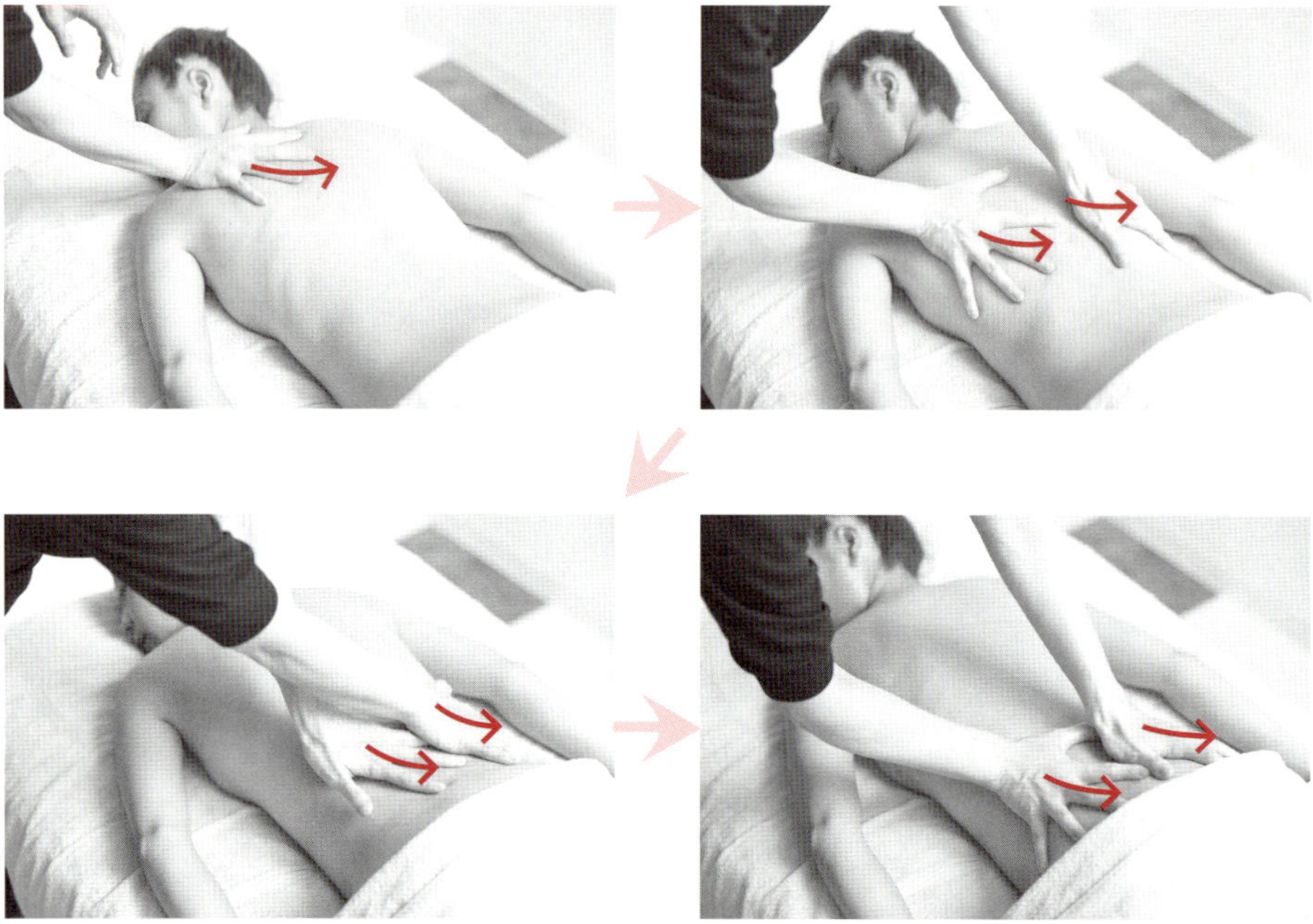

7 ①僧帽筋、菱形筋、広背筋を軽擦する。 ＊自 セ 卵

僧帽筋と菱形筋を軽擦。
次に、広背筋から腰部までを軽擦していきます。
背中全体をさらにゆるめ、柔軟性を戻します。

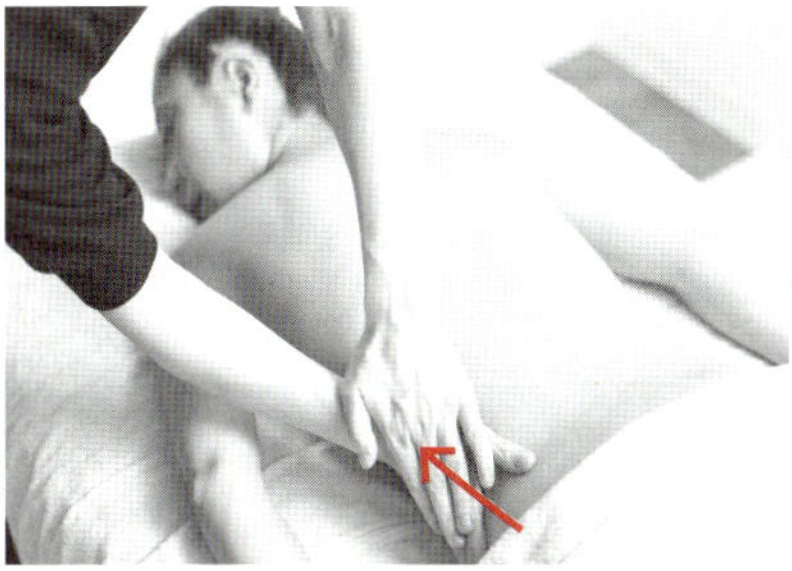

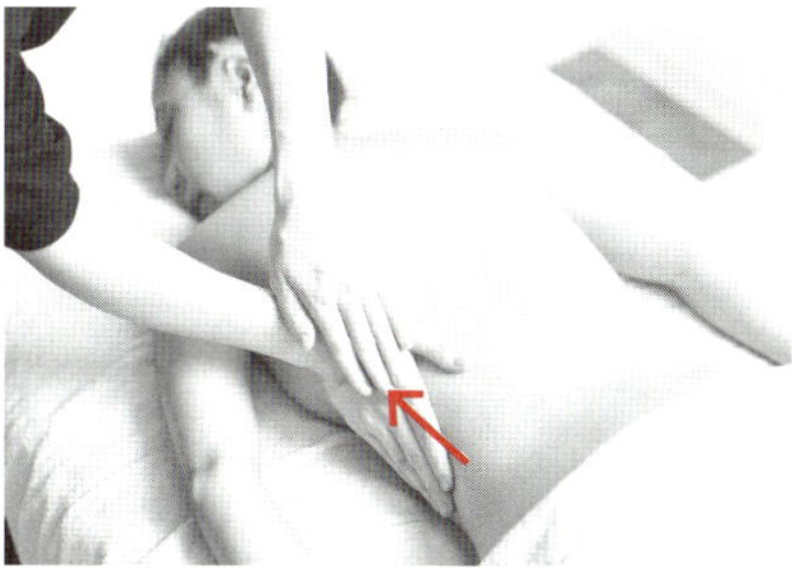

《脇リンパ》

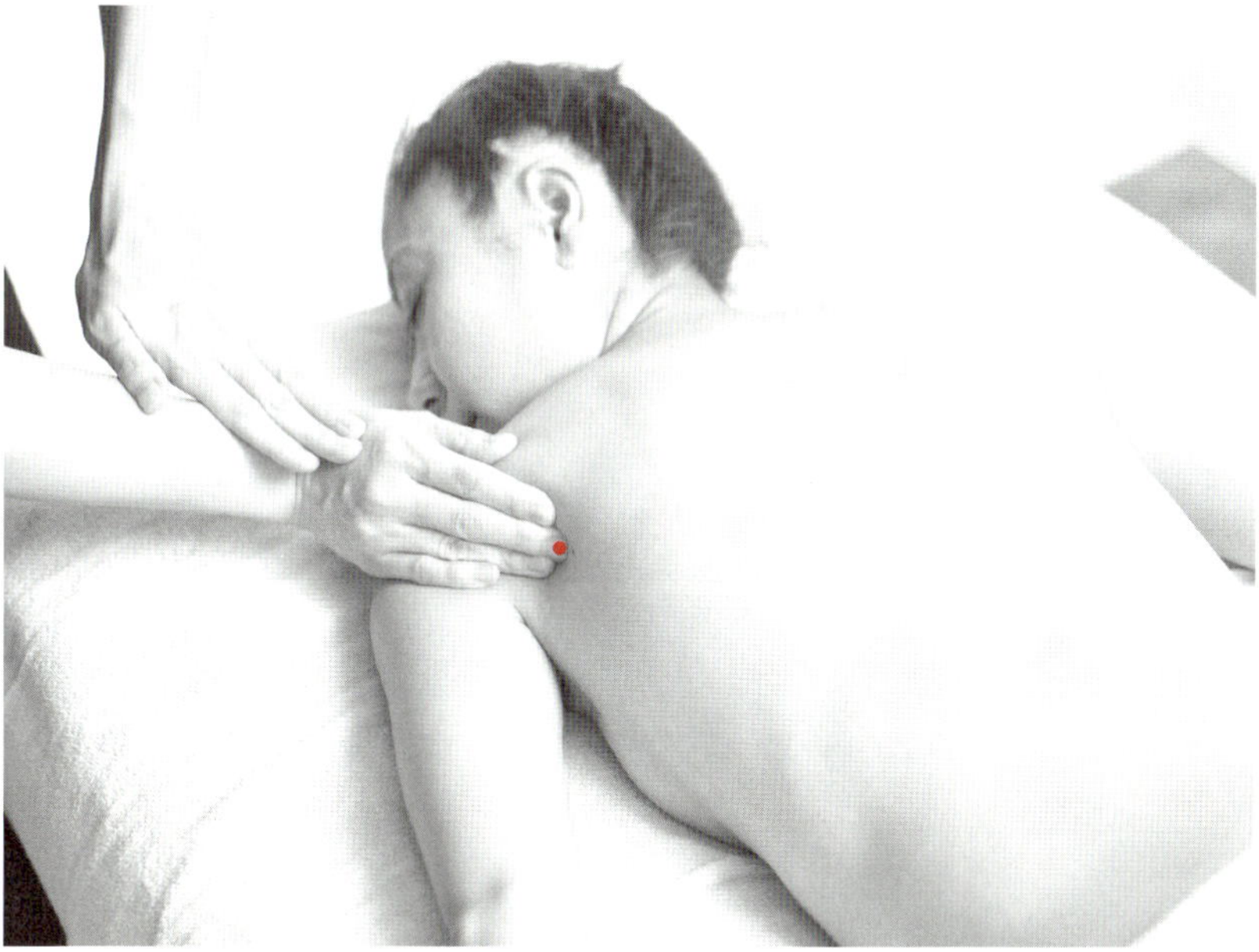

②最後に脇リンパへと流す

自 セ 卵

体側を手掌で軽擦しながら、老廃物を最終的に脇リンパへ流します。
※反対側も同じように施術を行います。

《骨盤から肋骨》

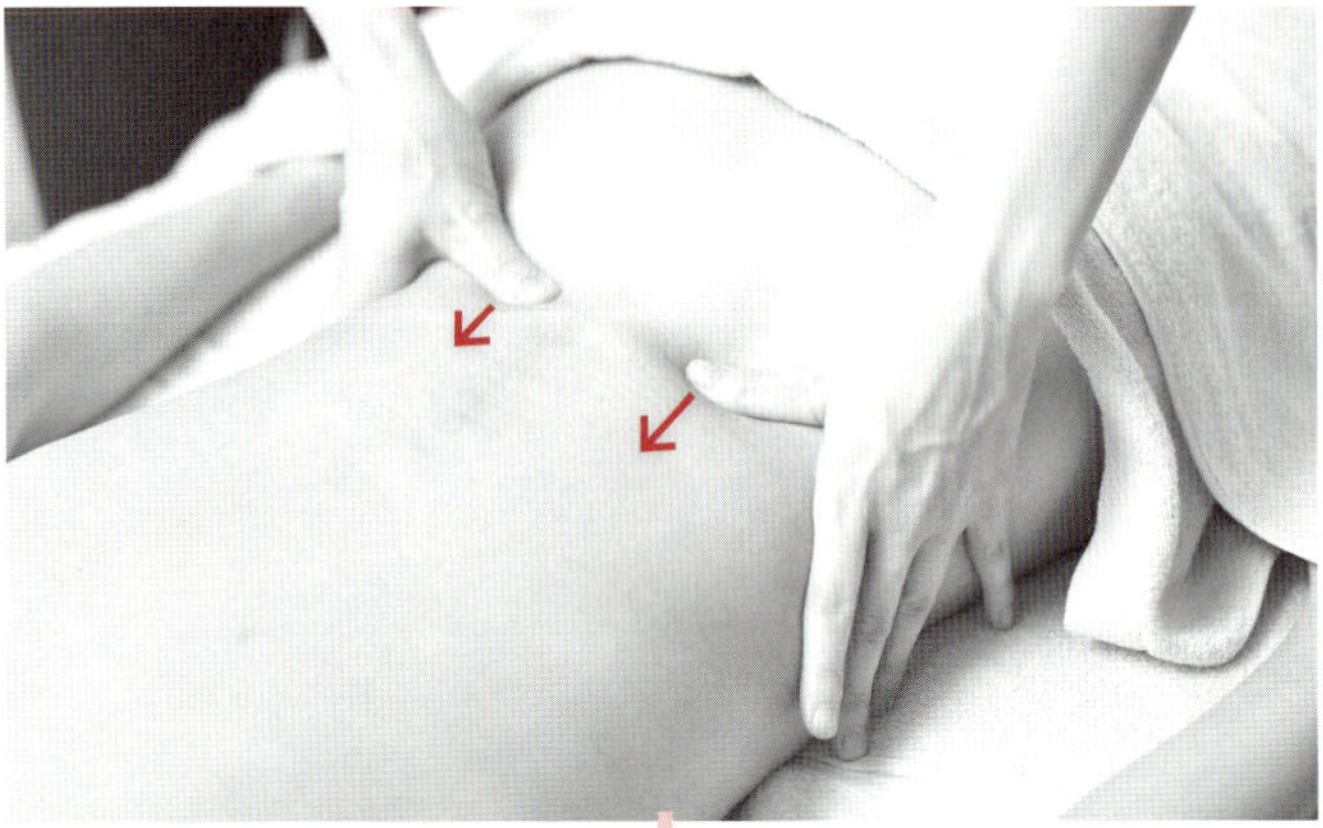

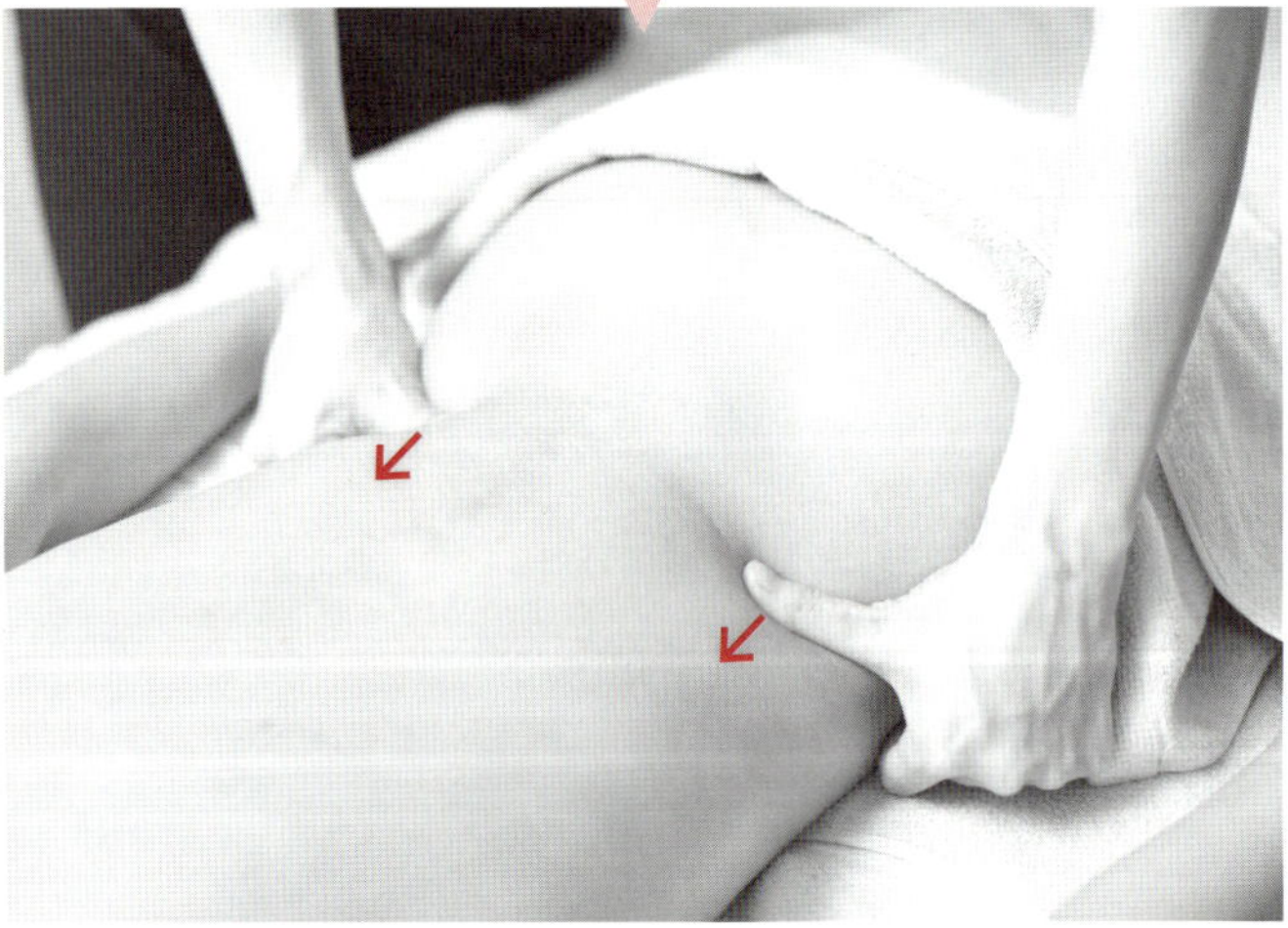

8 拇指で骨盤ラインを流す

自 セ 卵

骨盤から肋骨までの間を中央から外側へ拇指で軽擦していきます。女性ホルモンが乱れるとこの部分に老廃物がたまりやすくなるため、しっかり流す。

POINT

ゴリゴリとした老廃物を流すように施術を行います。

《仙骨》

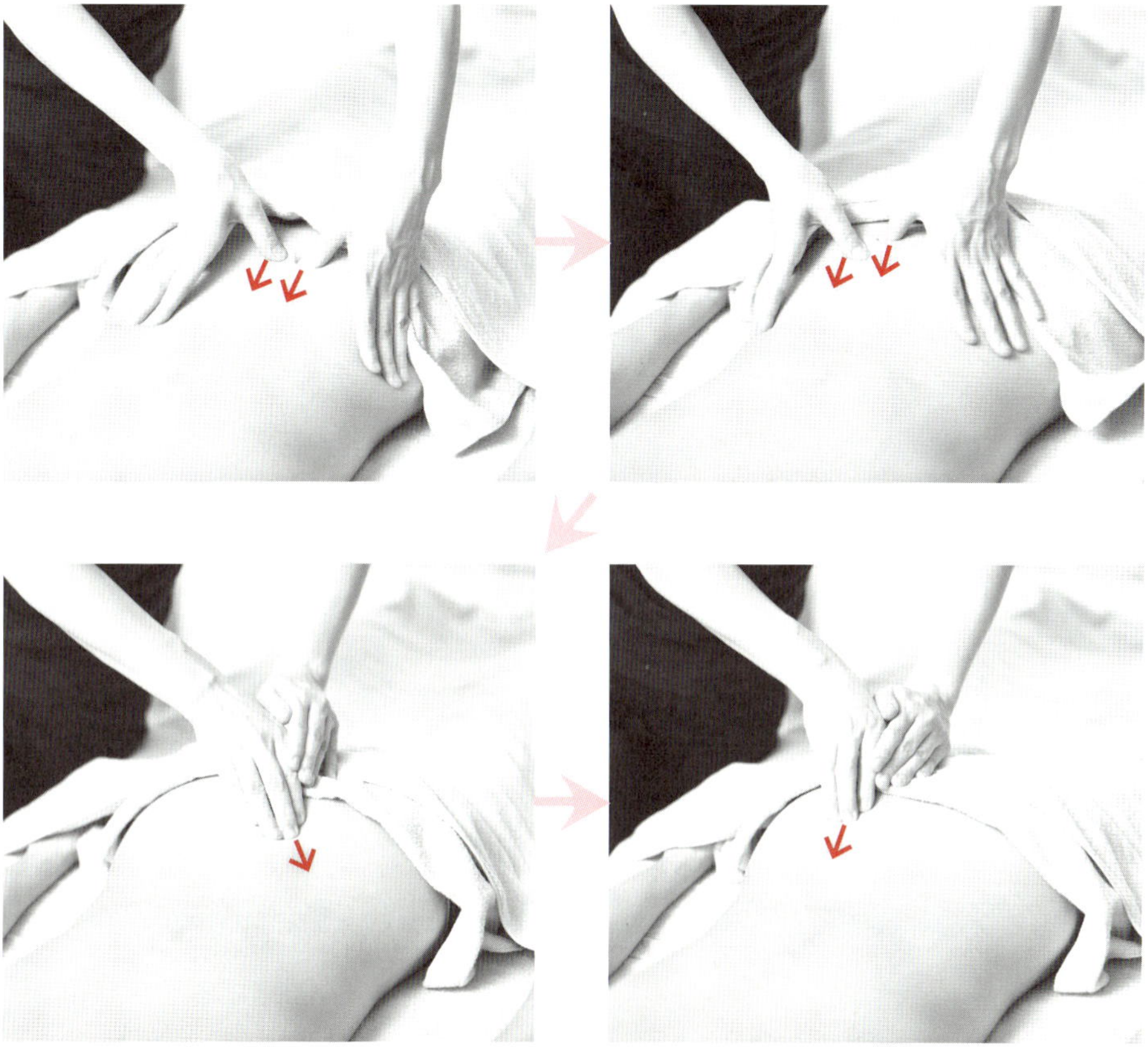

9 仙骨を軽擦で流していく

自 セ 卵

まず、仙骨の左側を拇指で軽擦。次に、仙骨の右側を軽擦。
続いて、仙骨の左側を四指で軽擦し、最後に仙骨の右側を四指で軽擦します。
仙骨への刺激は副交感神経にアプローチするため、骨盤内の血流アップに繋がります。

POINT

拇指と四指を使って、扇のようにトリートメントしていきます。

《仙骨から腰椎》

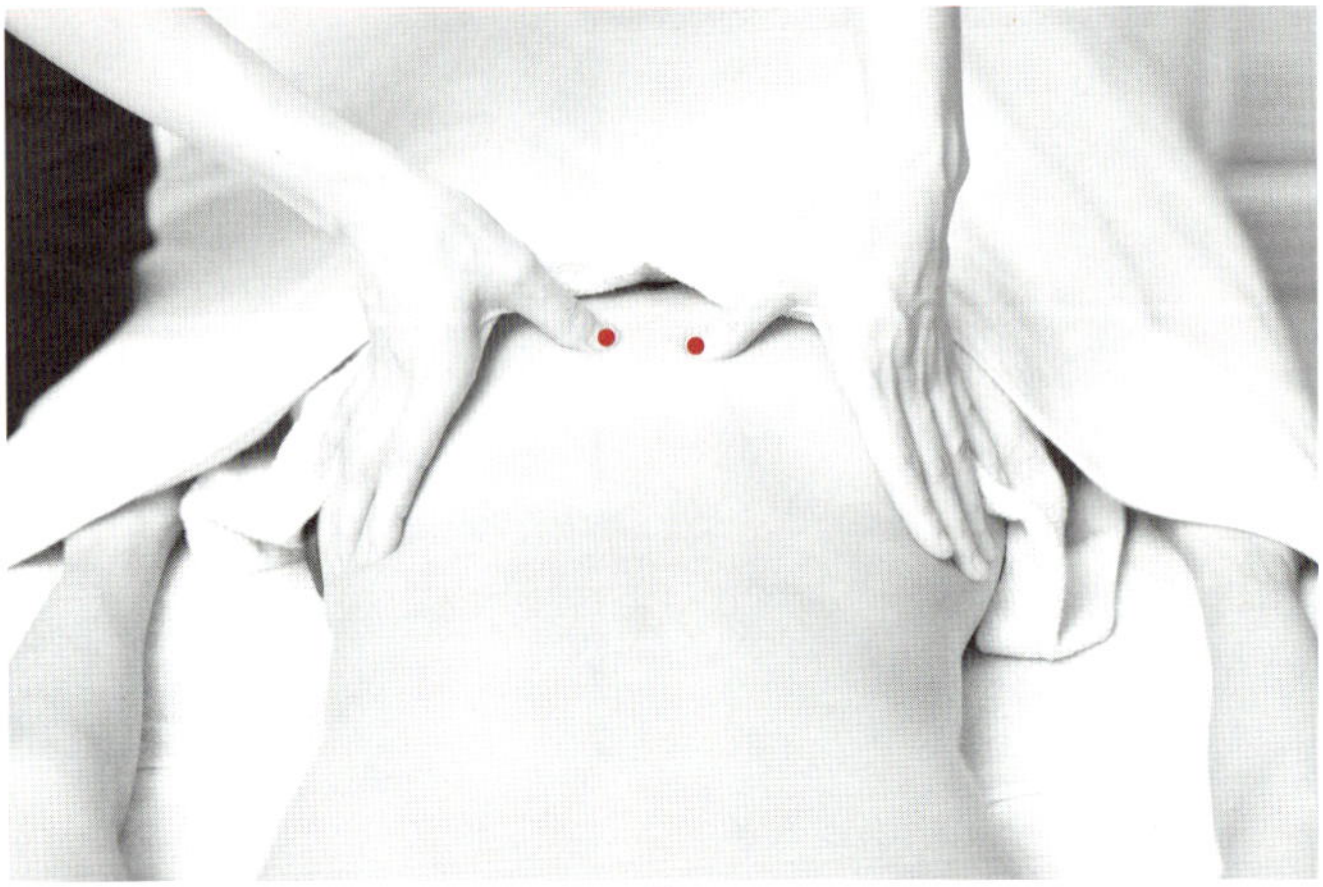

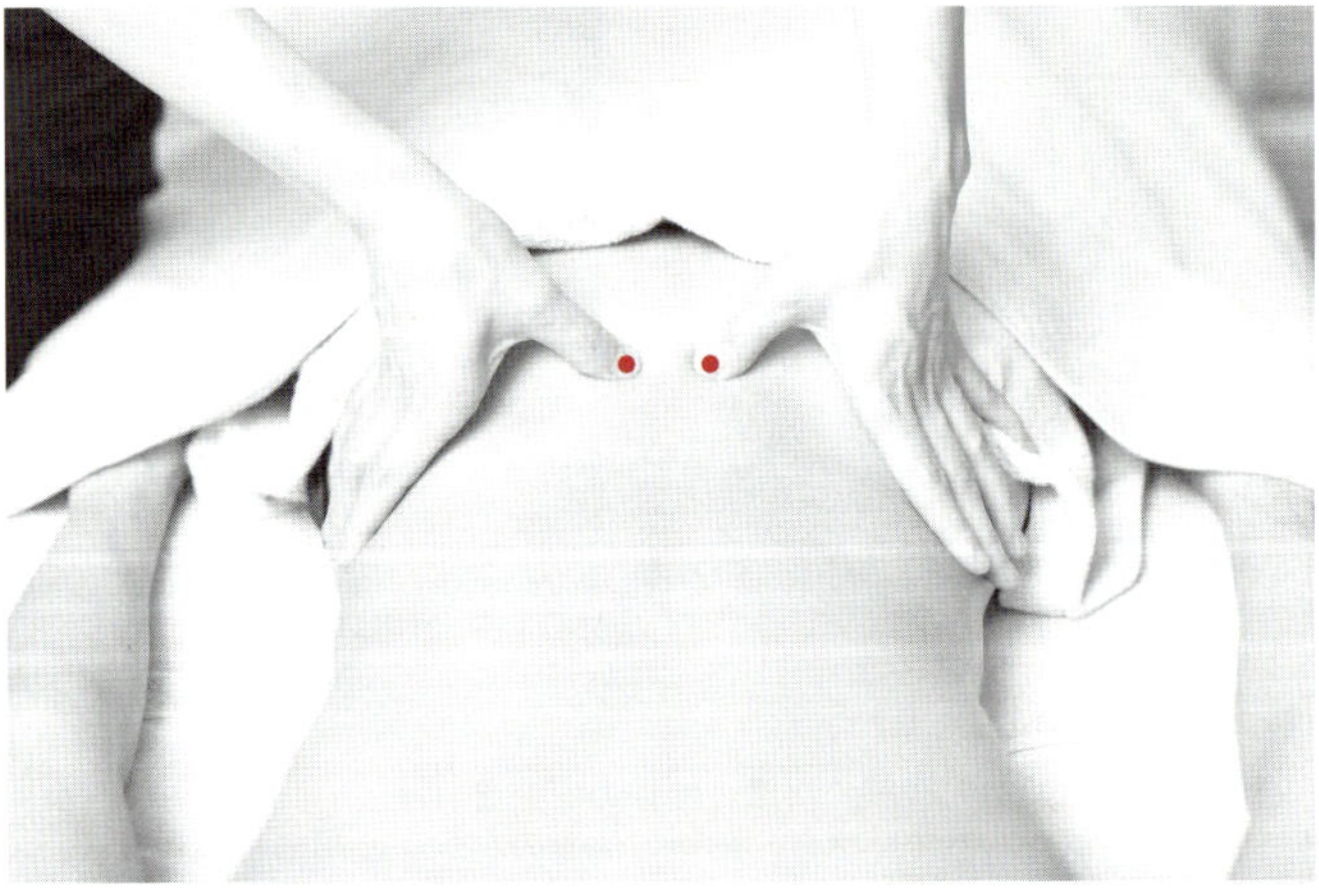

10 仙骨から腰椎にかけてプッシュ

＊自 セ 卵

仙骨下部より上部へ向けて両手拇指でプッシュ。

続いて、仙骨下部より中央部へ向けて両手拇指でプッシュ。

最後に、仙骨下部より上部へ向けて両手拇指でプッシュしていきます。⑨の施術同様、副交感神経にアプローチし、骨盤内の血流をアップします。

《骨盤から肋骨》

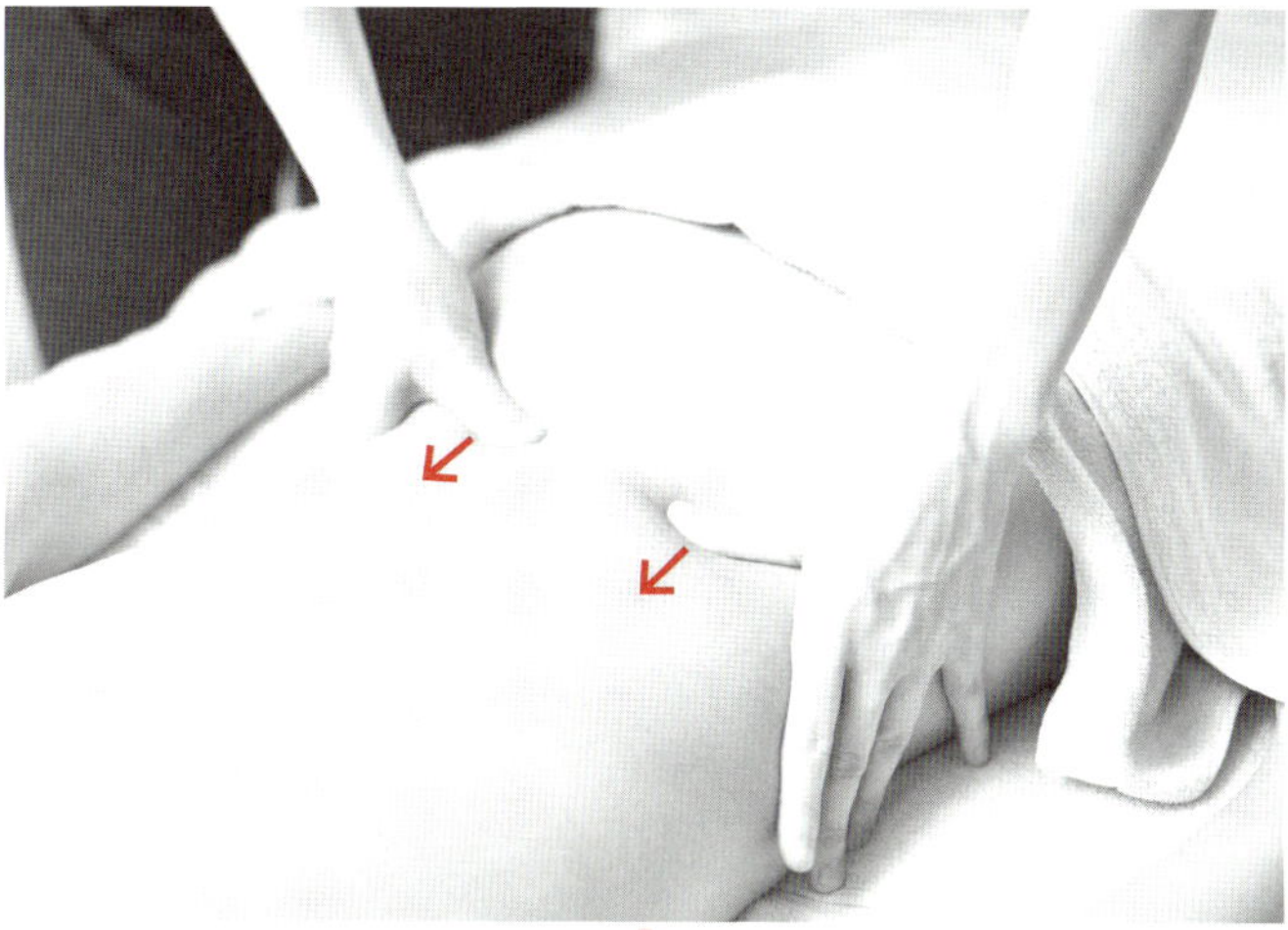

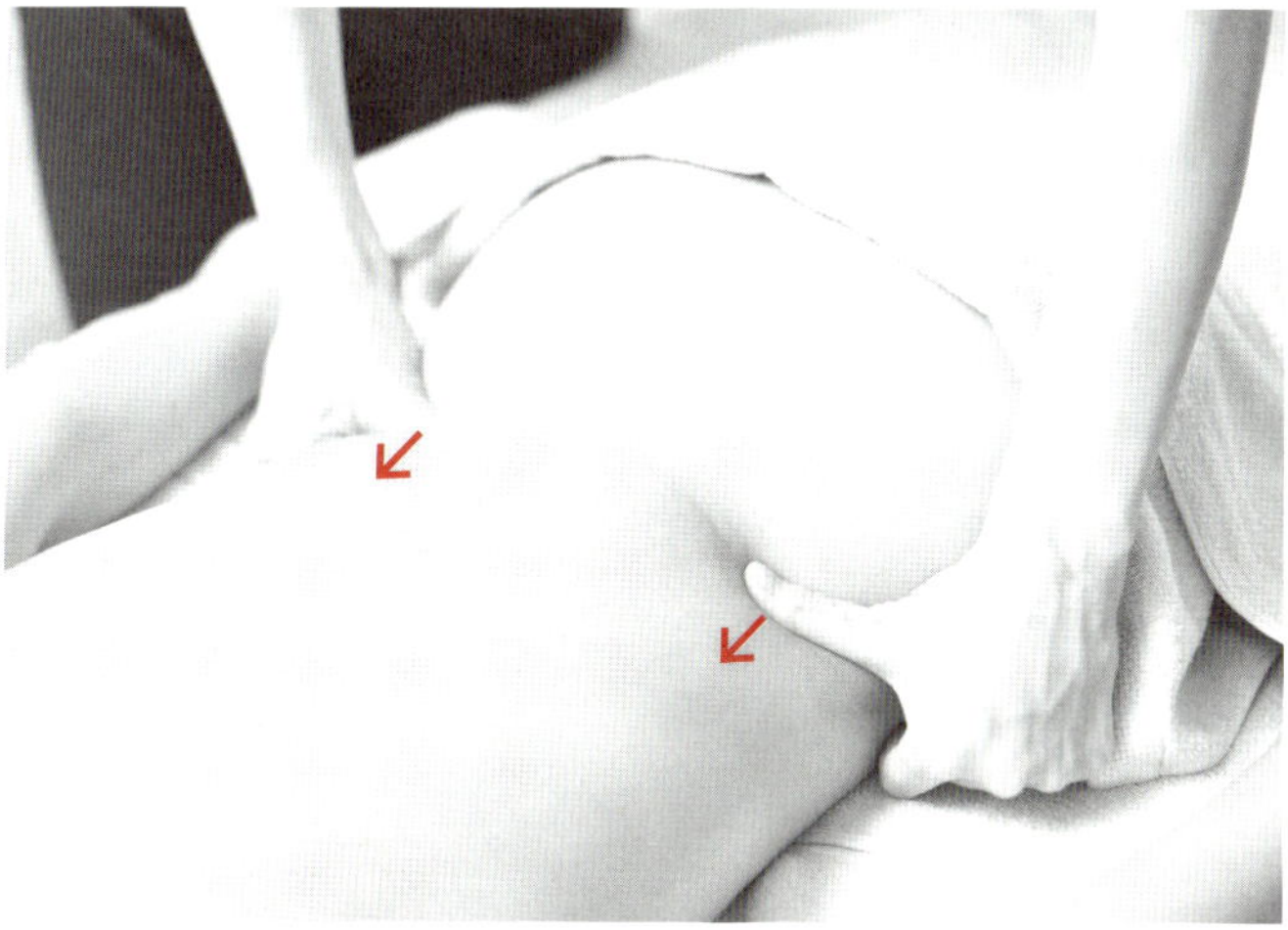

11 流れ具合のチェック

自 セ 卵

もう一度、⑧と同じ工程を行い、流れ具合をチェックして下さい。

《腰から肩》

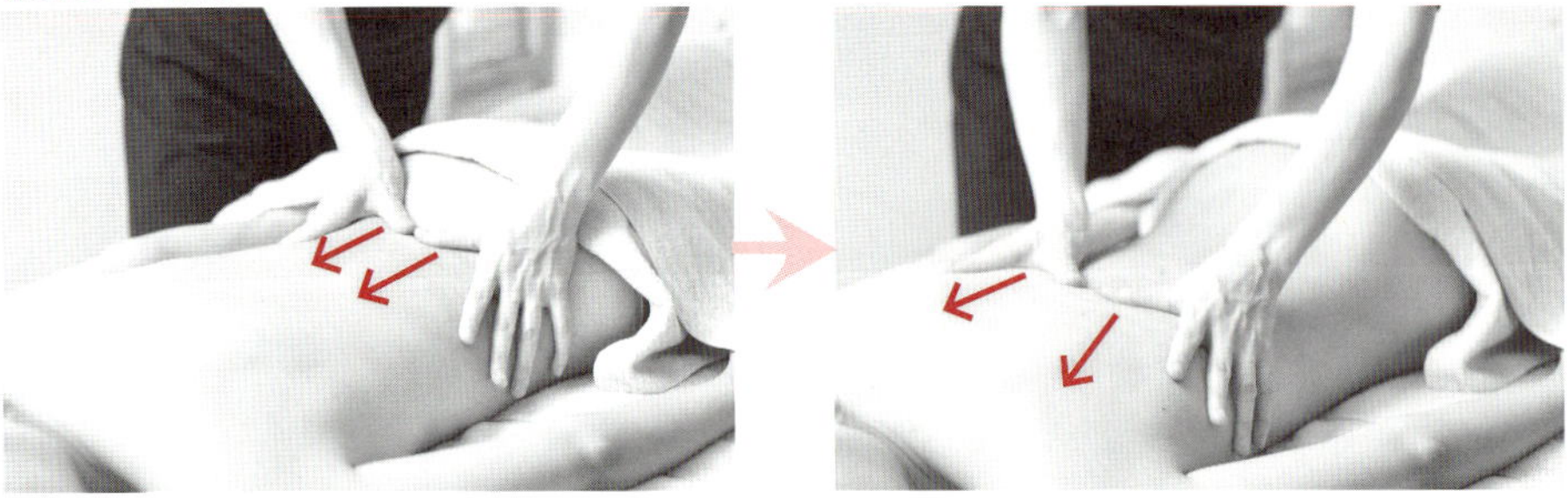

《肩から腰》

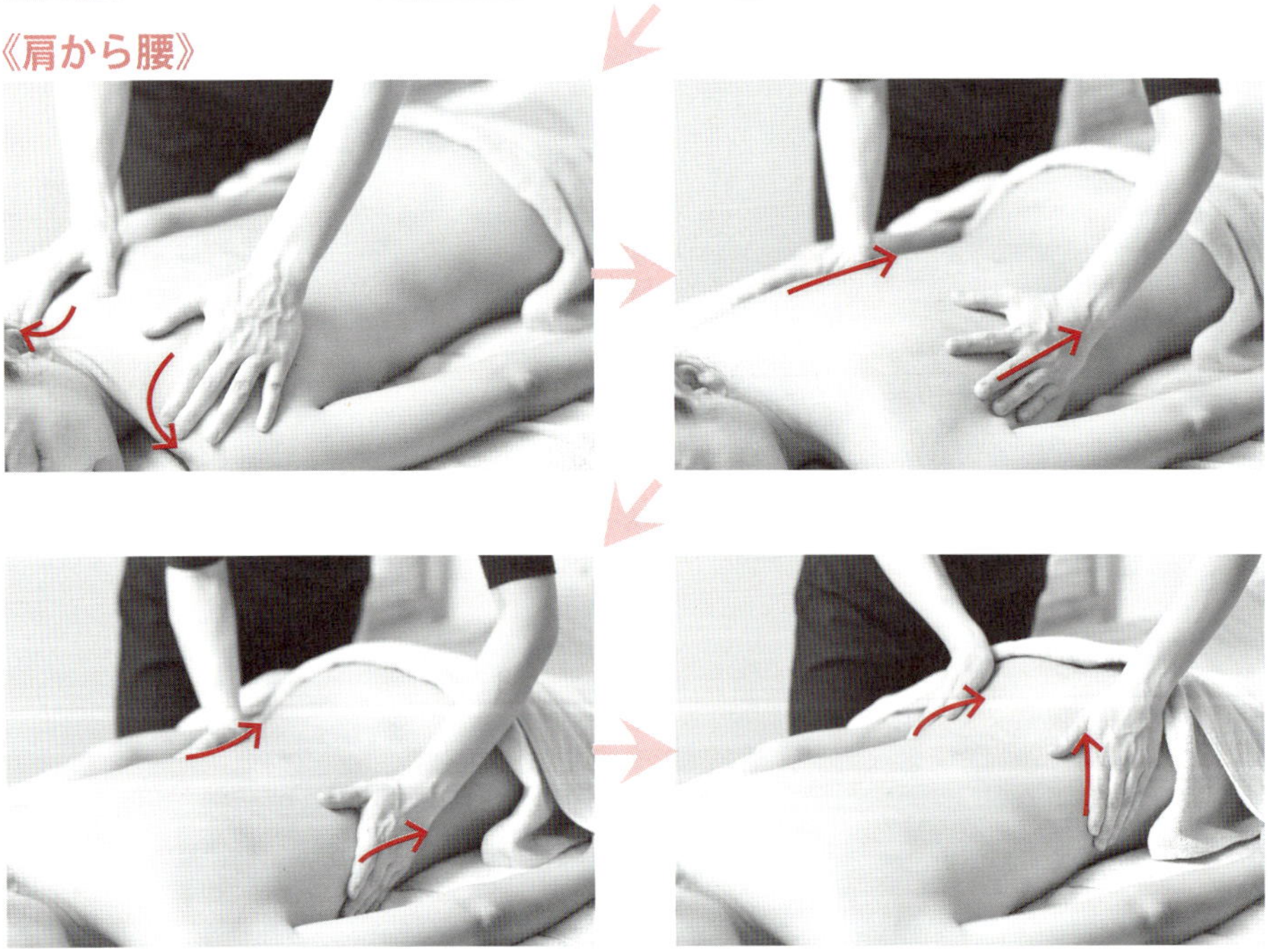

12 腰から肩にかけて軽擦する

自 セ 卵

腰から肩へ軽擦。次に、肩から腰に向かって軽擦していきます。
一度全体を軽擦してから、次の手順に移ります。

《背骨》

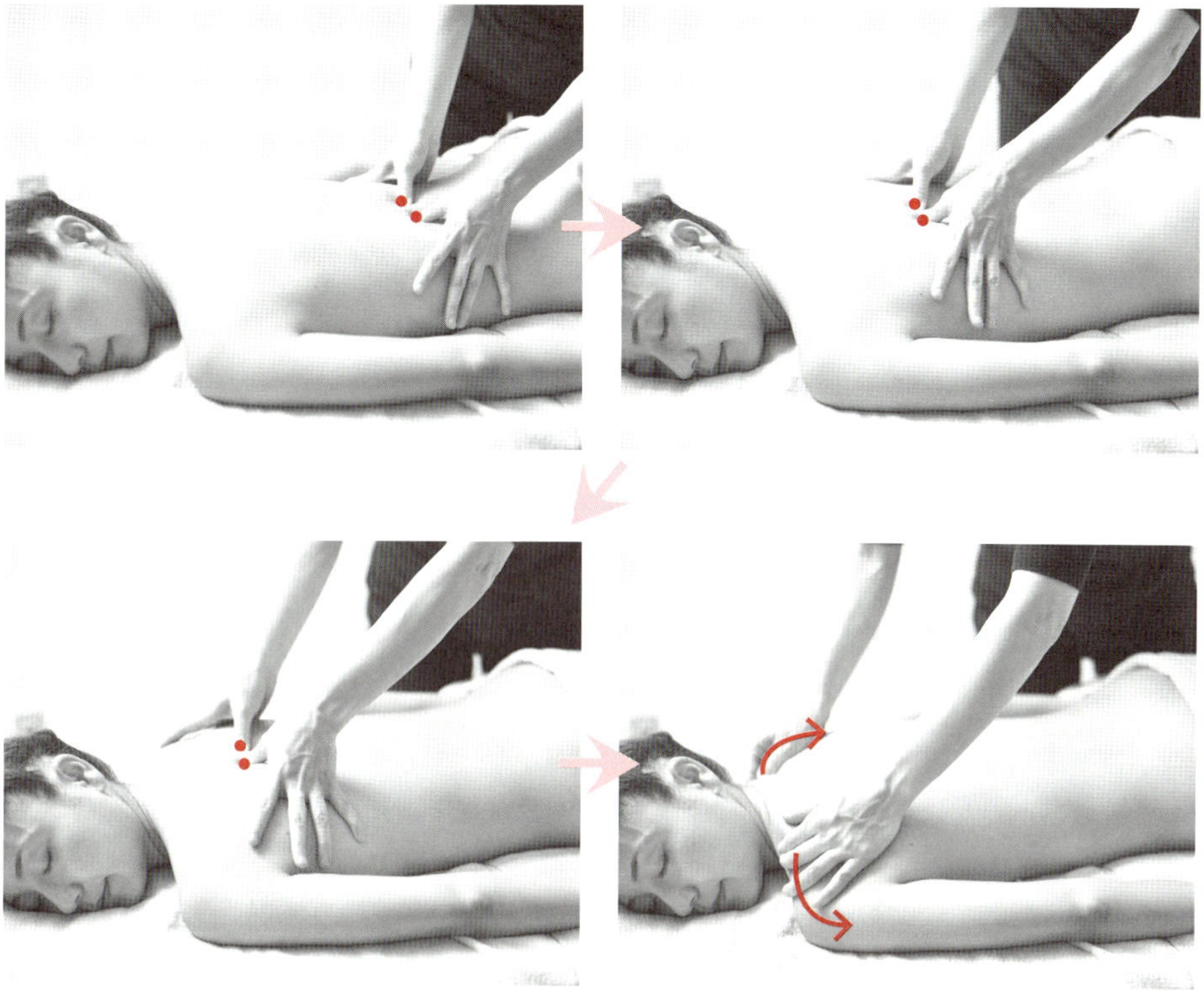

13 背骨の間をプッシュ

自 セ 卵

腰部から胸椎までを拇指でプッシュ。次に肩先に向けて、手掌で軽擦を行います。交感神経が優位な場合は背骨付近が固くなっているため、丁寧にゆるめます。

POINT

背骨の感触を確かめながらゆっくり行います。

《腰部から肩》

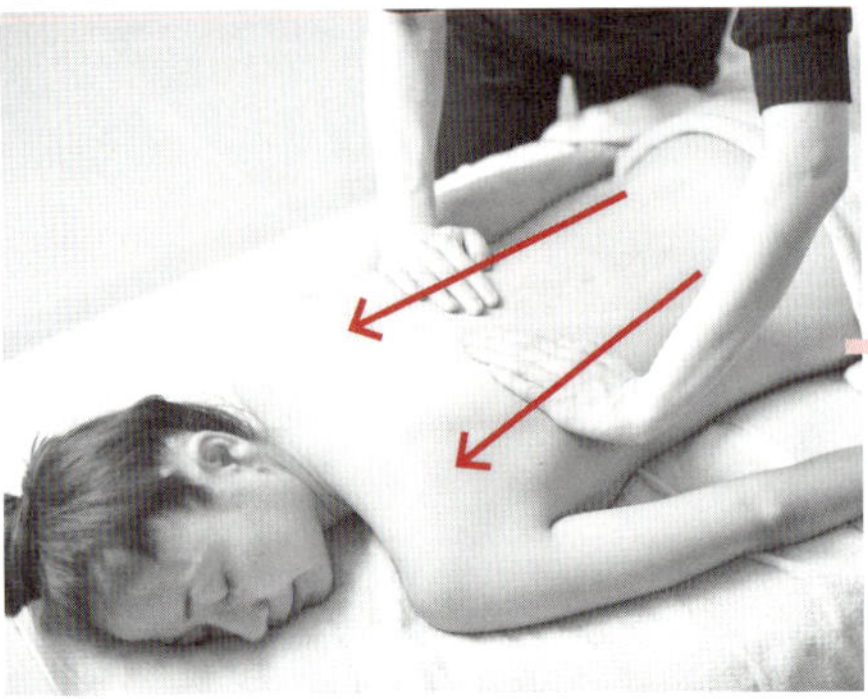

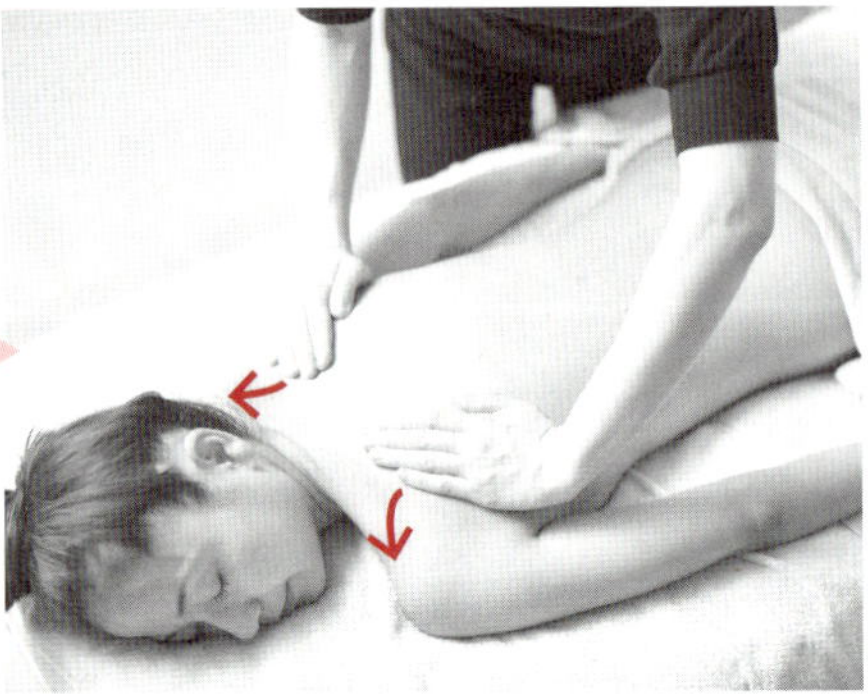

《肩から腰部》

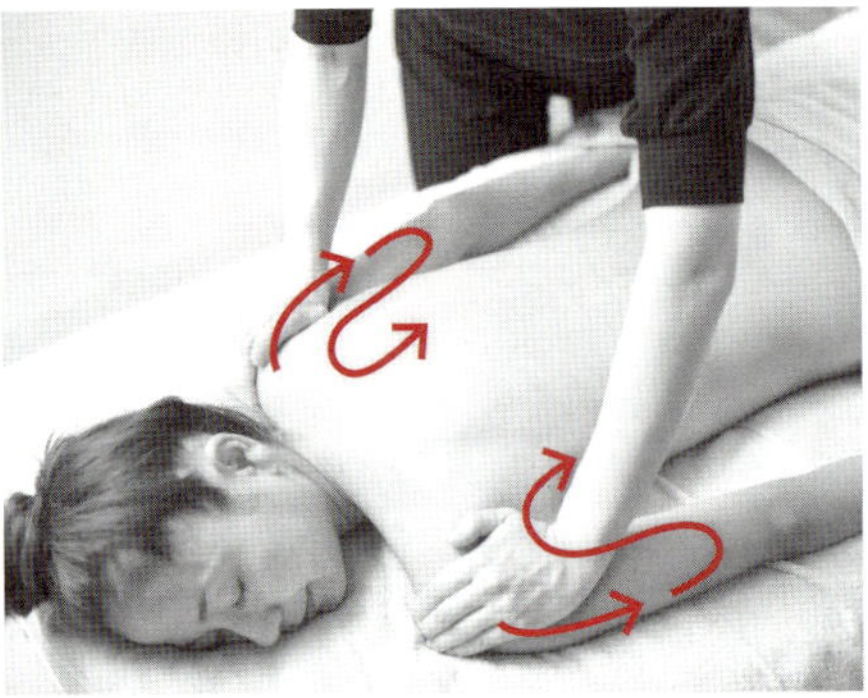

14 ①全体を軽擦していく

自 セ 卵

腰部から肩を手掌で軽擦。次に肩から腰部にかけて、手掌で軽擦していきます。
最初に観察した身体の状態からの変化を感じながら、ゆっくり軽擦します。

《腰》

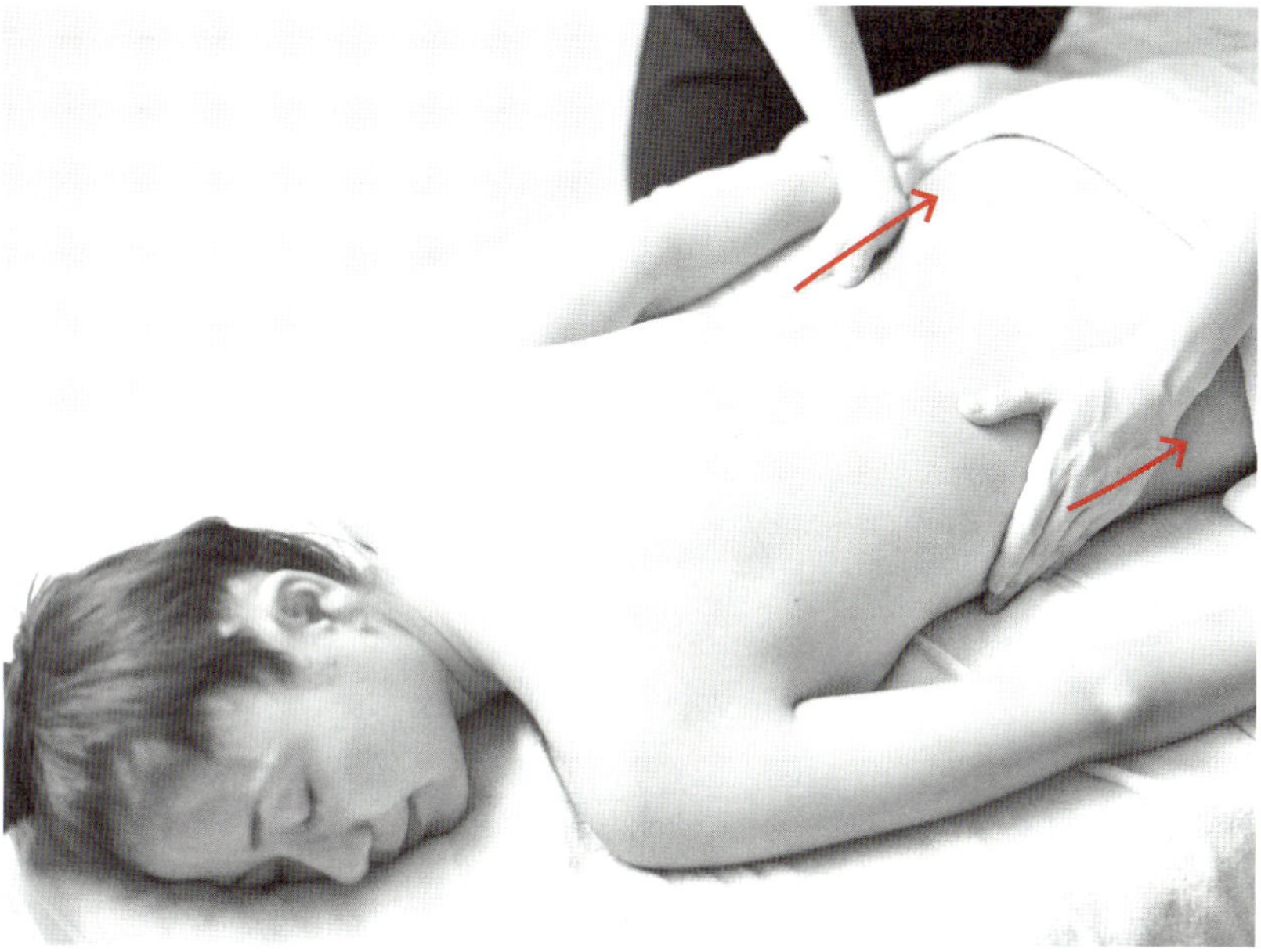

②背中の最後は腰を軽擦

自 セ 卵

背中の最後は、手掌で軽擦。腰部も滞り具合をチェックしながら、ゆっくり鎮静させます。

下肢前面

《足首》

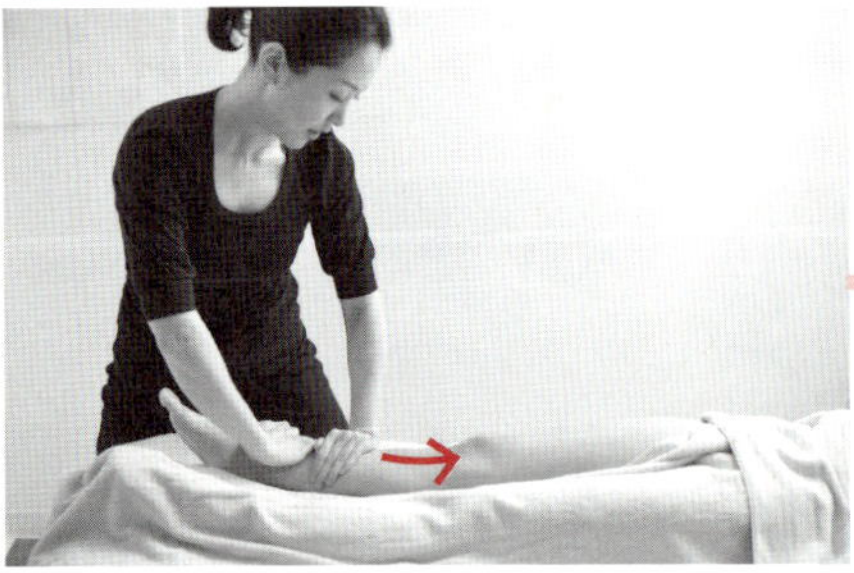

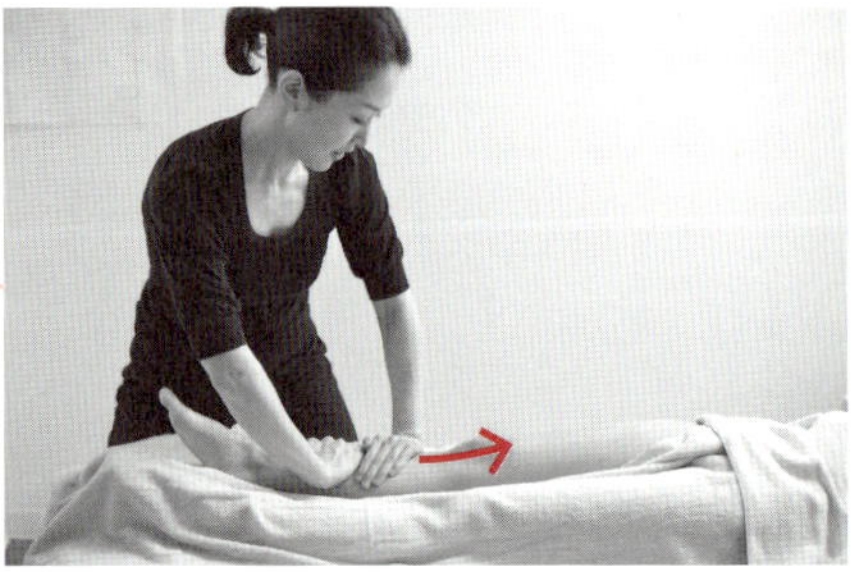

《ふくらはぎ》

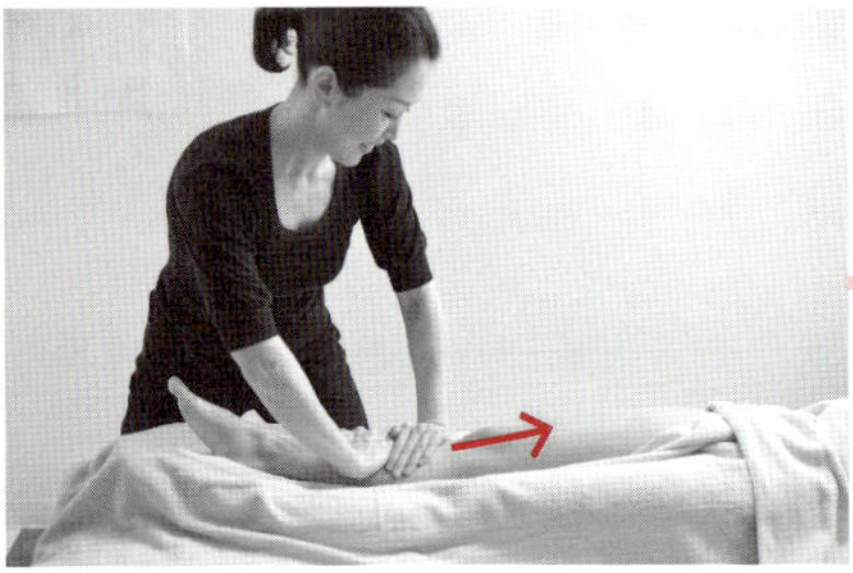

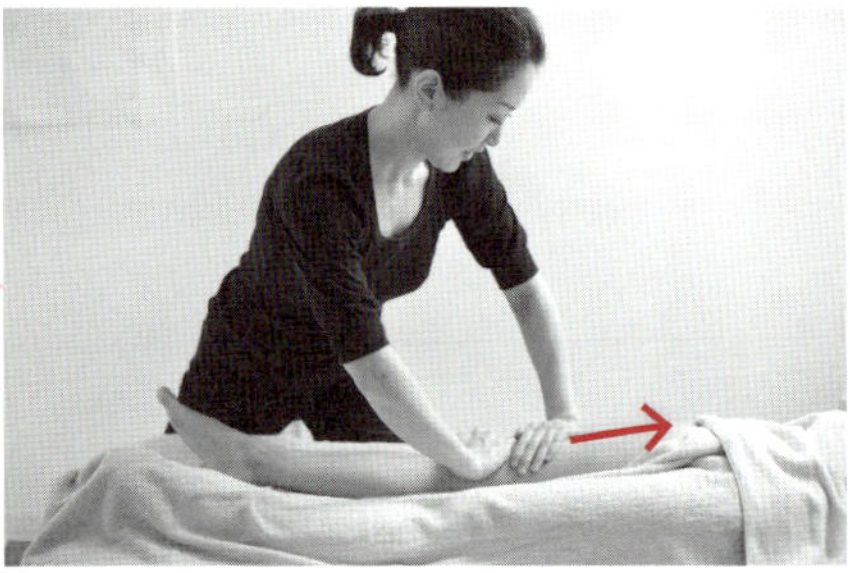

《太もも》

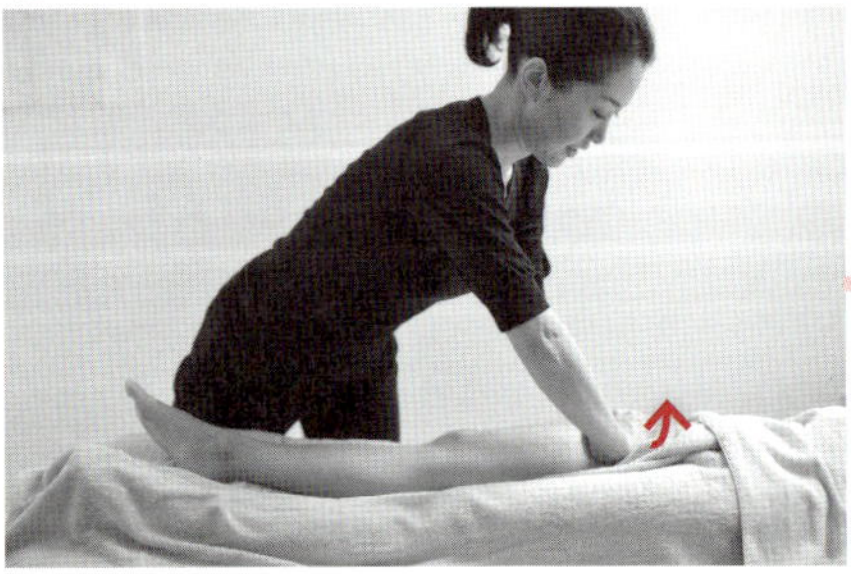

《ソケイ部》

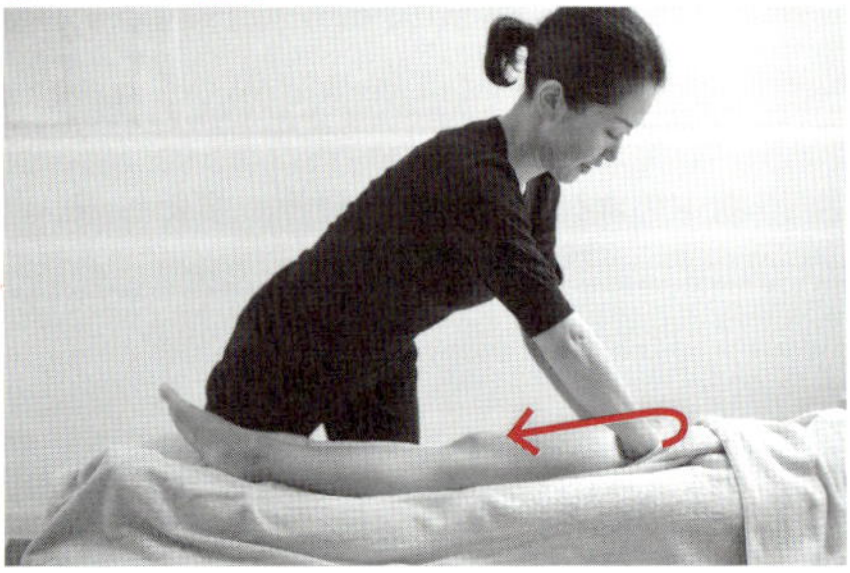

1 オイル塗布しながら全体を軽擦

＊自 セ 卵

足首からふくらはぎにかけて、太もも、ソケイ部の順にオイルを塗布。
同時にお客様の足をよく観察します。

《太もも》

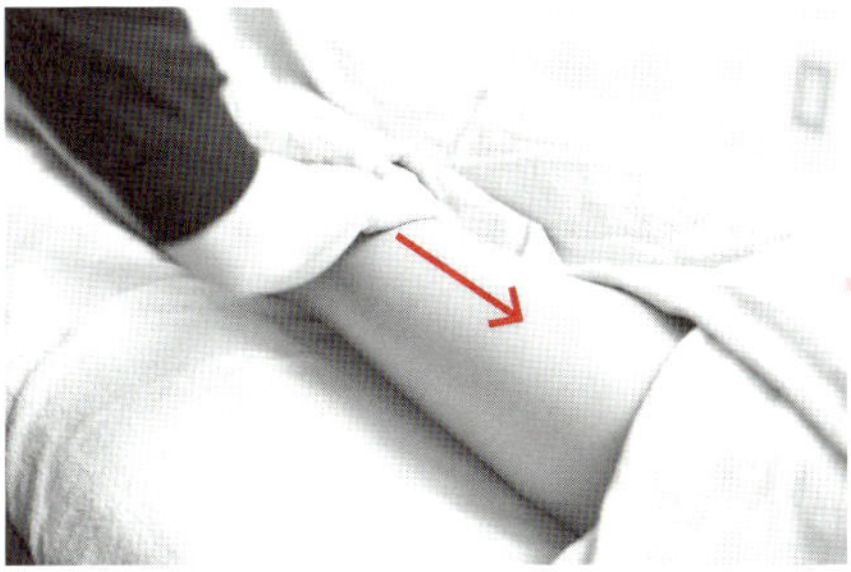

《ソケイ部》

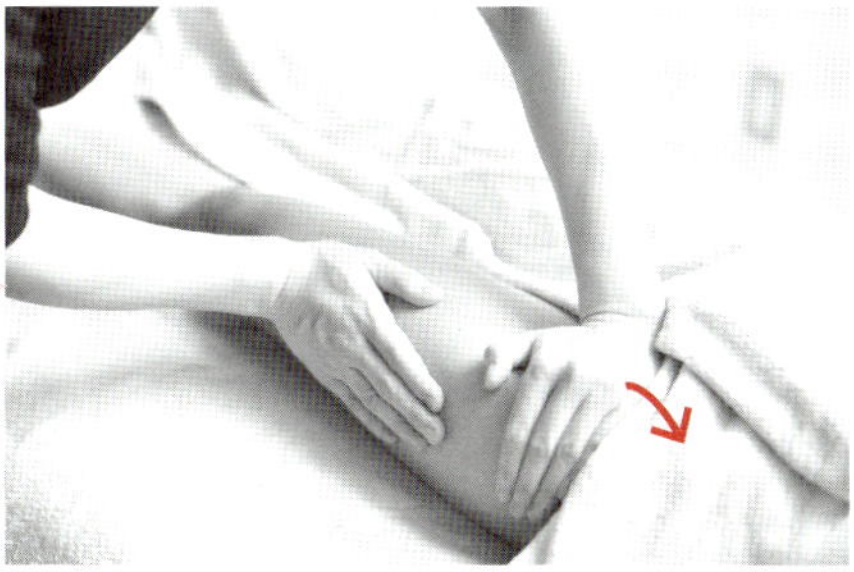

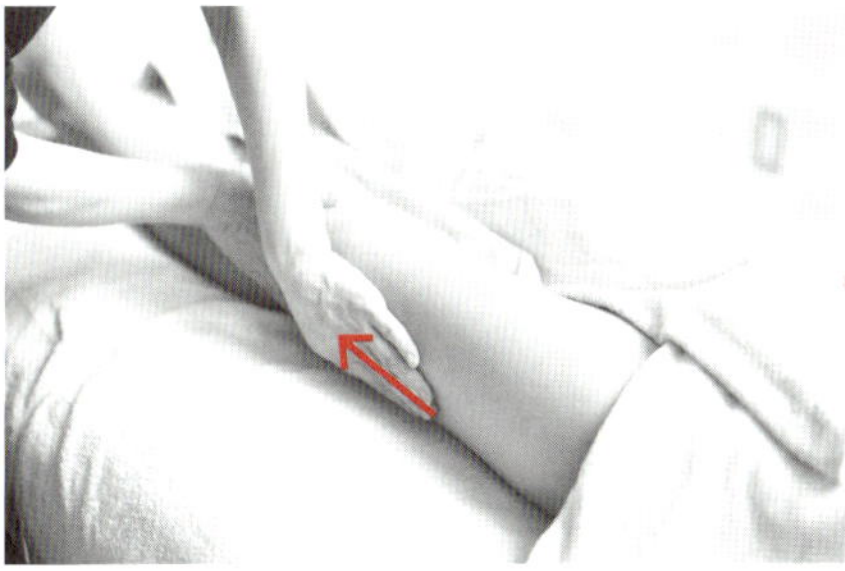

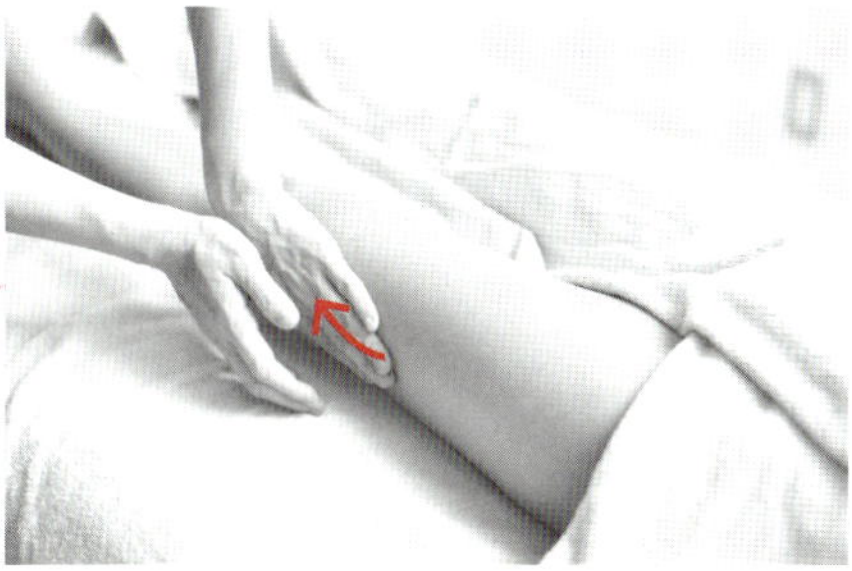

2 太ももからソケイリンパへ流す

自セ卵

内ももを手掌で軽擦。次にソケイリンパを流し、外側を通り、膝まで戻ってきます。ソケイリンパ節を最初に刺激することで、詰まりを解消しておきます。

《足首から膝下》

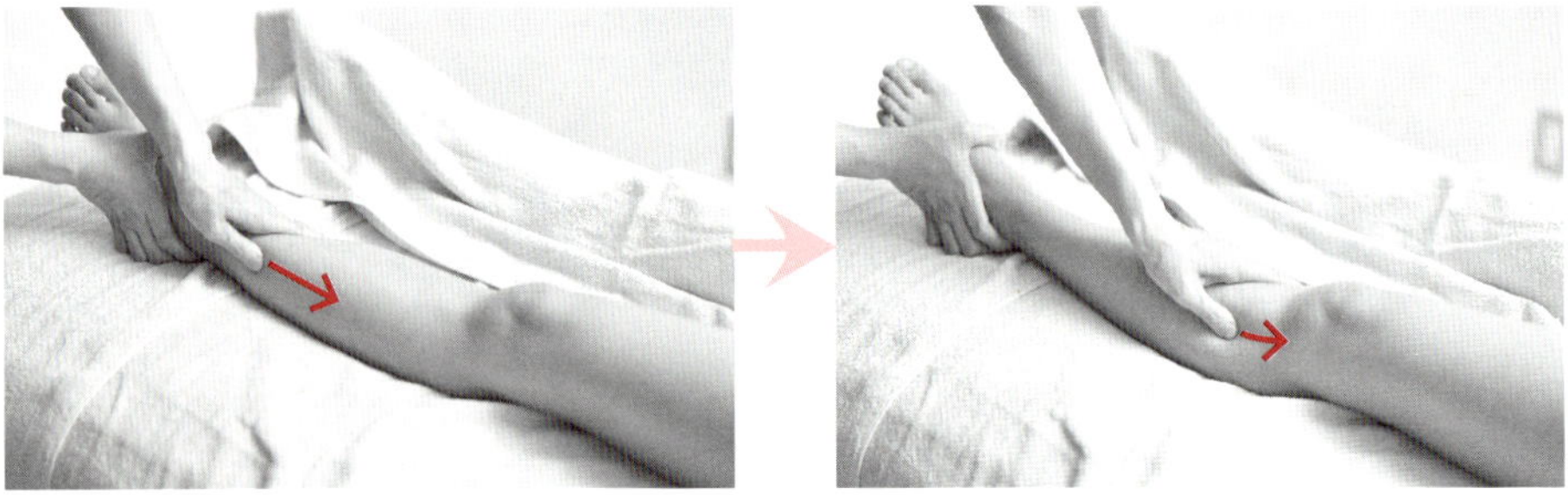

《膝上から足首》

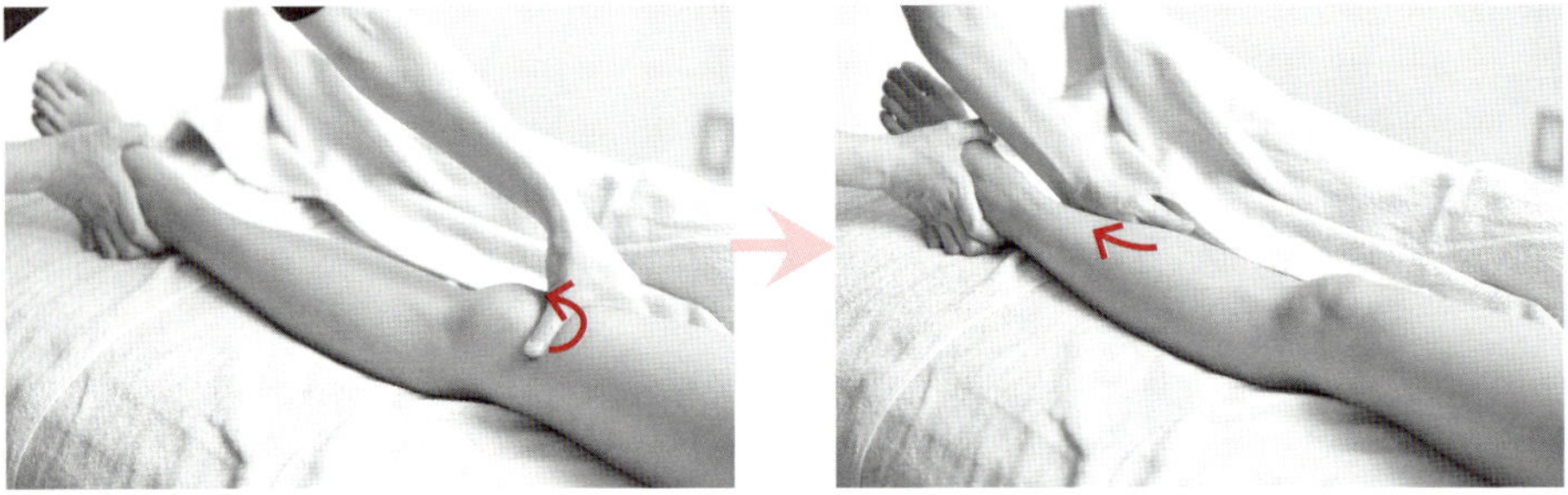

3 ①膝下の４線を流す《１線目》

＊自 セ 卵

脛骨のきわを足首から膝下まで拇指で強擦。

そして膝上を通り、足首まで戻ります。

疲労とむくみの出やすい膝下を丁寧に流すと同時に、左右の状態の違いもよく観察します。

《足首から膝下》

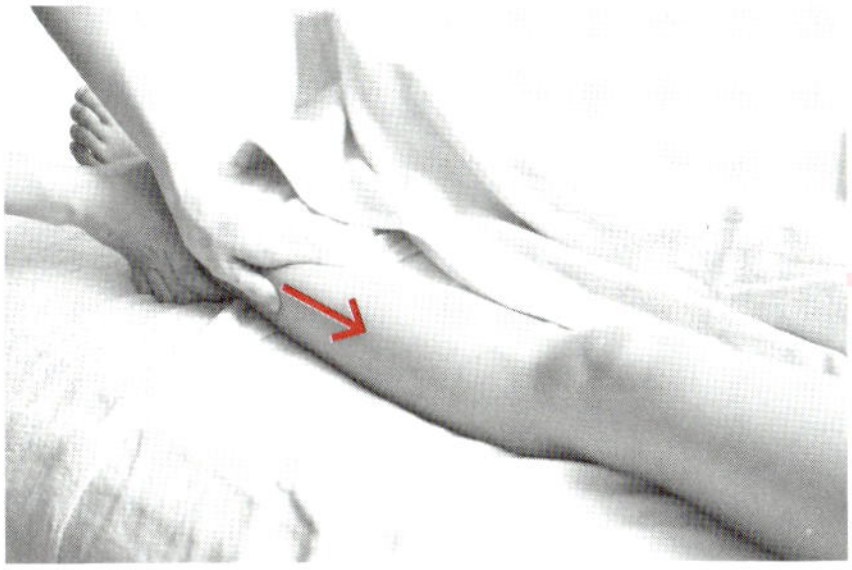

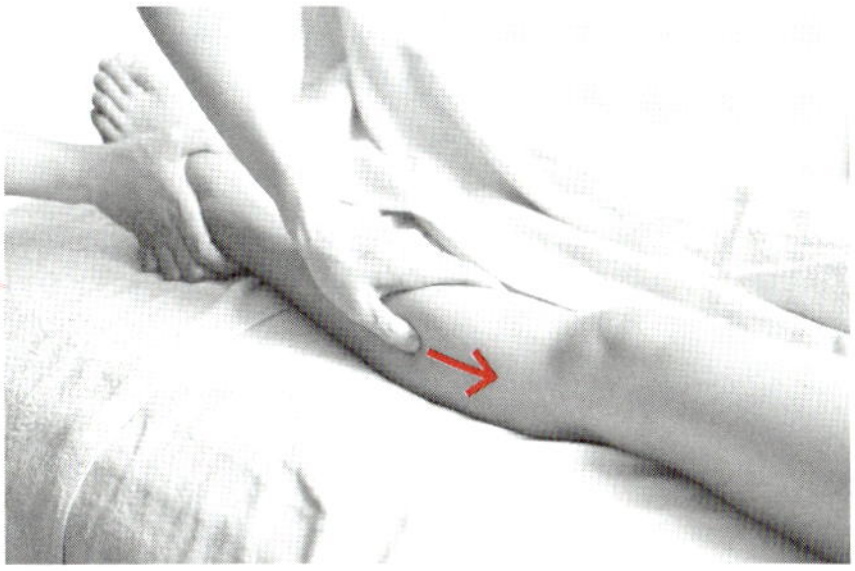

《膝上から足首》

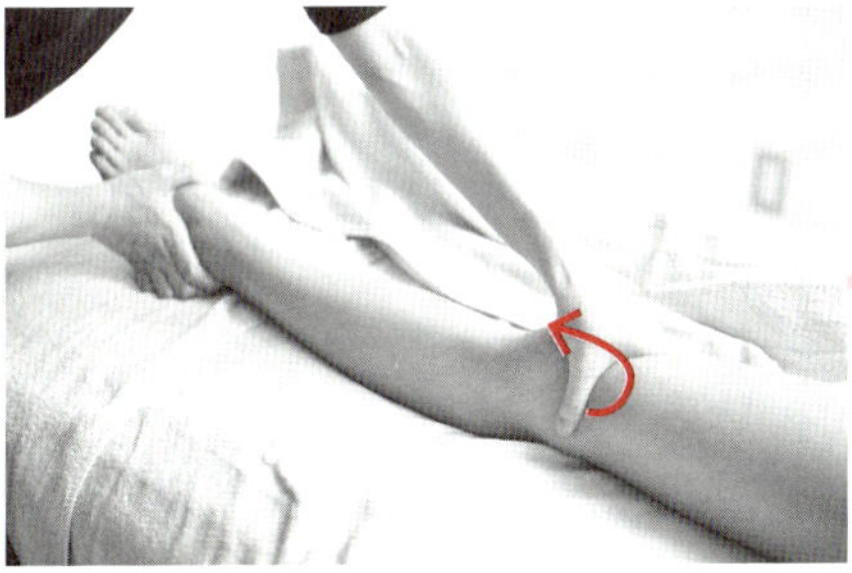

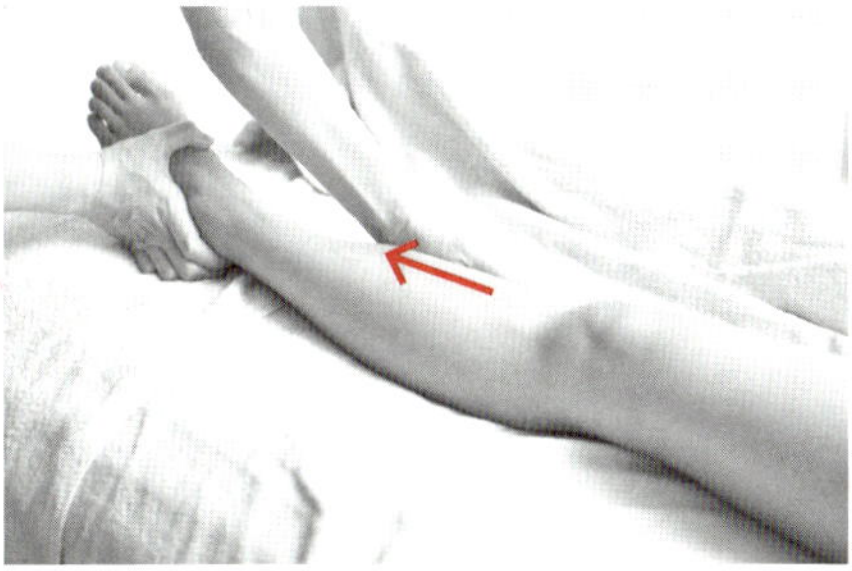

②膝下の４線を流す《2線目》

自セ卵

１線目のすぐ横を、足首から膝下まで拇指で強擦。
そして膝上を通り、足首まで戻ります。

《足首から膝下》

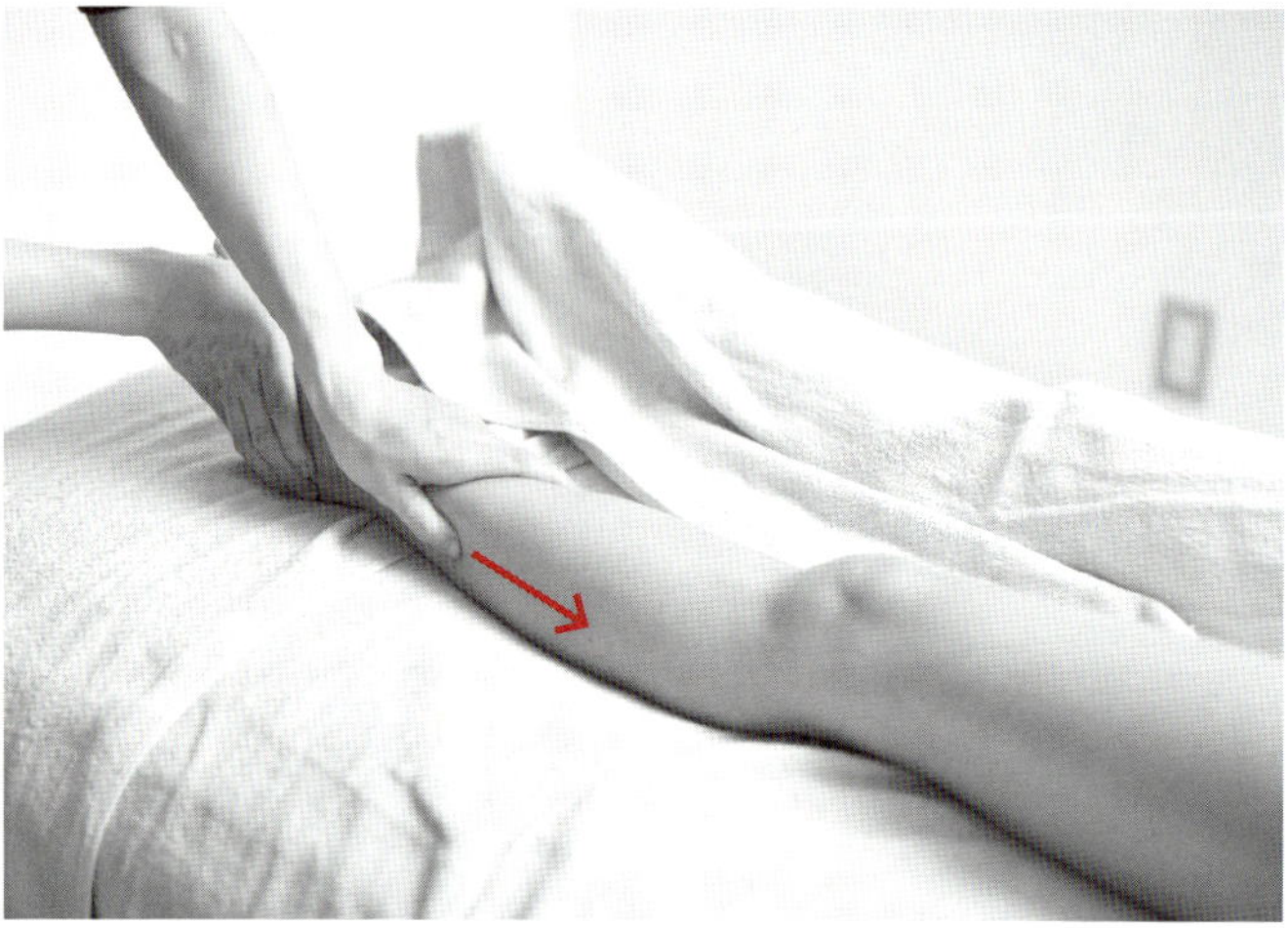

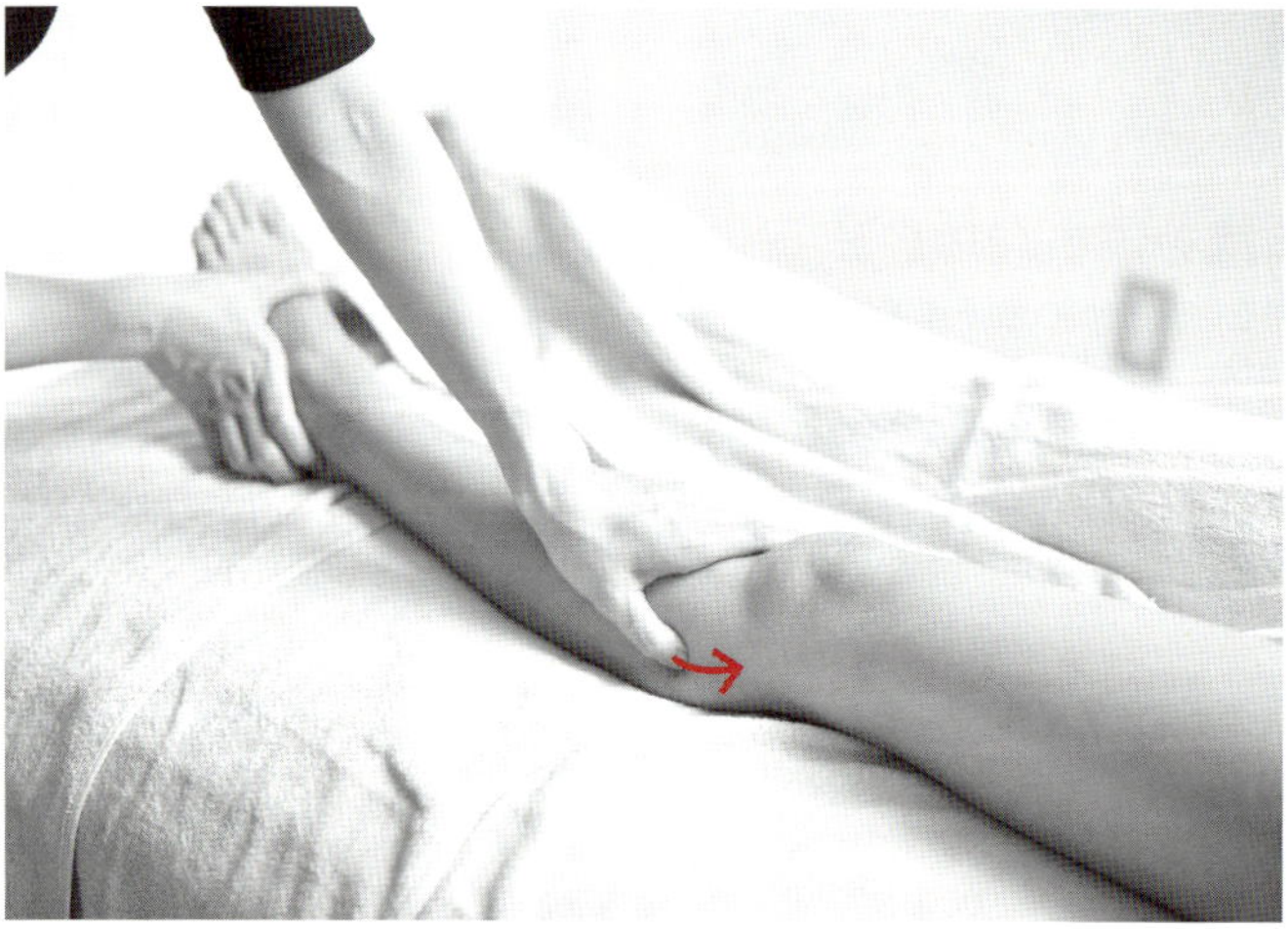

③膝下の４線を流す《3線目》

＊自 セ 卵

２線目のすぐ横を、足首から膝下まで拇指で強擦していきます。

《内くるぶしから膝下》

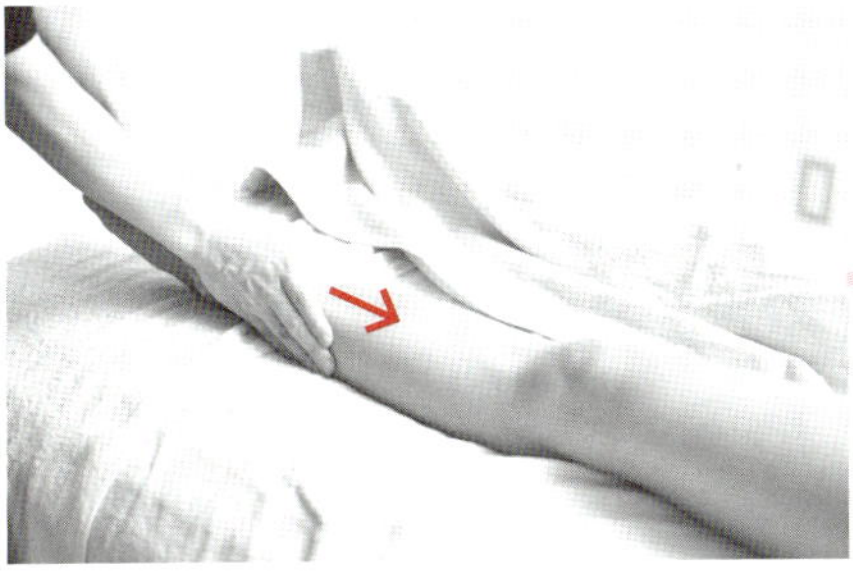

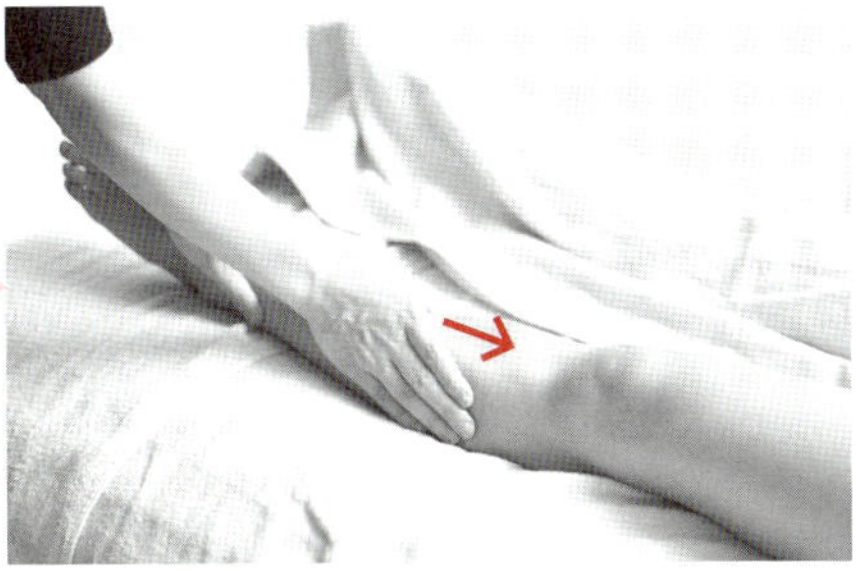

《膝裏から足首》

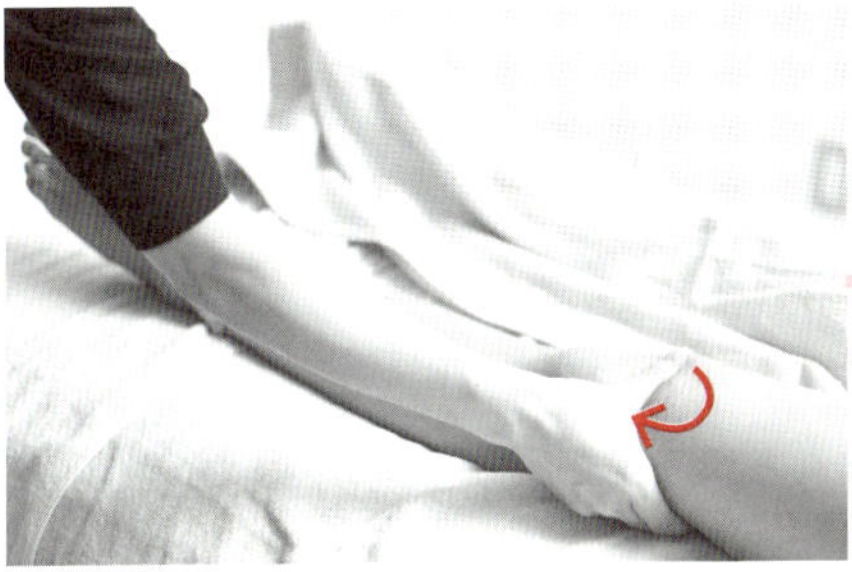

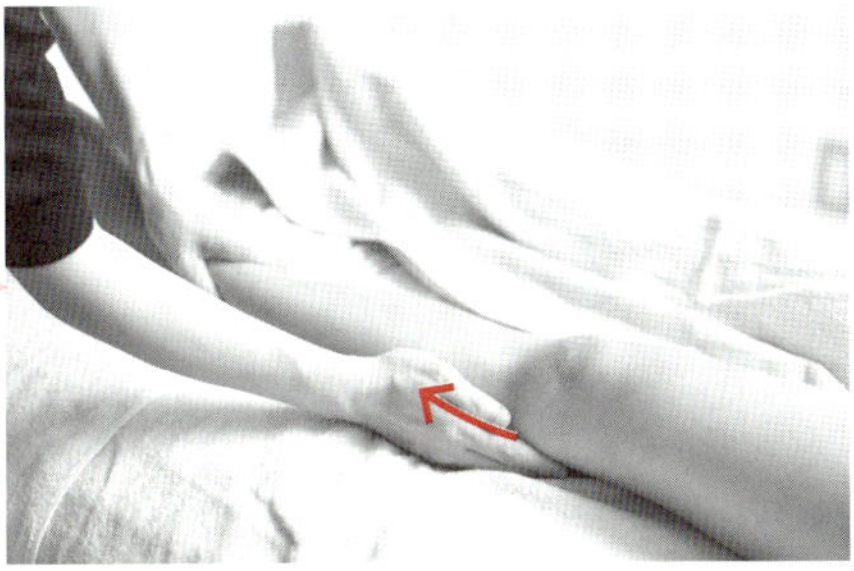

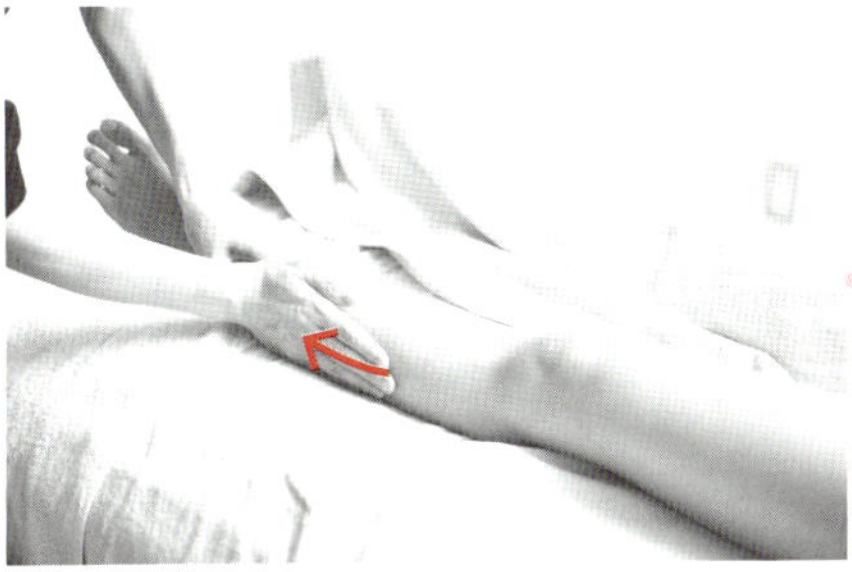

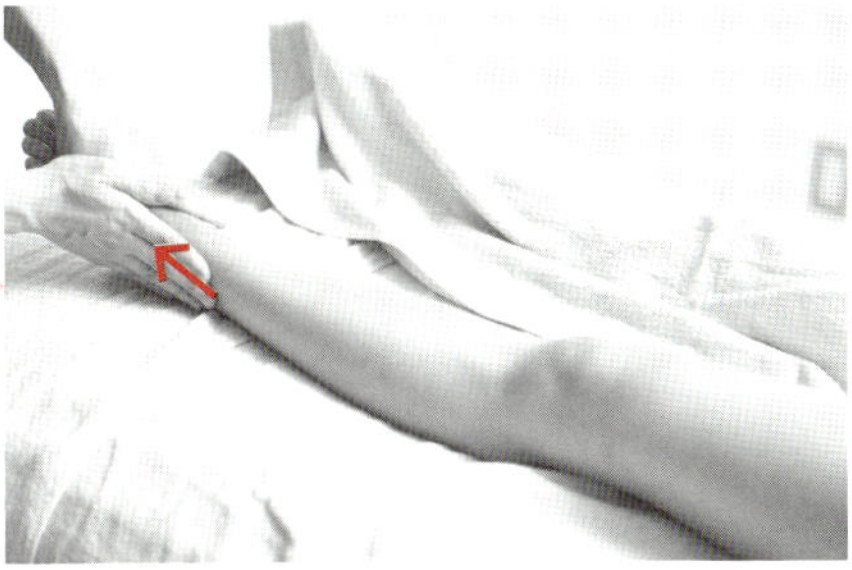

④膝下の４線を流す《4線目》

自 セ 卵

内くるぶしから膝下までを拇指で強擦していきます。
そして膝裏を通り足首まで戻ります。

《膝上リンパ》

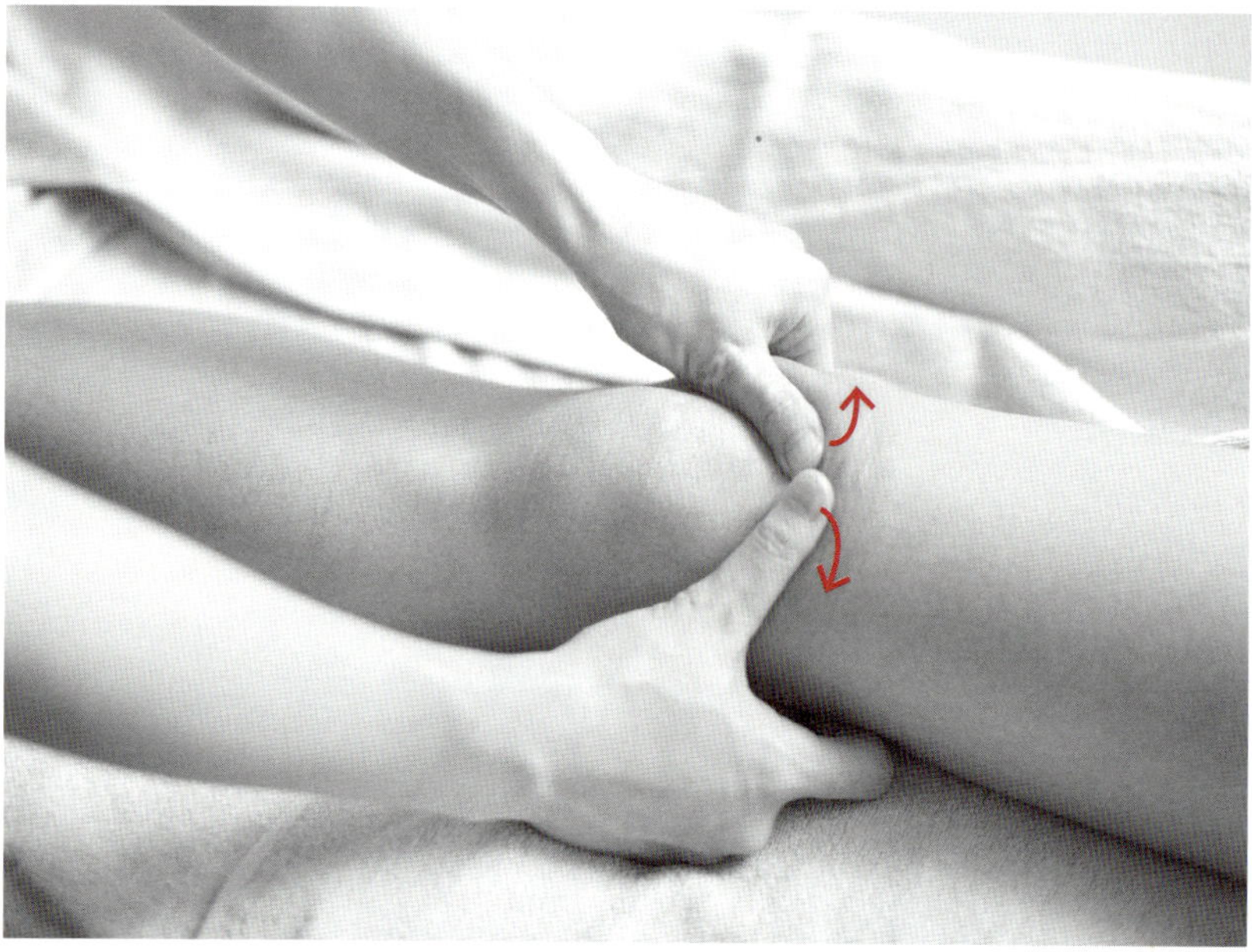

4 膝上リンパを流す

自 セ 卵

拇指で交互に軽擦していきます。
老廃物のたまりやすい膝上も丁寧に流します。

《足甲と指間》

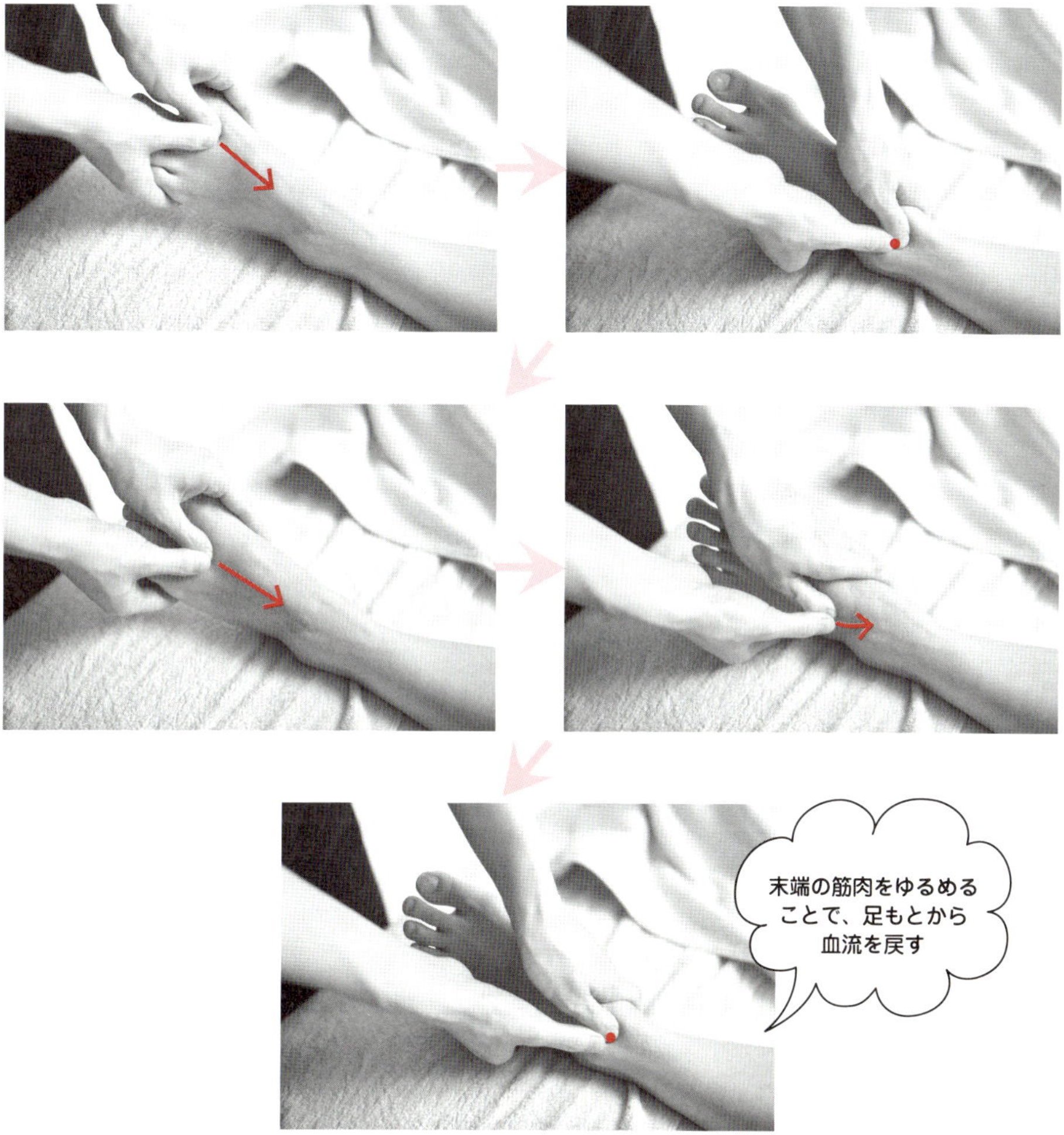

5 足甲と指間ラインを拇指で流す　自 セ 卵

親指から小指の間を足首に向かって拇指で軽擦していきます。
末端の筋肉をゆるめることで足もとから血流を戻します。

《足裏》

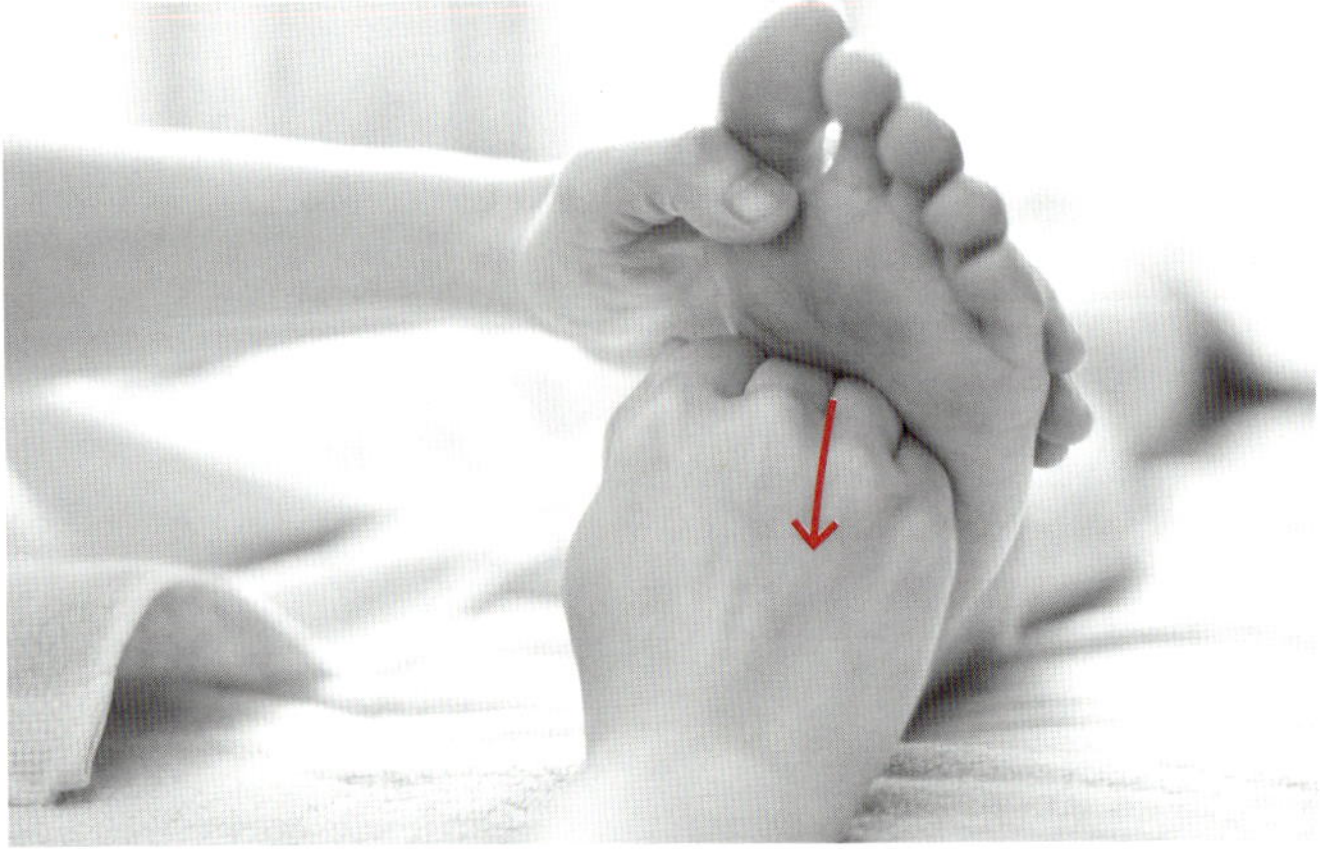

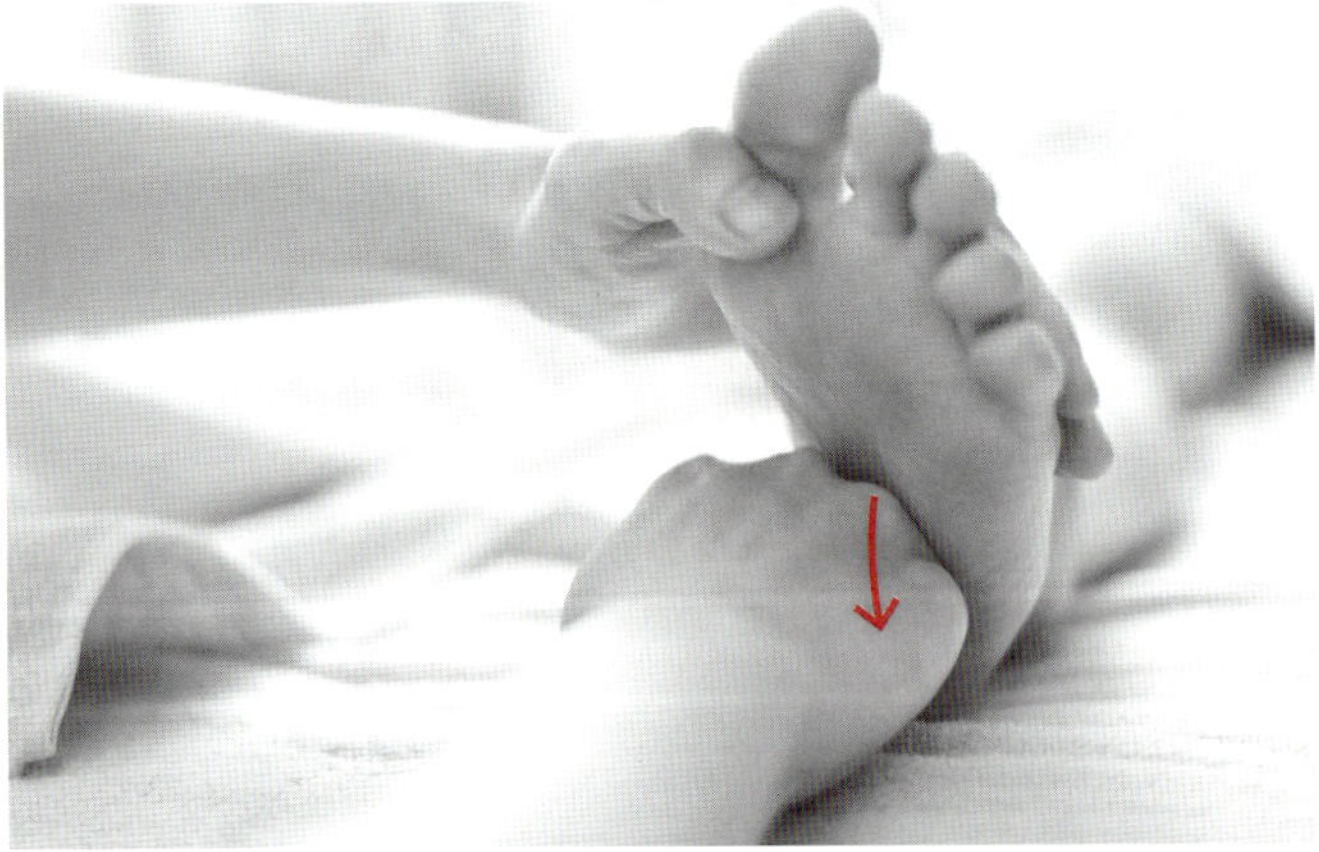

6 足裏を猫手ローリングする

自 セ 卵

土踏まずからかかとに向けて、猫手で上下に軽擦していきます。

POINT

土踏まずからかかとの順番で行います。

《かかと》

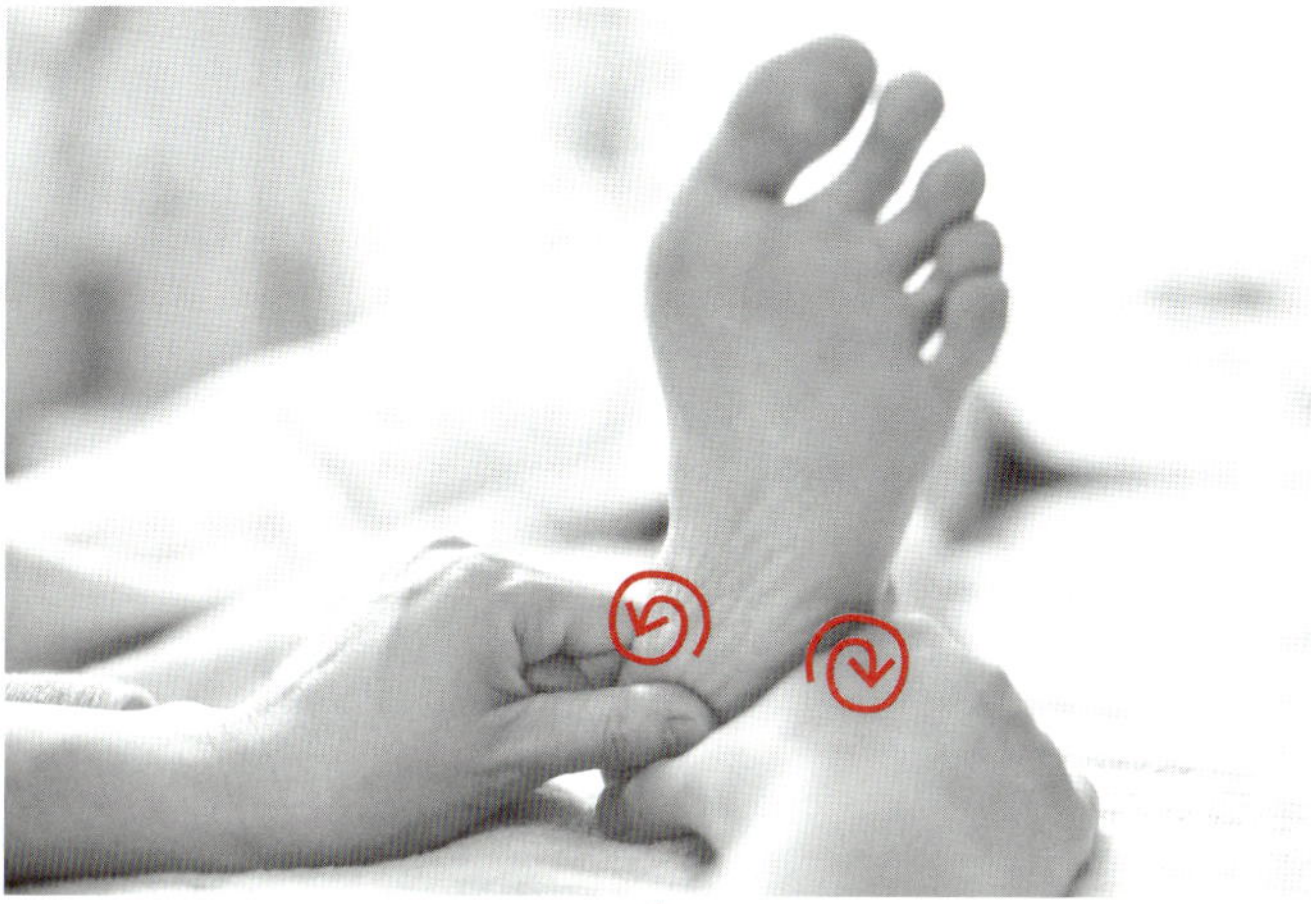

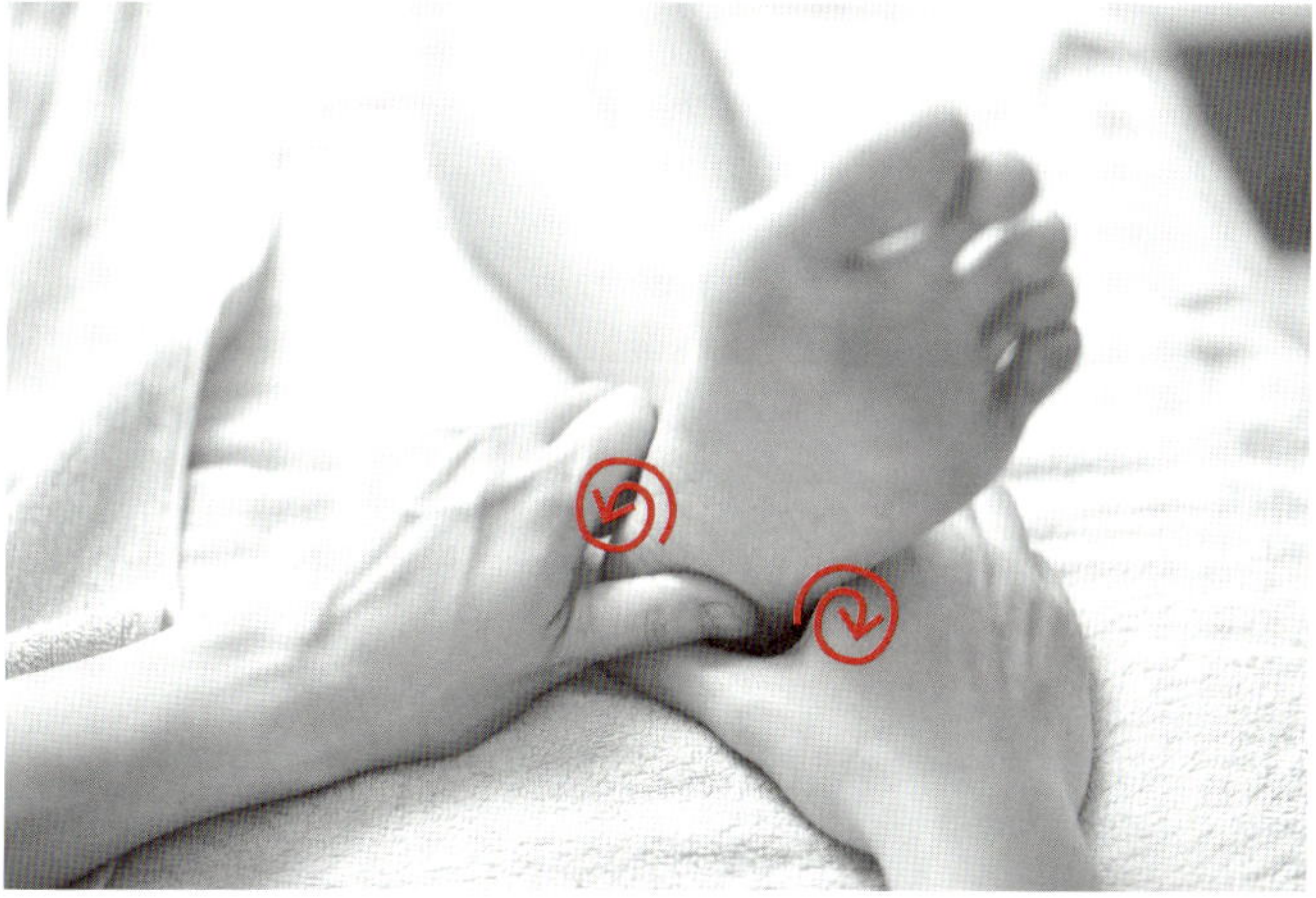

7 かかとから子宮・卵巣ゾーンをクルクル

自セ卵

かかと側面にある子宮（親指側）・卵巣（小指側）の反射区を人差し指の関節で軽擦していきます。子宮・卵巣のツボを広く刺激します。

《子宮・卵巣ツボ》

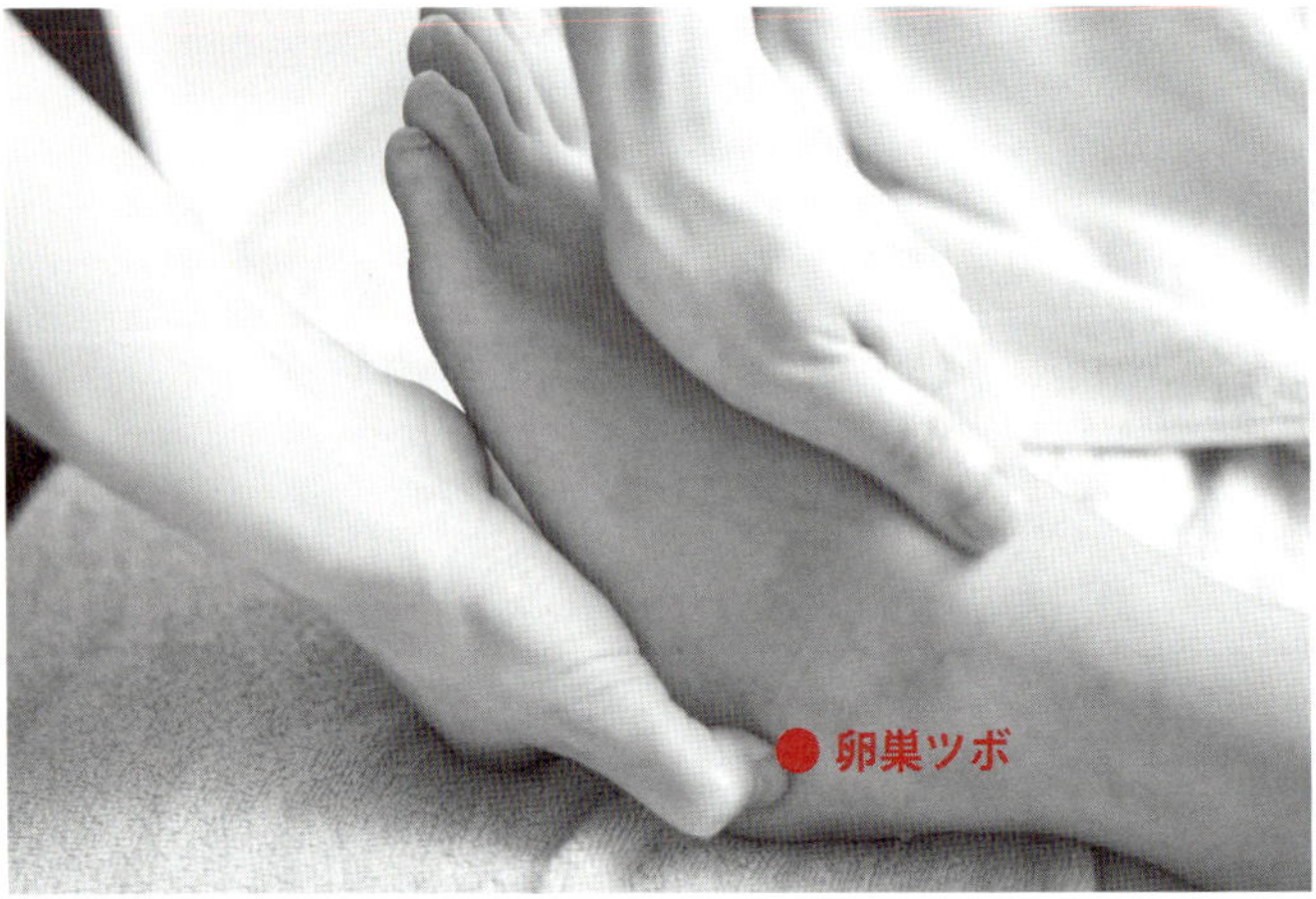

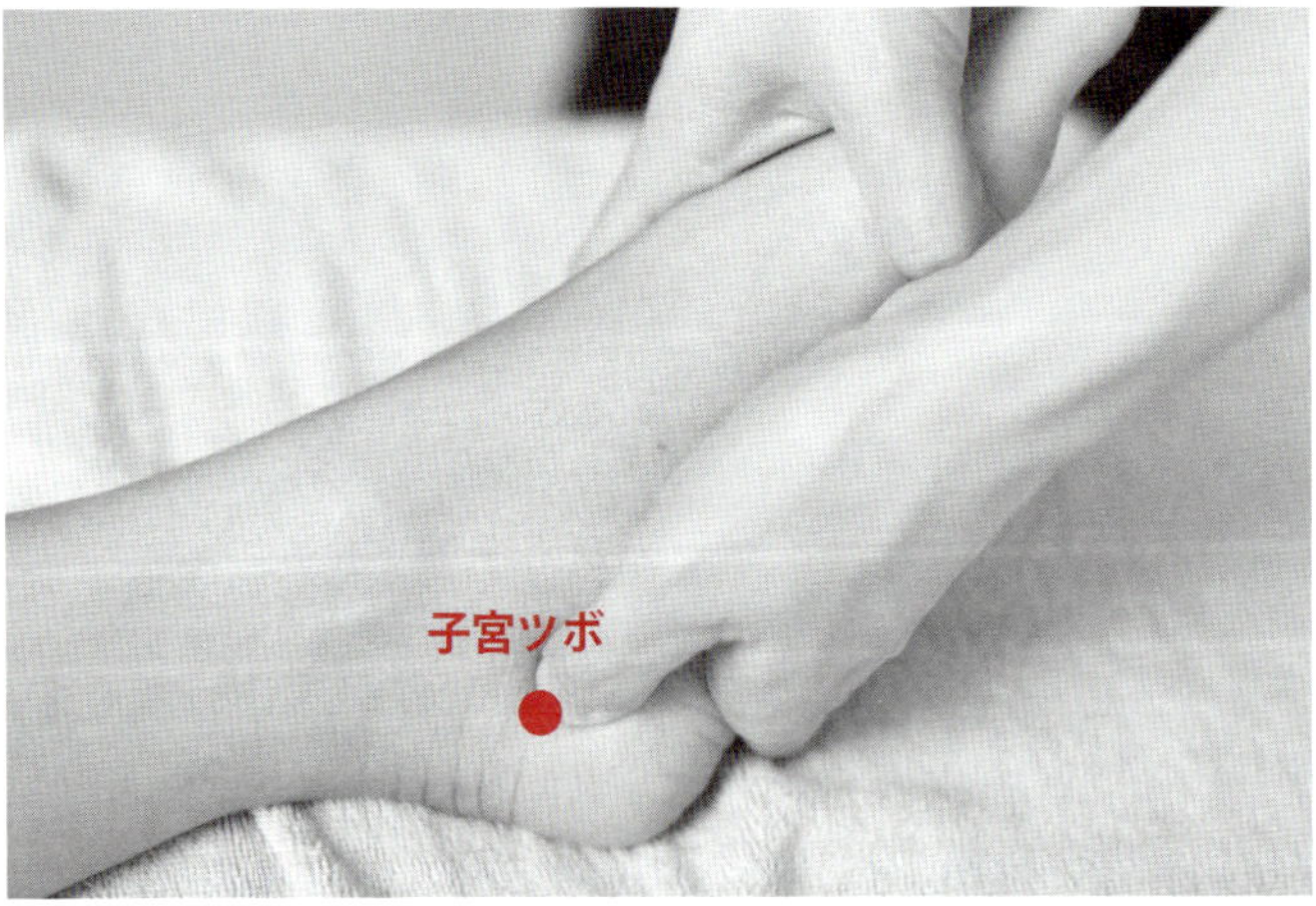

8 子宮・卵巣をツボ押し

＊自 セ 卵

子宮・卵巣の働きを促すために、かかと小指側の卵巣のツボ、親指側の子宮のツボを押して刺激します。

《足首》

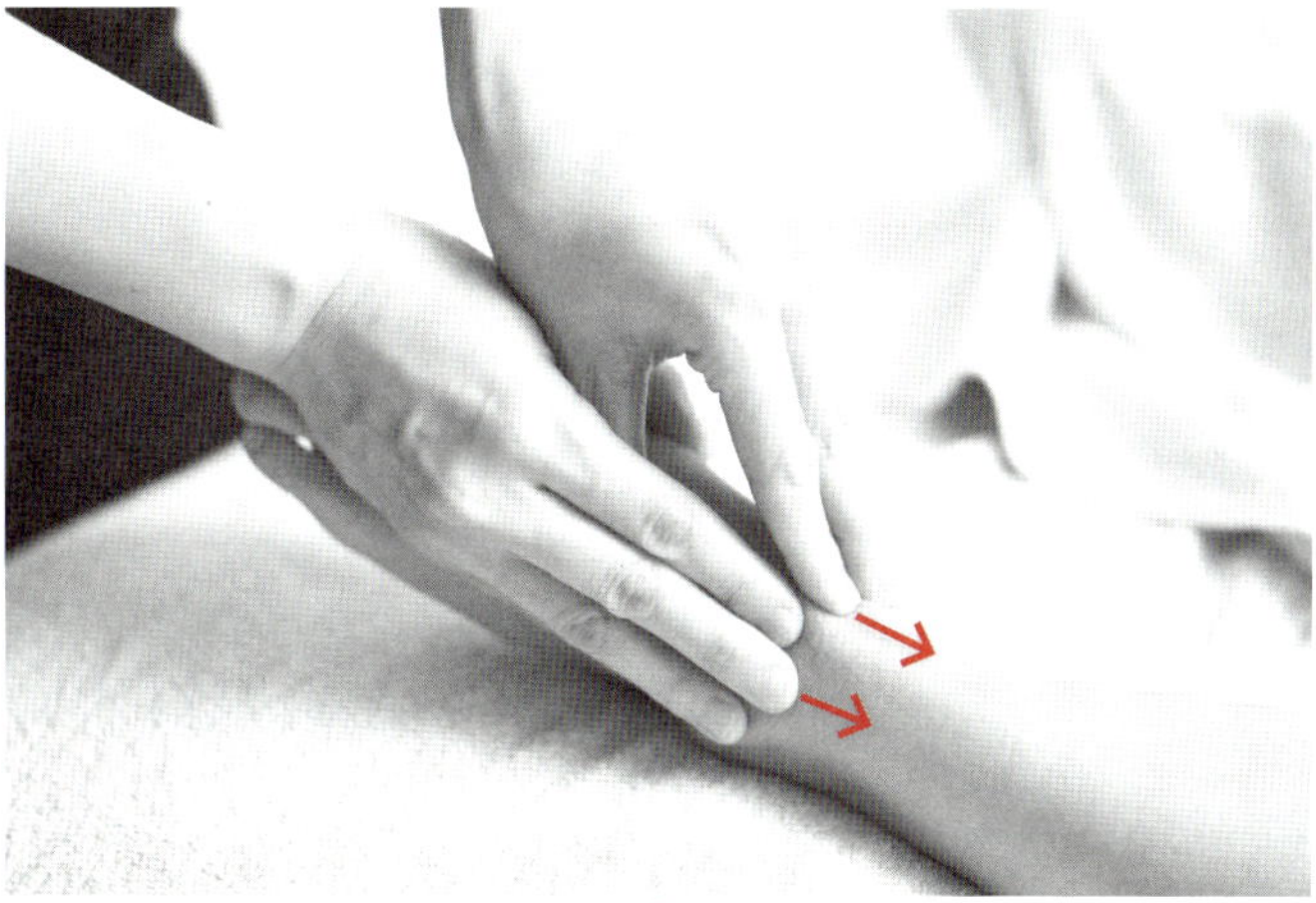

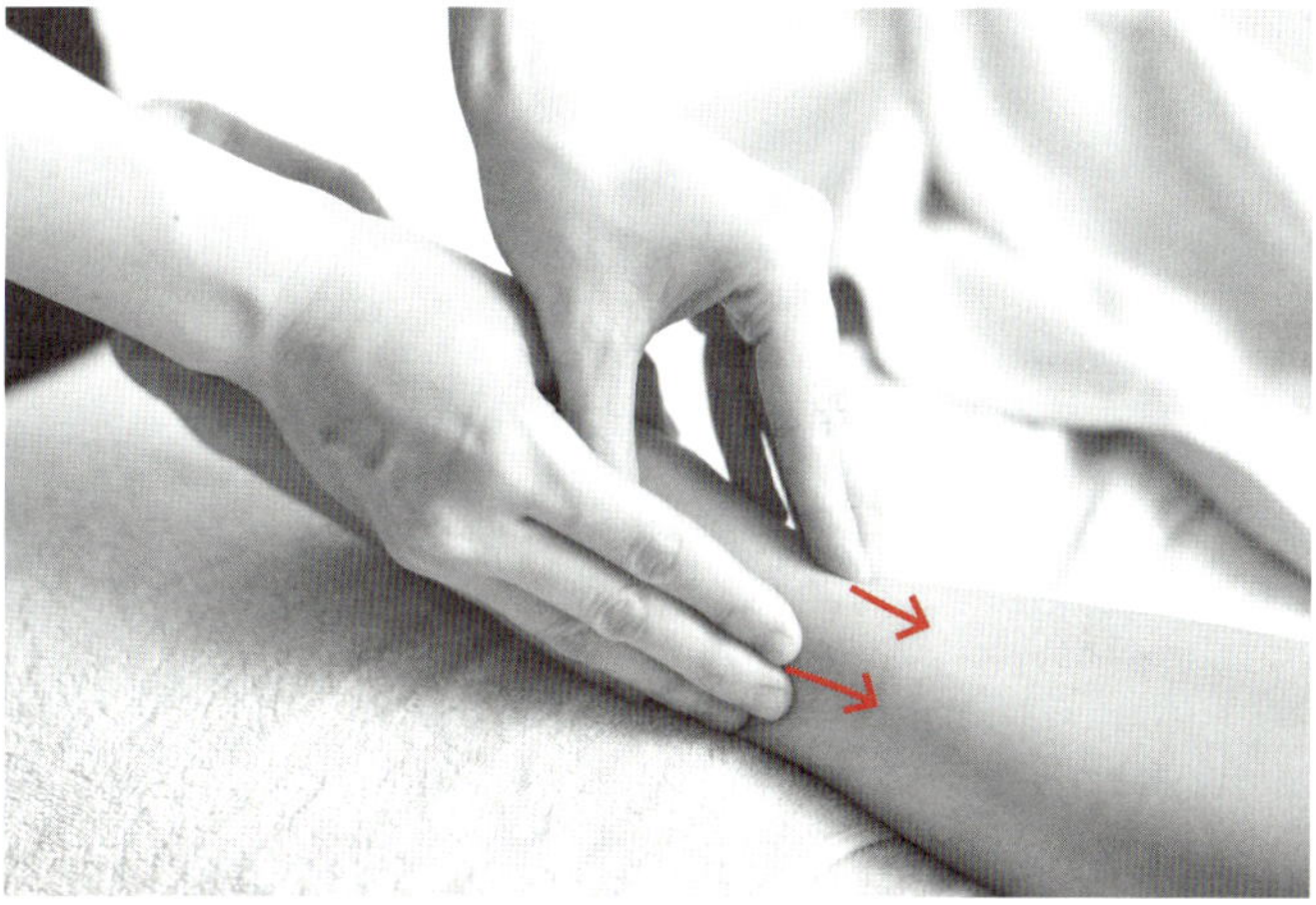

9 足首、拇指で上へ流す

自 セ 卵

足首を四指で軽擦します。足首のむくみを取り除きます。

《くるぶし》

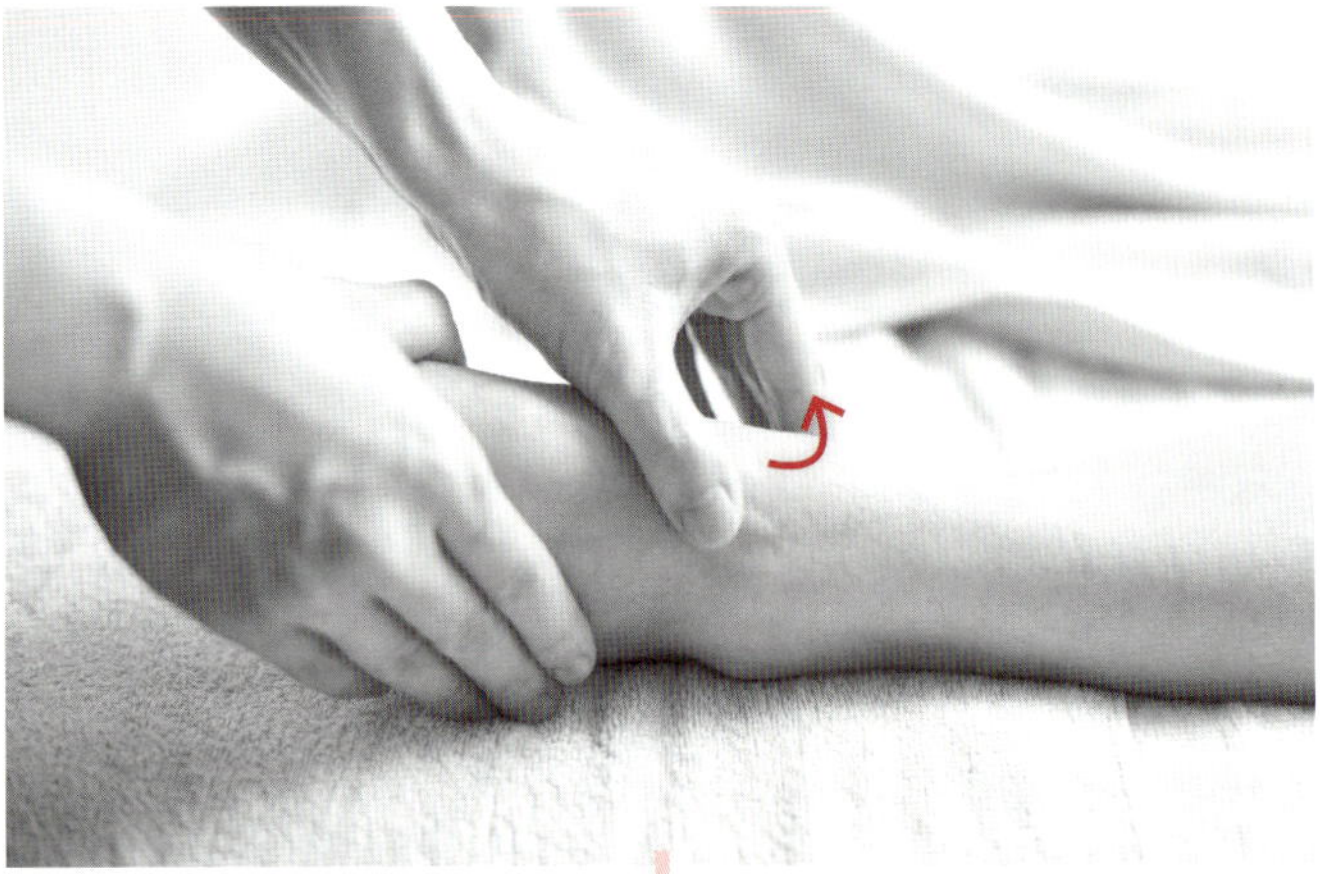

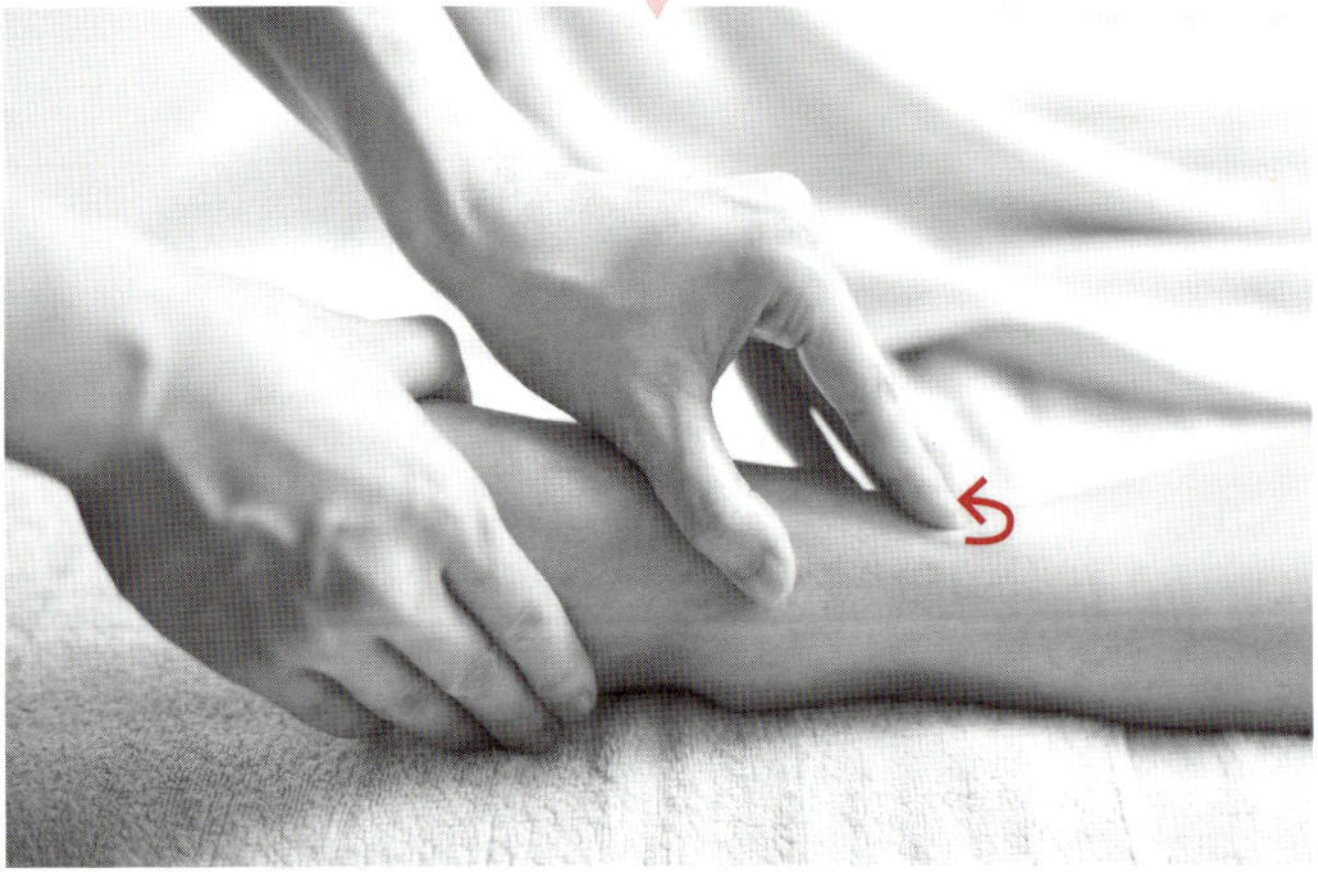

10 くるぶし周りをクルクルと流す

自 セ 卵

くるぶし周りを四指でクルクル軽擦します。
この時、三陰交も一緒に軽擦し、滞りを流していきます。

POINT

左右親指側のくるぶし周りがポイントです。

《太もも内側からソケイリンパ》

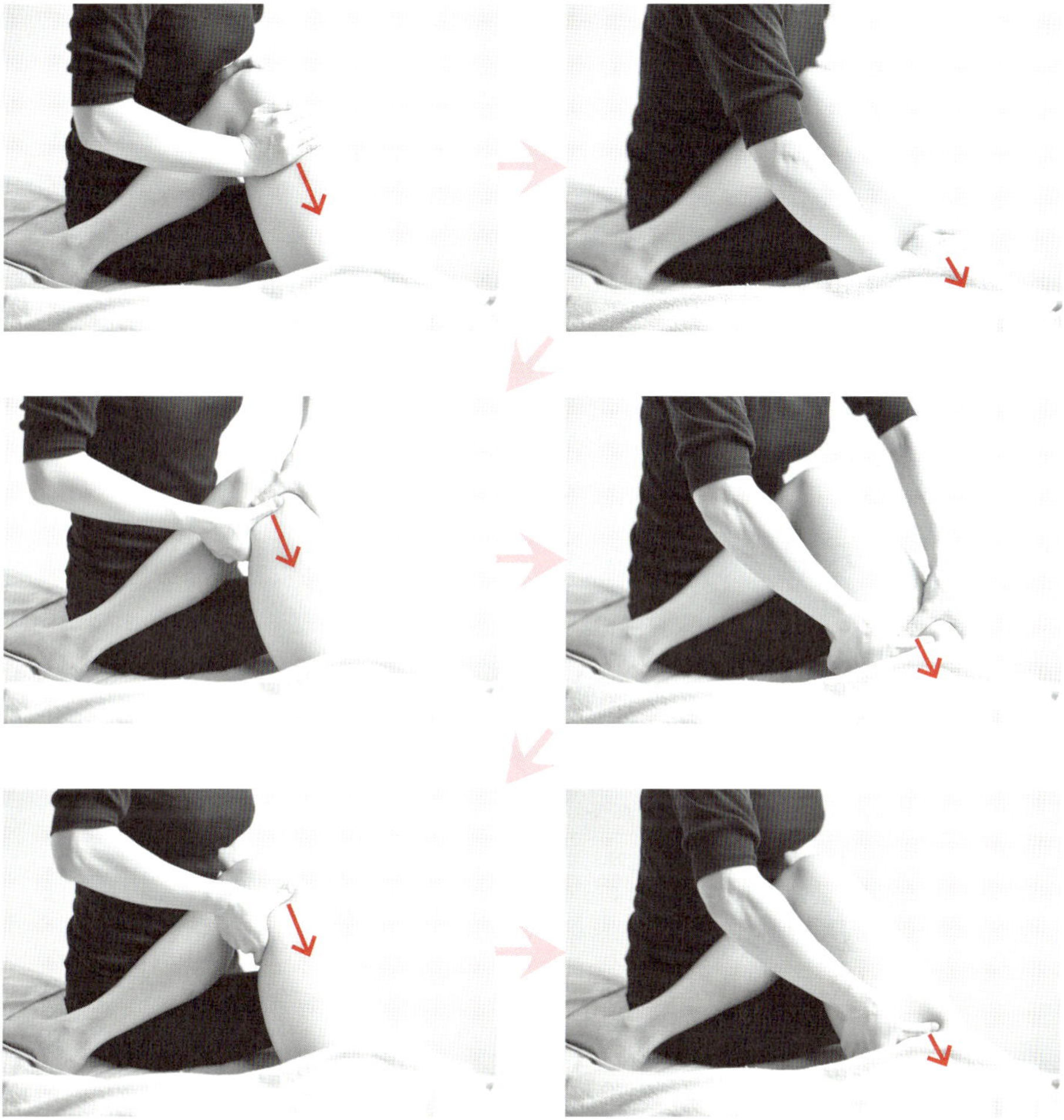

11 膝を立てて太ももから内側を流す

自 セ 卵

膝を立て、太もも内側からソケイリンパを片手の手掌軽擦。

次に太ももの内側から、ソケイリンパを両手の拇指で軽擦。続いて太ももの内側から、ソケイリンパを片手の拇指で軽擦していきます。

女性ホルモンの乱れから太ももが詰まりやすくなるため、丁寧に流します。

ただし、痛みが出やすい場所なので力加減に注意しましょう。

《ソケイ靭帯》

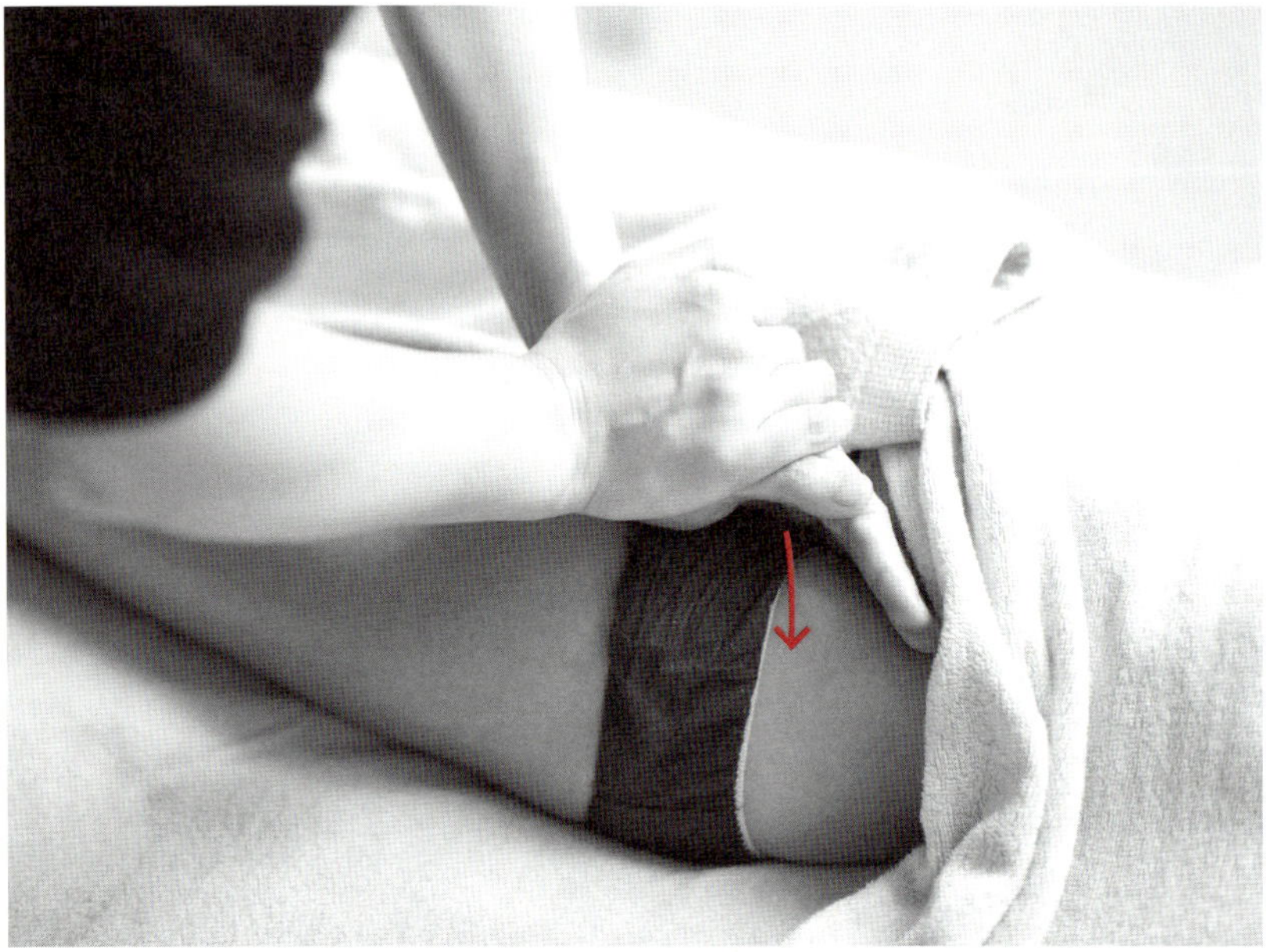

12 ソケイ靭帯を押し流す

自 セ 卵

ソケイ靭帯を片手で垂直に押します。
骨盤と恥骨を結ぶ筋肉をほぐして血流をアップさせます。

POINT

ゆっくりと、硬さを感じながら行いましょう。

《内ももからソケイリンパ》

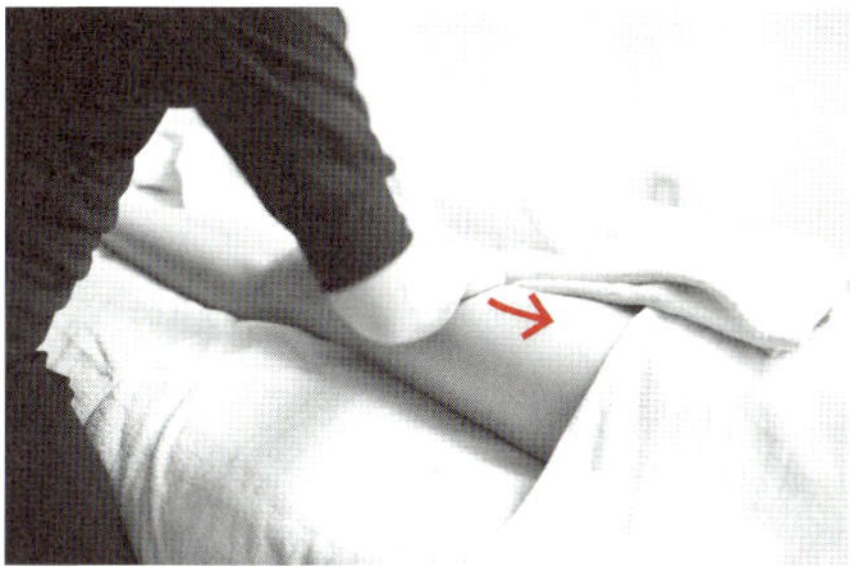

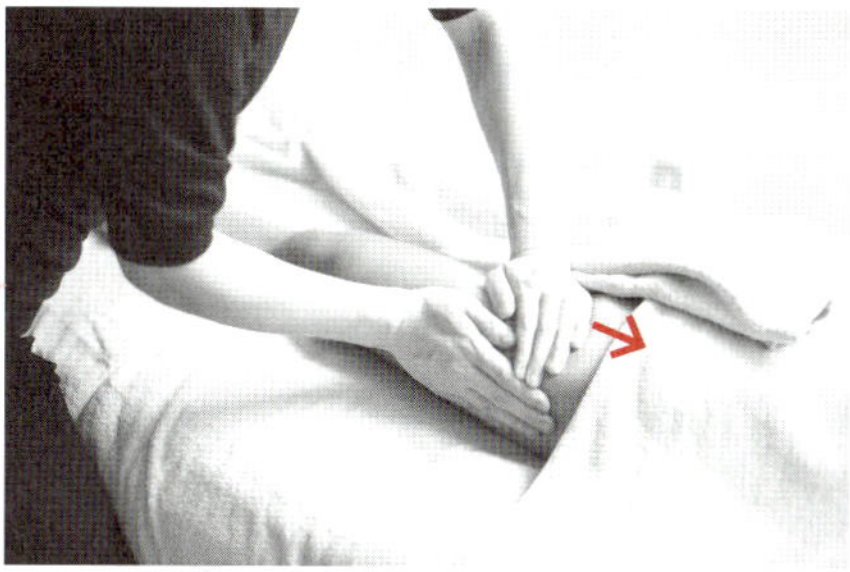

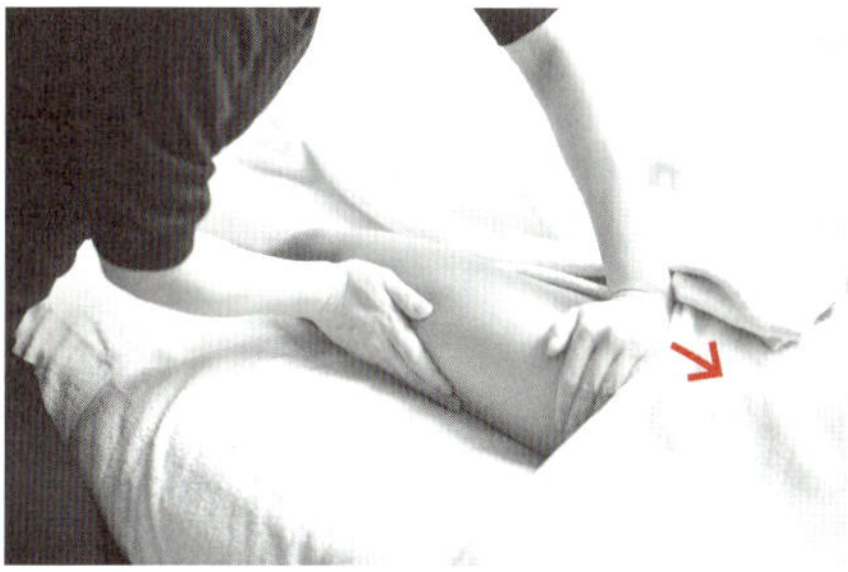

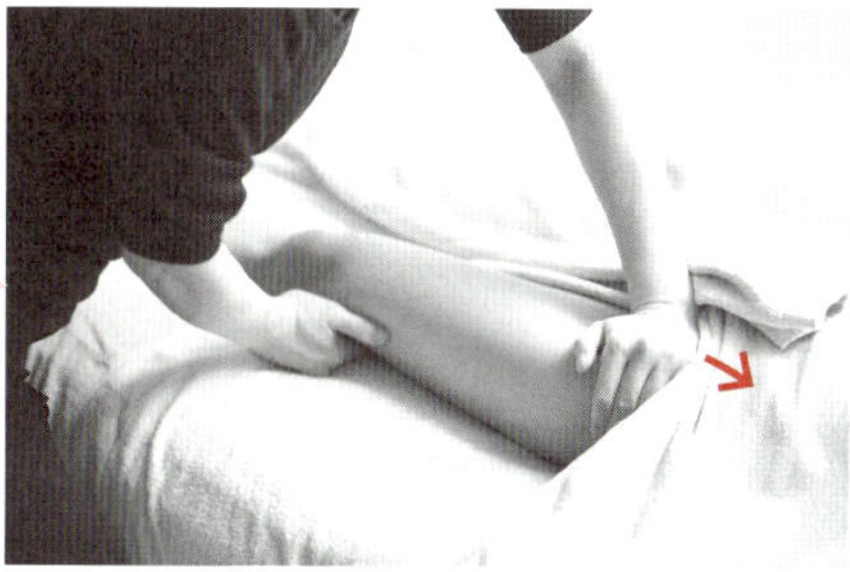

《外側から膝》

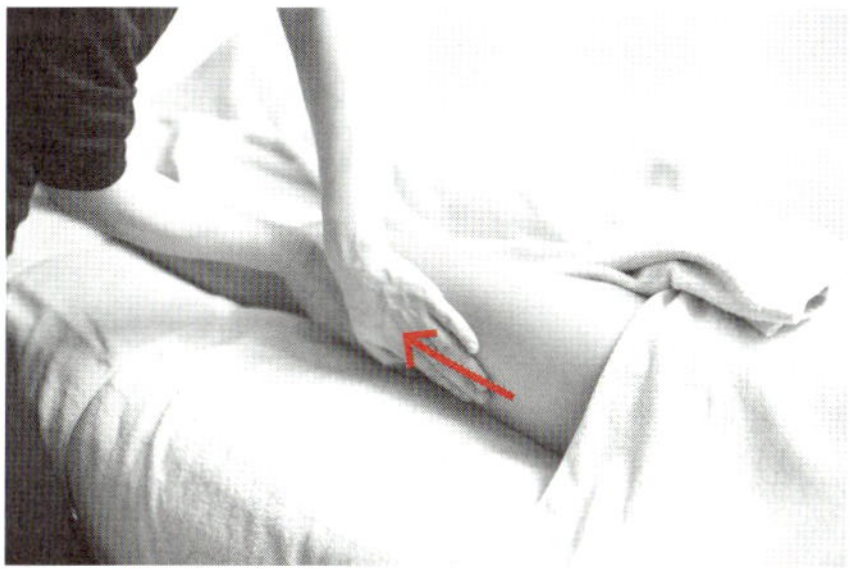

13 太ももからソケイリンパを流す

自 セ 卵

内ももを手掌で軽擦した後、ソケイリンパを流します。続いて外側を通り、膝まで戻ります。最後に再度リンパ節を刺激することで、老廃物を流します。

《足首からふくらはぎ》

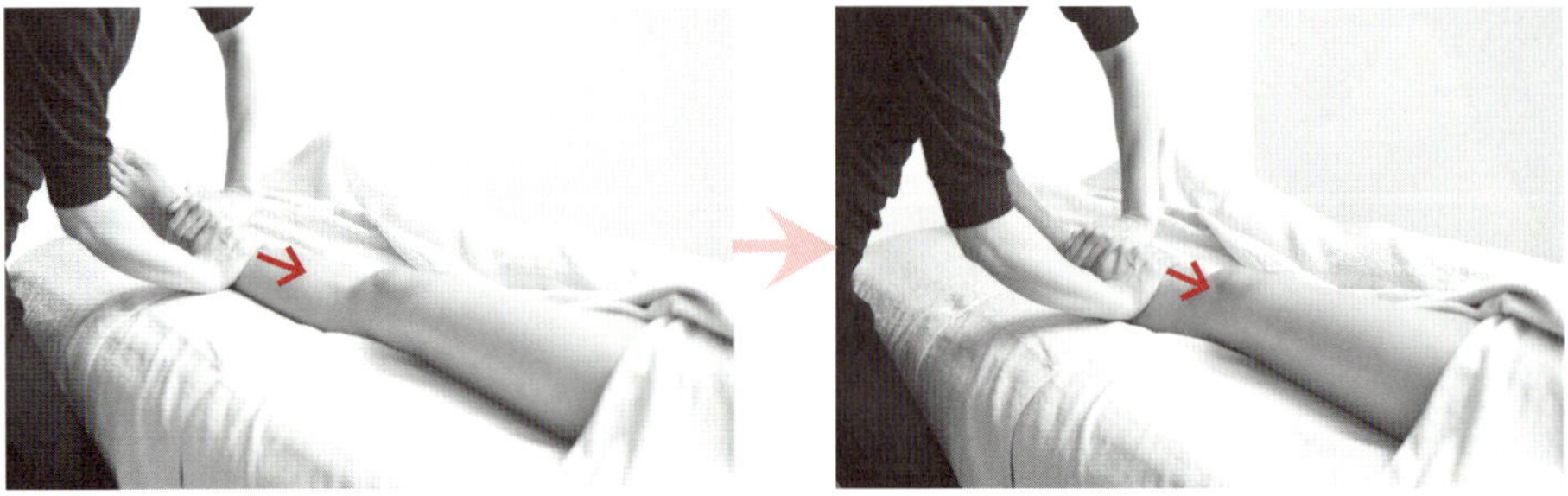

《太もも》

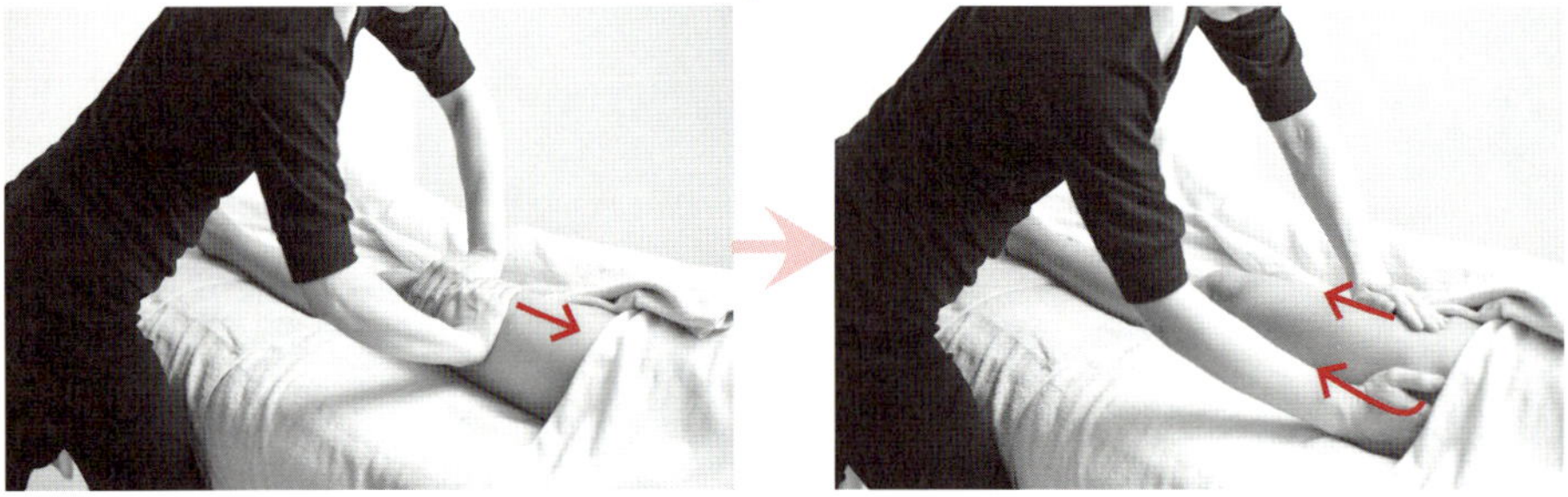

14 ①全体を軽擦する

自 セ 卵

足首からふくらはぎを軽擦。次に、太ももを軽擦します。
施術前との足の変化を感じながら行います。

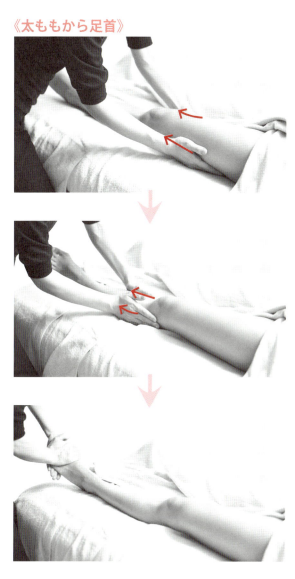

《太ももから足首》

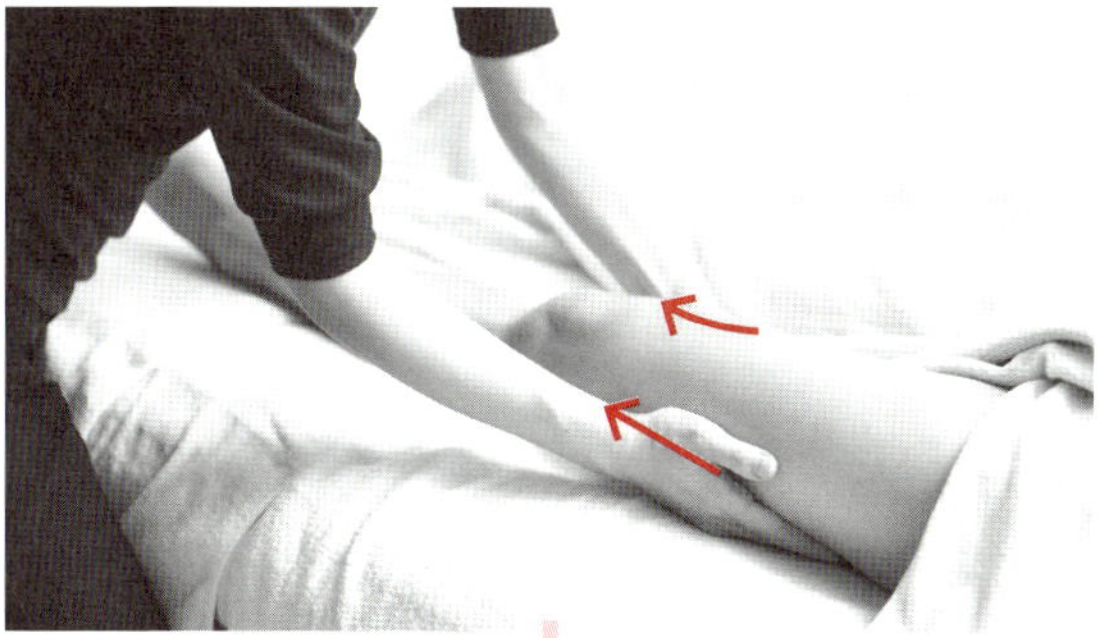

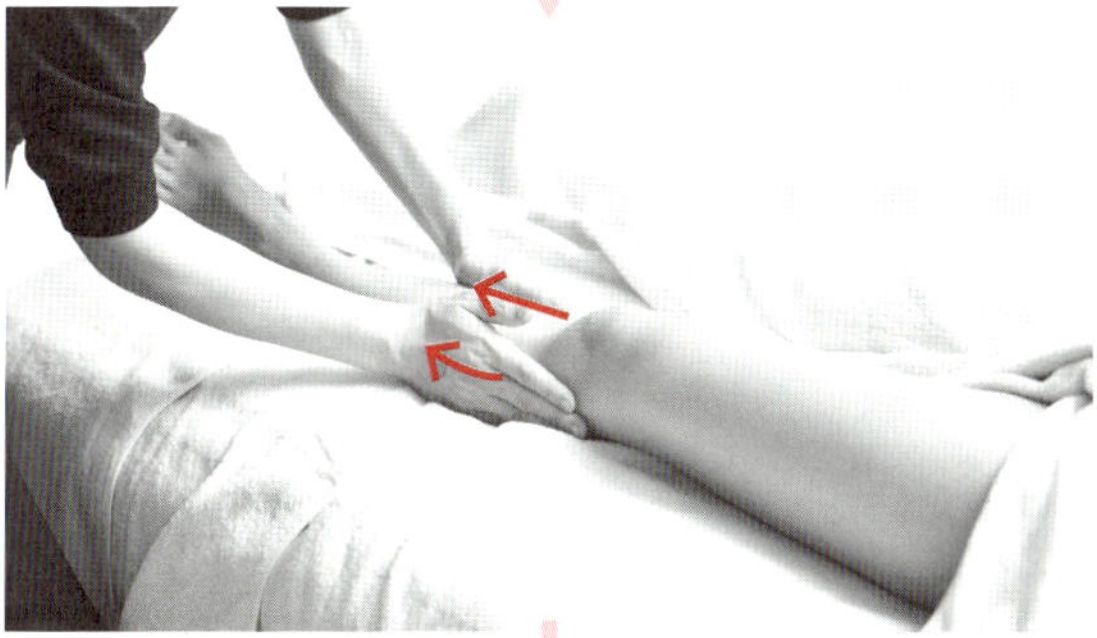

②足首へと戻る

自 セ 卵

太ももから足首へと戻ります。

お 腹

《肋骨と骨盤》

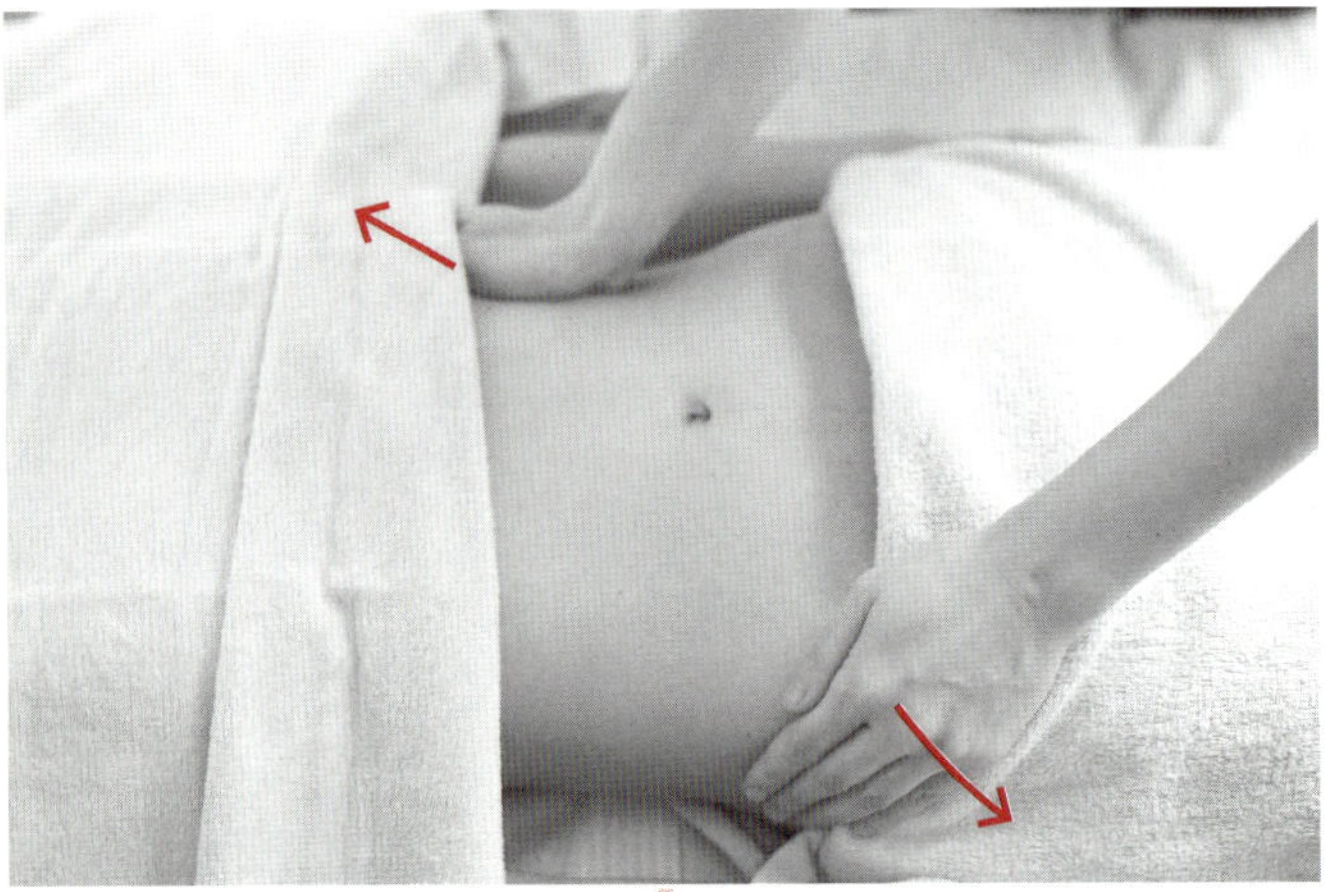

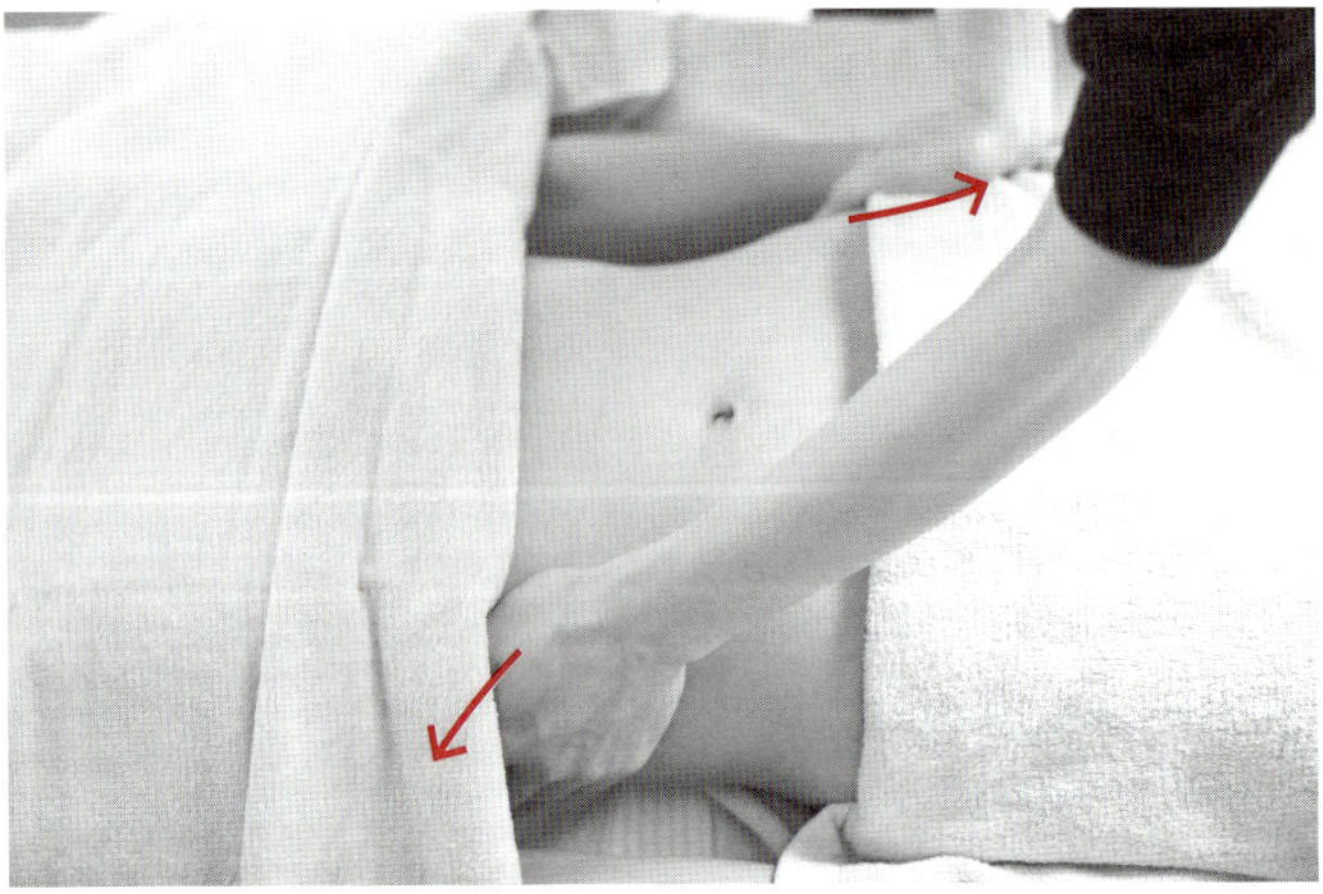

1 肋骨と骨盤を左右に伸ばす

＊ 自 セ 卵

肋骨と骨盤に手を当てて、左右に伸ばし、手を入れ替えて肋骨と骨盤に手を当て、左右に伸ばします。

普段収縮しやすい腹部の筋肉（腹直筋）を伸ばして、内臓へ循環を促します。

《横隔膜から骨盤》

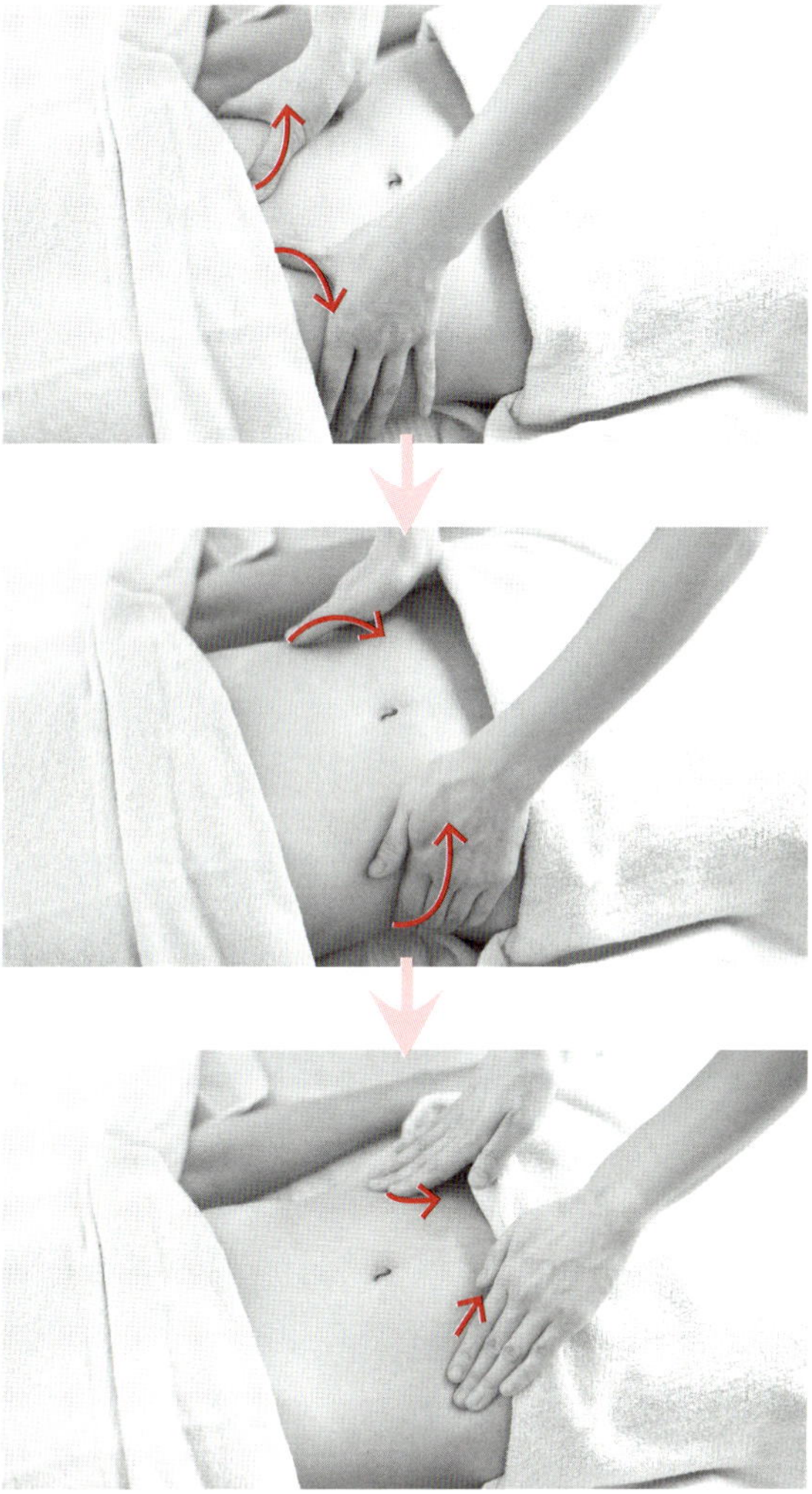

2 横隔膜から骨盤へ流す

自 セ 卵

横隔膜内側から外側へ拇指で軽擦した後、
背中から骨盤内側までを手掌で軽擦していきます。
自律神経の乱れで固くなりがちな横隔膜を丁寧に流します。

《骨盤内側》

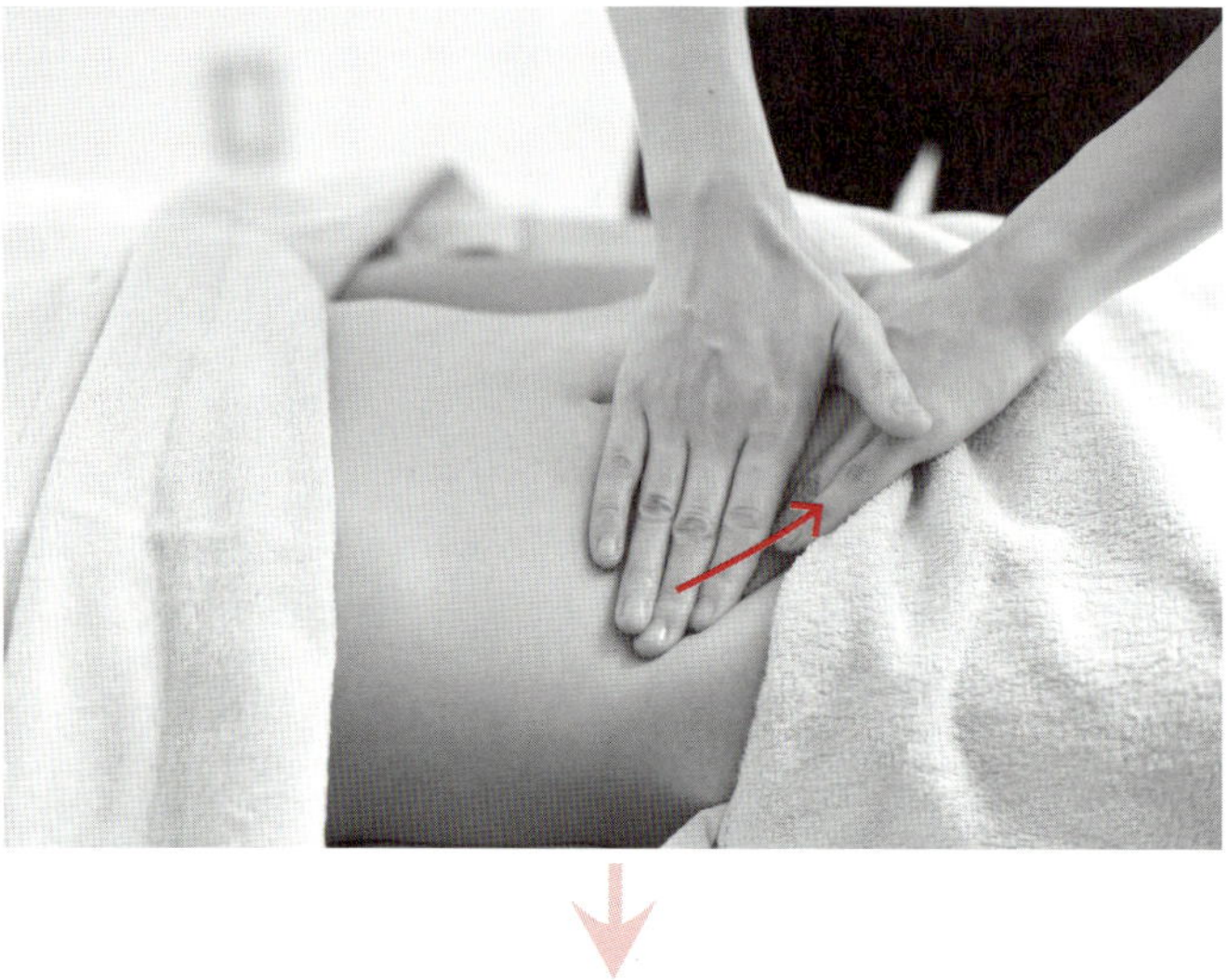

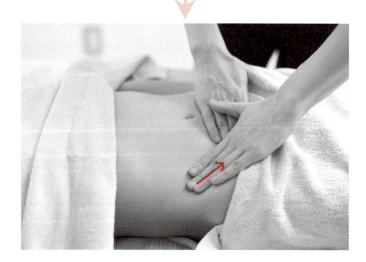

3 骨盤内側をしっかり流す

＊ 自 セ 卵

骨盤内側に四指を密着させて左右に軽擦していきます。
子宮・卵巣へ血流を促します。

《水分ツボ》

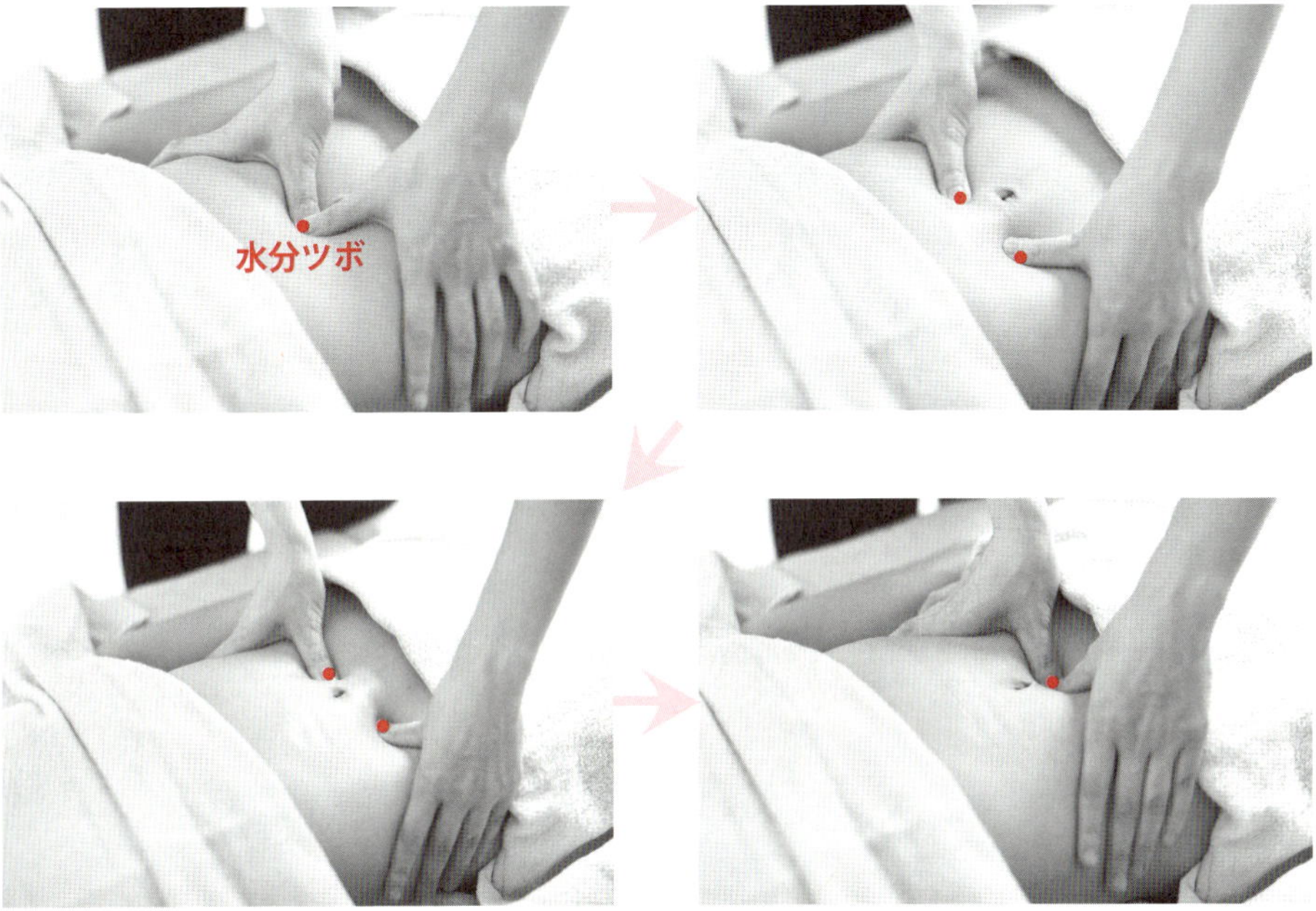

4 水分ツボを中心にへそ周りをプッシュ

自 セ 卵

水分ツボをプッシュ。次に、へその周りを囲むように水分ツボの横をプッシュ。
続いて、へその周りを囲むようにへその横をプッシュ。
最後にその周りを囲むようにへその下をプッシュします。
小腸の働きを高めてリンパの排泄を促し、血流をアップさせます。

《骨盤》

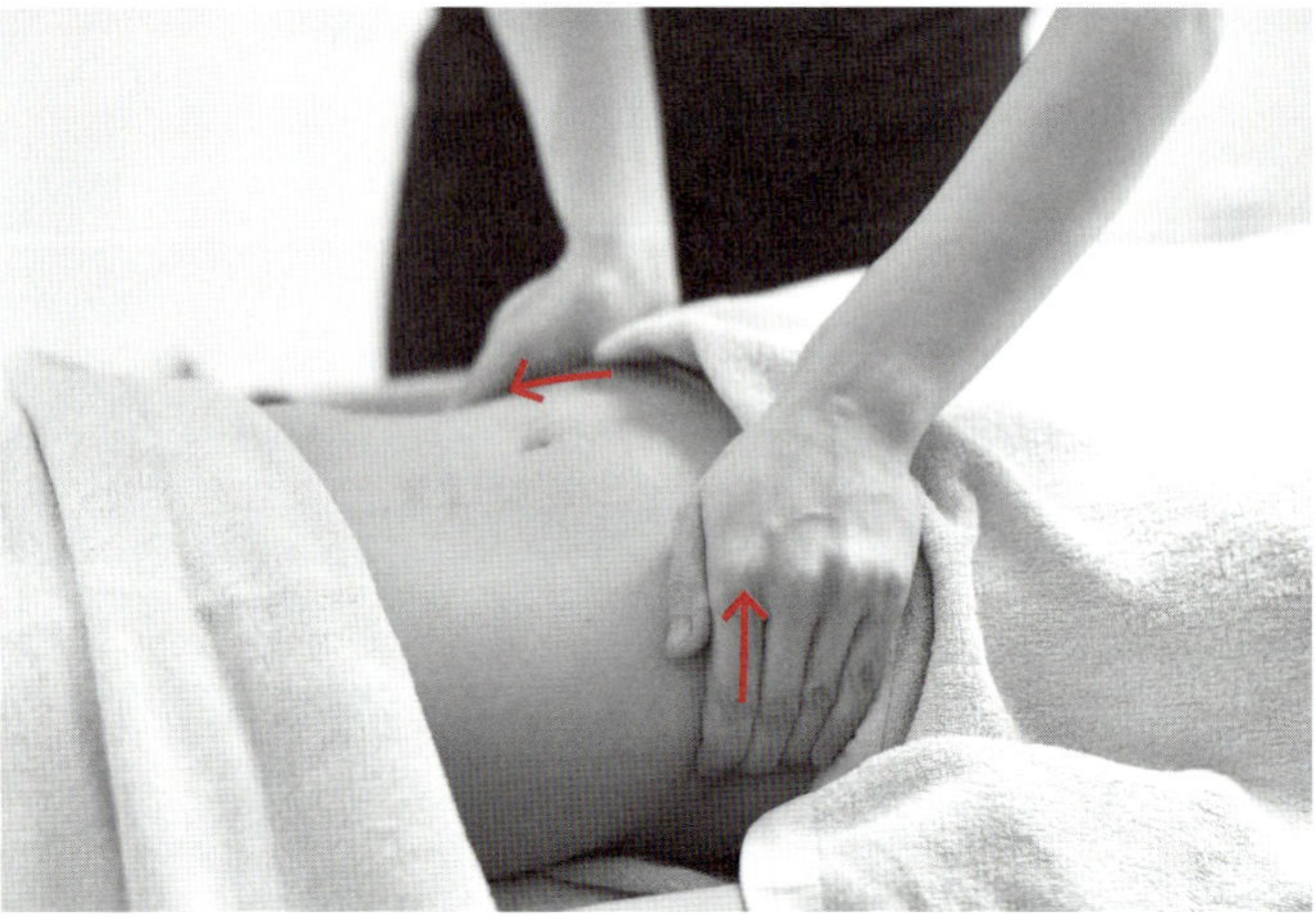

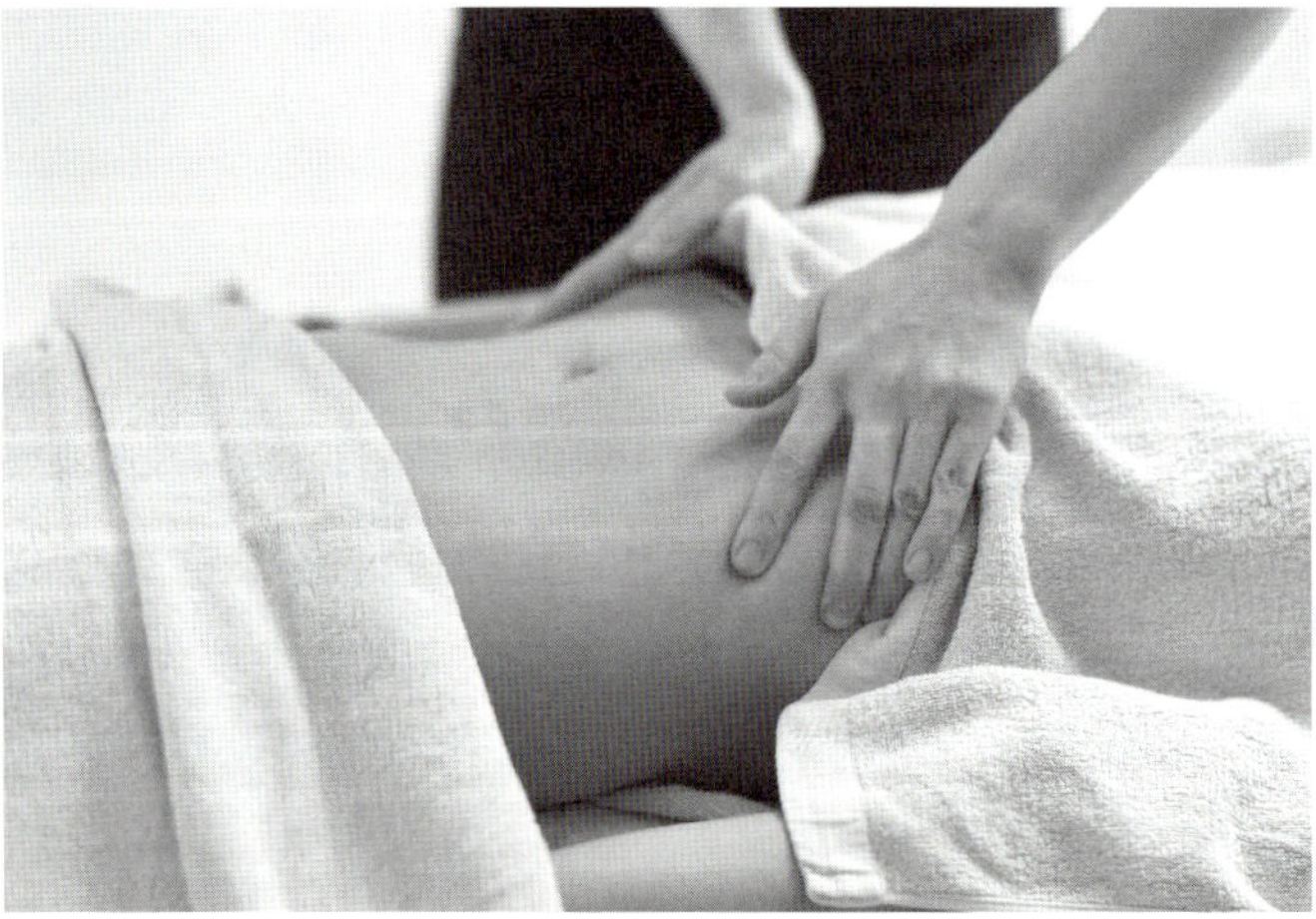

5 骨盤を正しい位置に戻す

＊自セ卵

骨盤に手を添え、周辺の筋肉をゆるめながら骨盤を正しい位置に戻します。骨盤の開閉をスムーズにし、女性ホルモンのバランスを整えます。

腕

《肘》

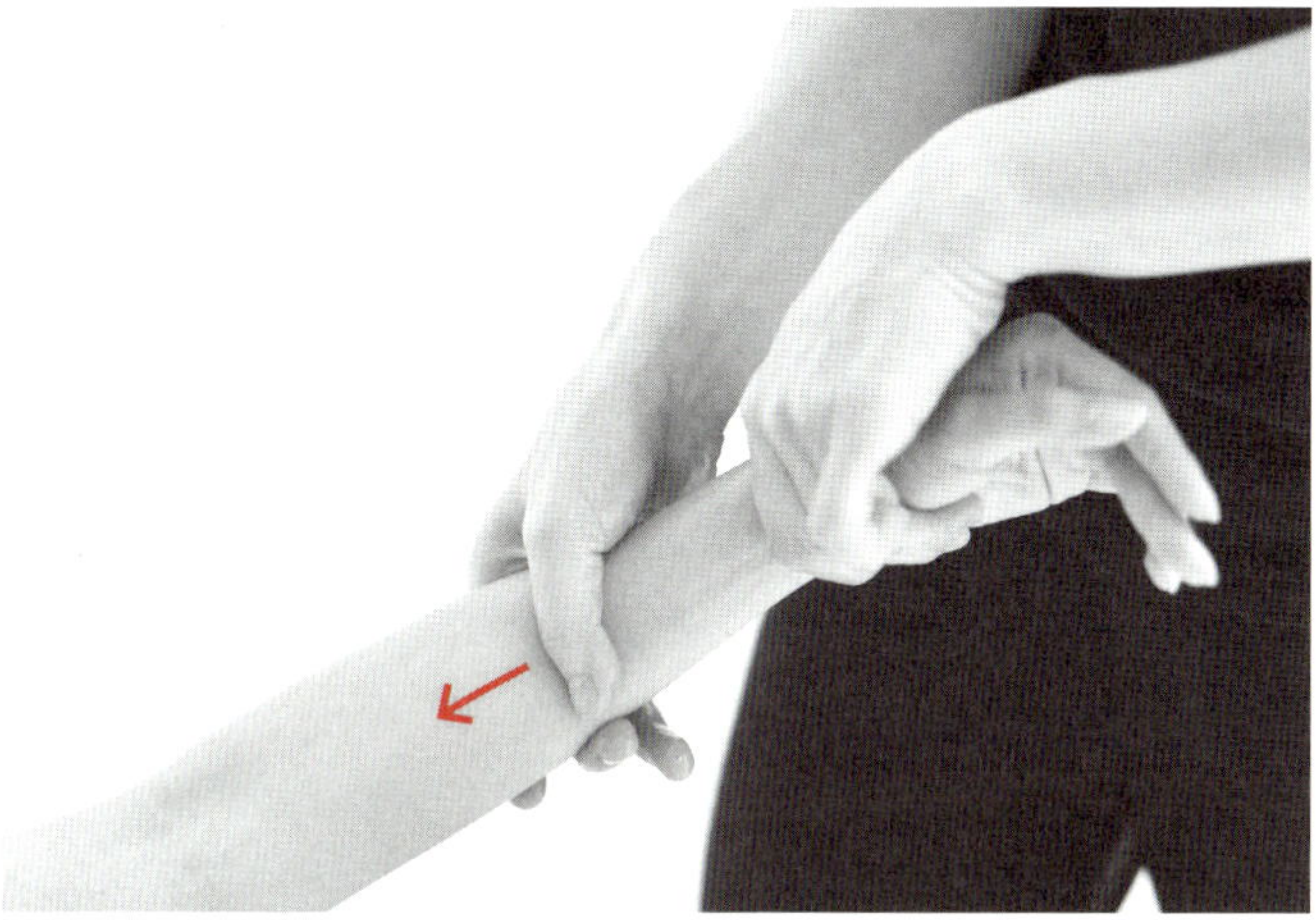

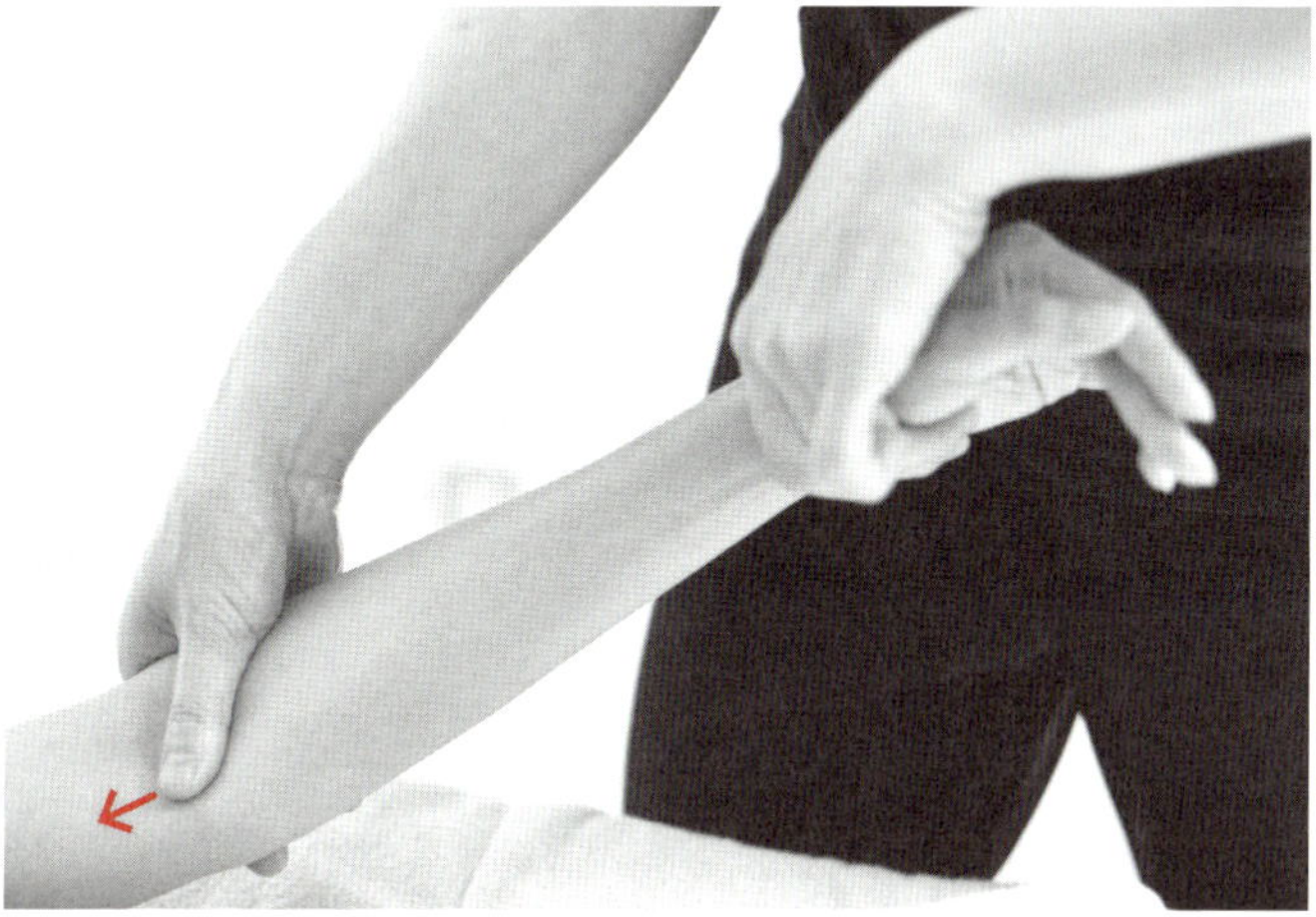

1 肘をしっかり流す

自 セ 卵

手首から肘までを拇指で軽擦。肘リンパ節を流します。

《手の甲》

2 手の甲を扇状に流す

＊自セ卵

手の甲を開くように拇指で軽擦。末端の収縮しがちな筋肉をゆるめて血流を促します。

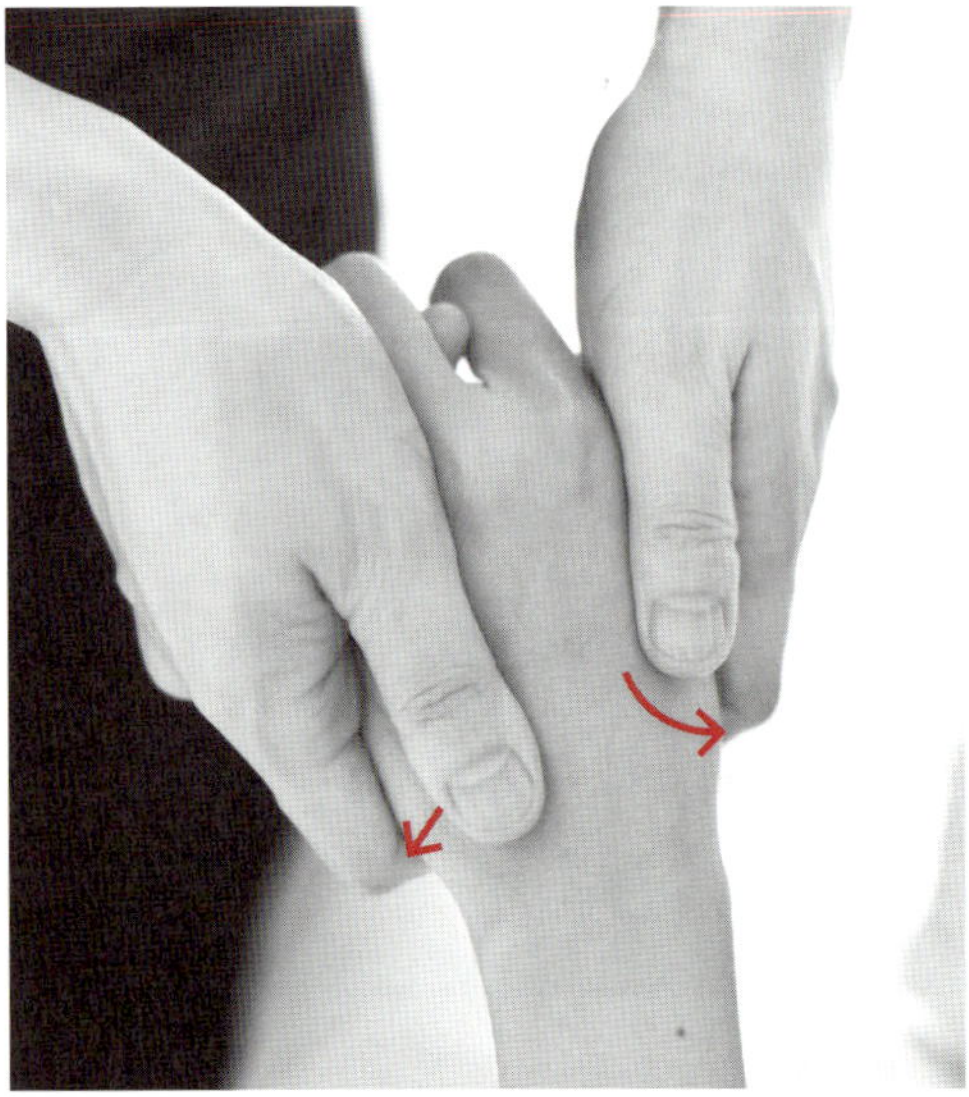

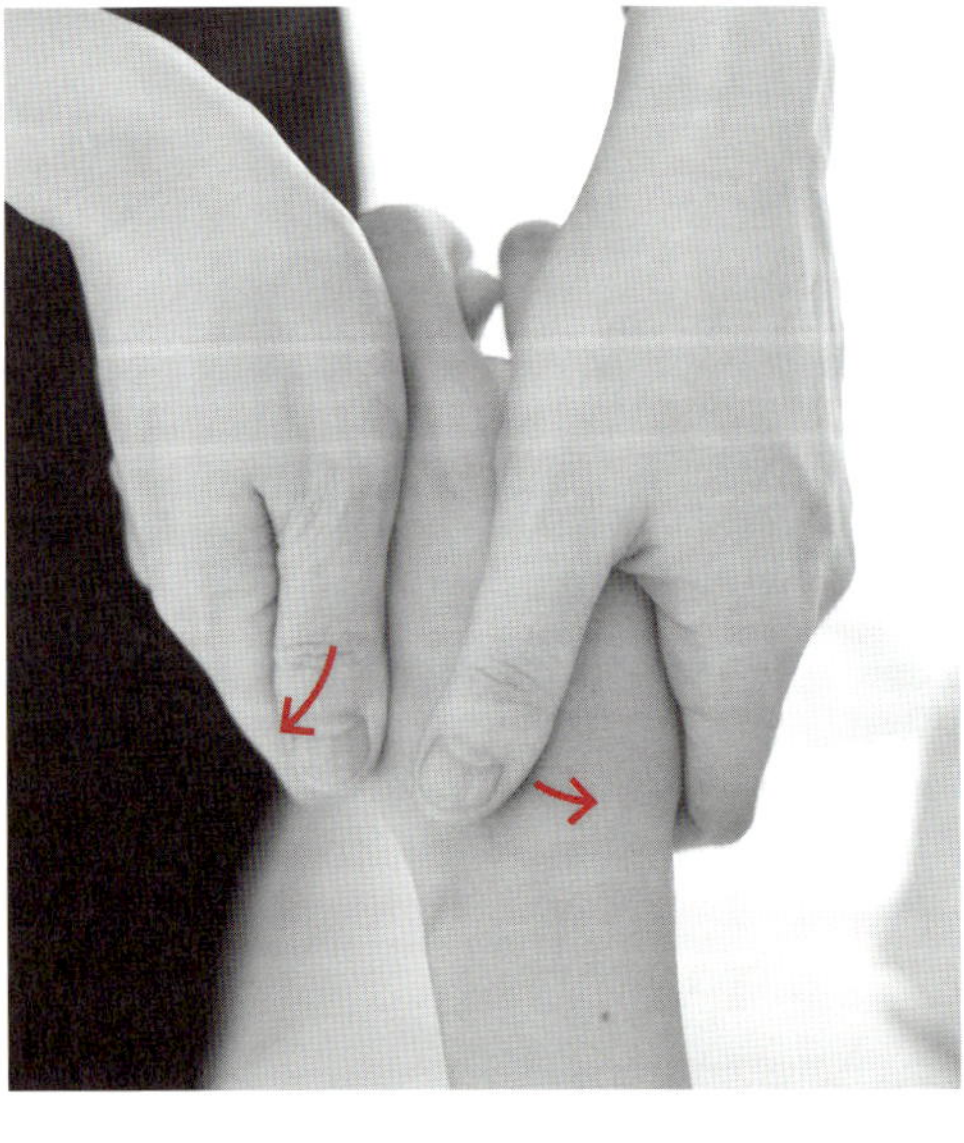

《指から指間》

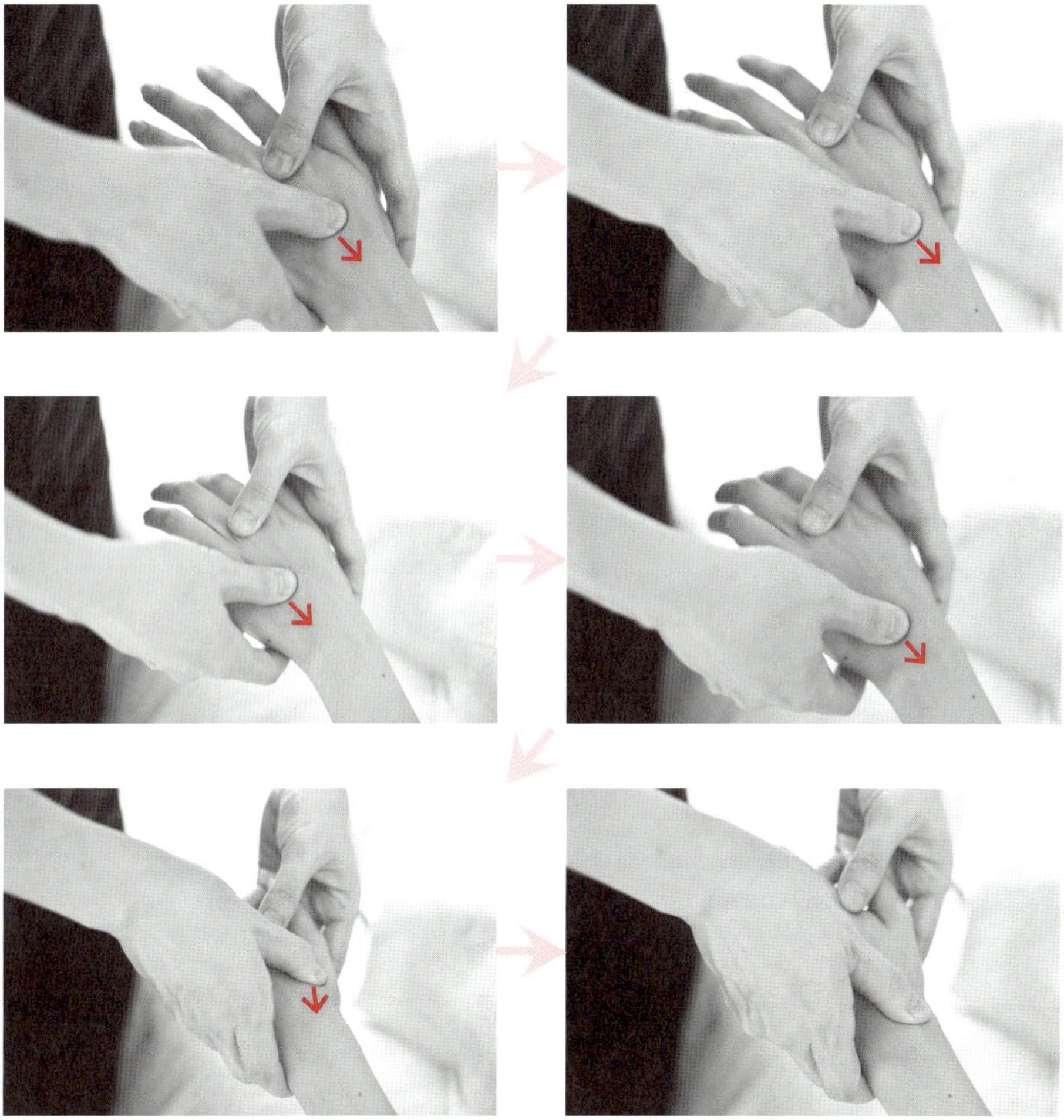

3 指から指間へ流す

自 セ 卵

人差し指と中指の間の指間を手首に向かって拇指で軽擦。
次に、中指と薬指の間を手首に向かって拇指で軽擦。
続いて、薬指と小指の指間を手首に向かって拇指で軽擦。
そして、親指と人差し指の間から手首に向かって拇指で軽擦します。
末端の凝りをほぐして、血流をアップさせます。

《手のひら》

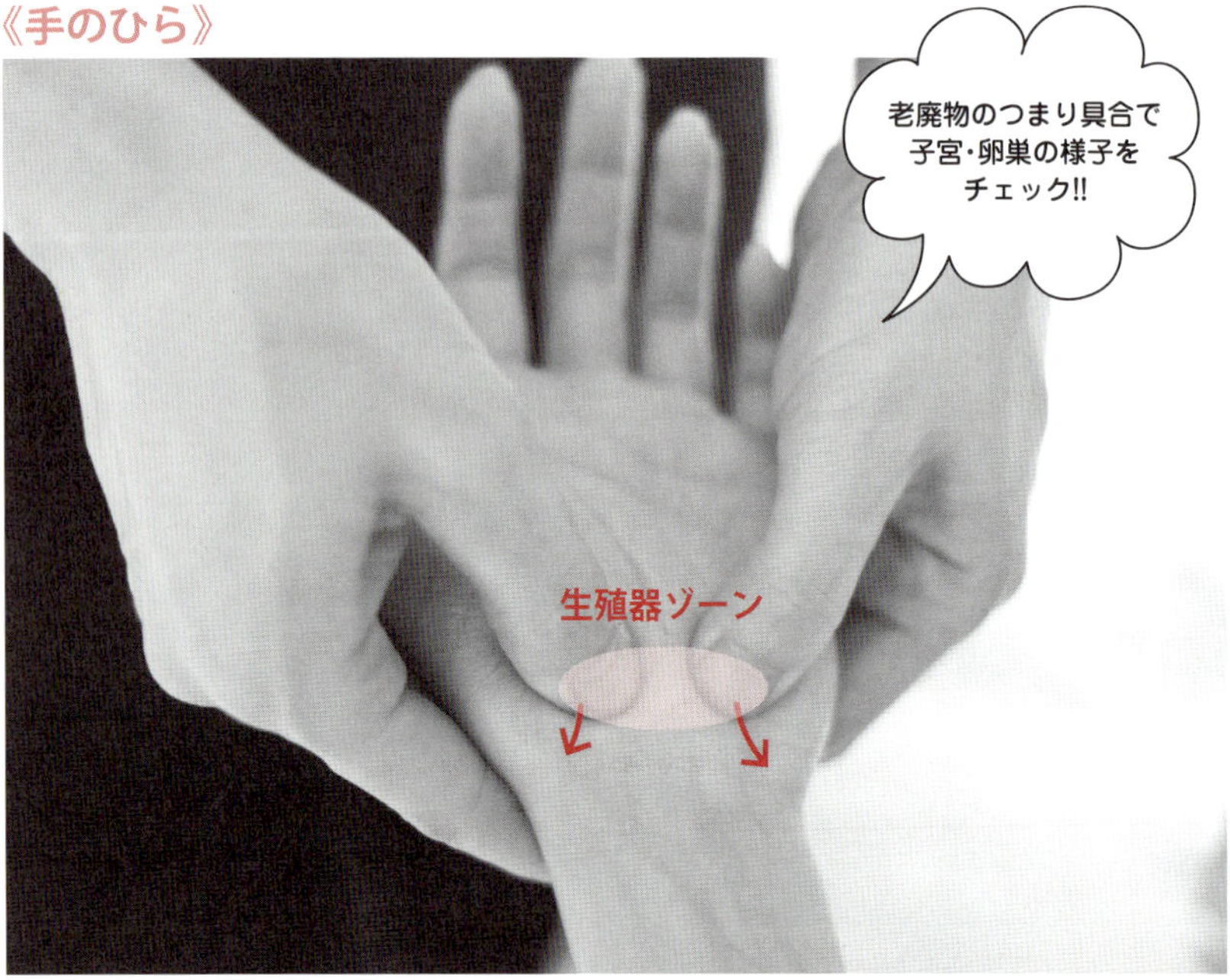

4 手のひらを流す

自 セ 卵

手のひらの下部にある生殖器ゾーンのゴリゴリを
チェックしながら拇指で軽擦。
老廃物のつまり具合で子宮・卵巣の様子をチェックします。

《手のひら》

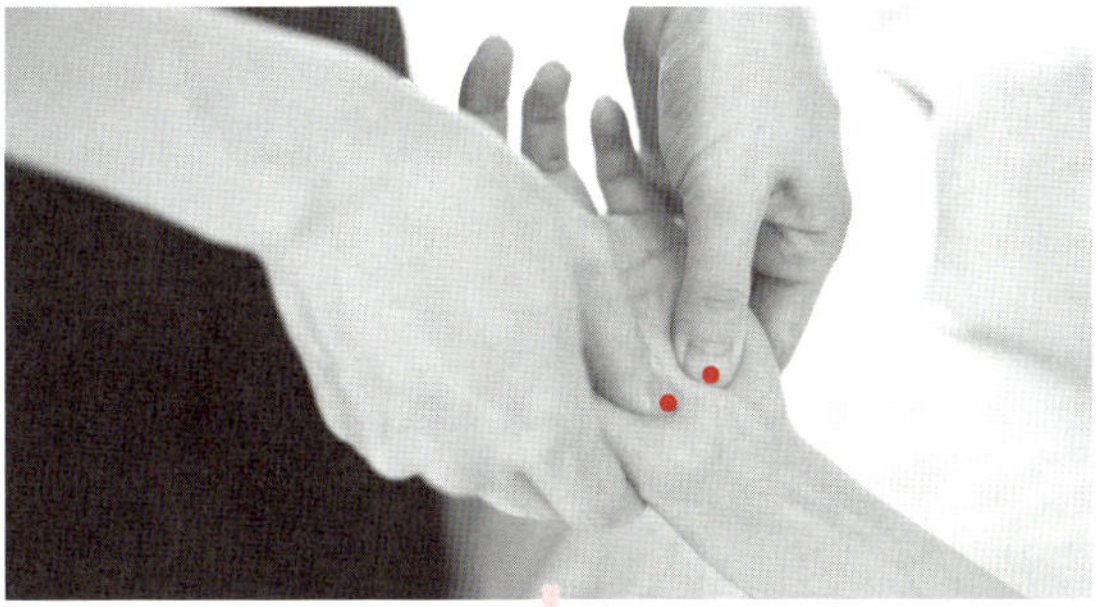

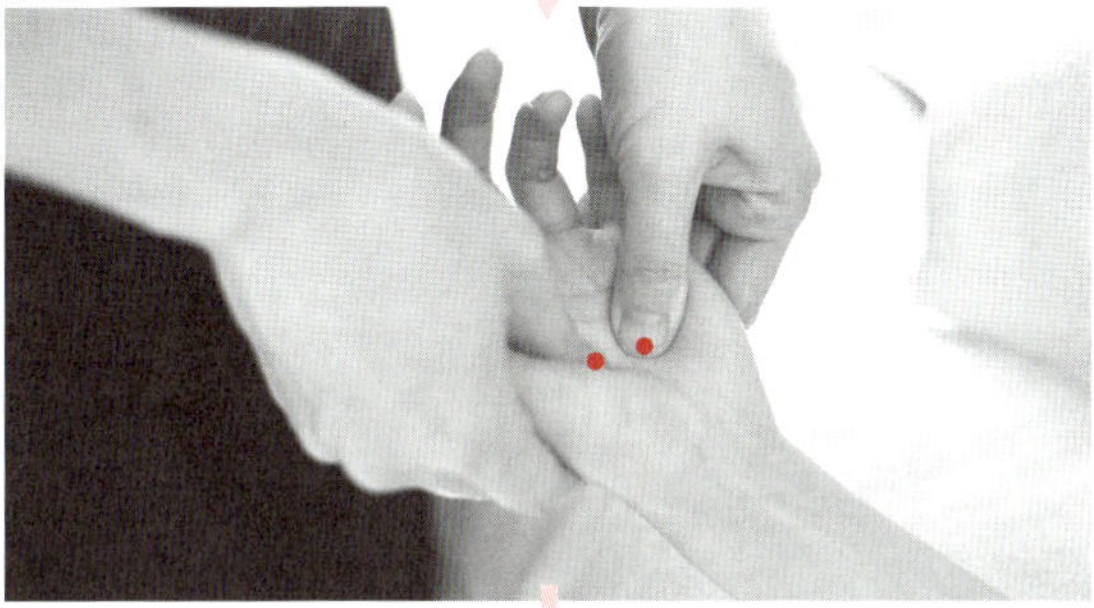

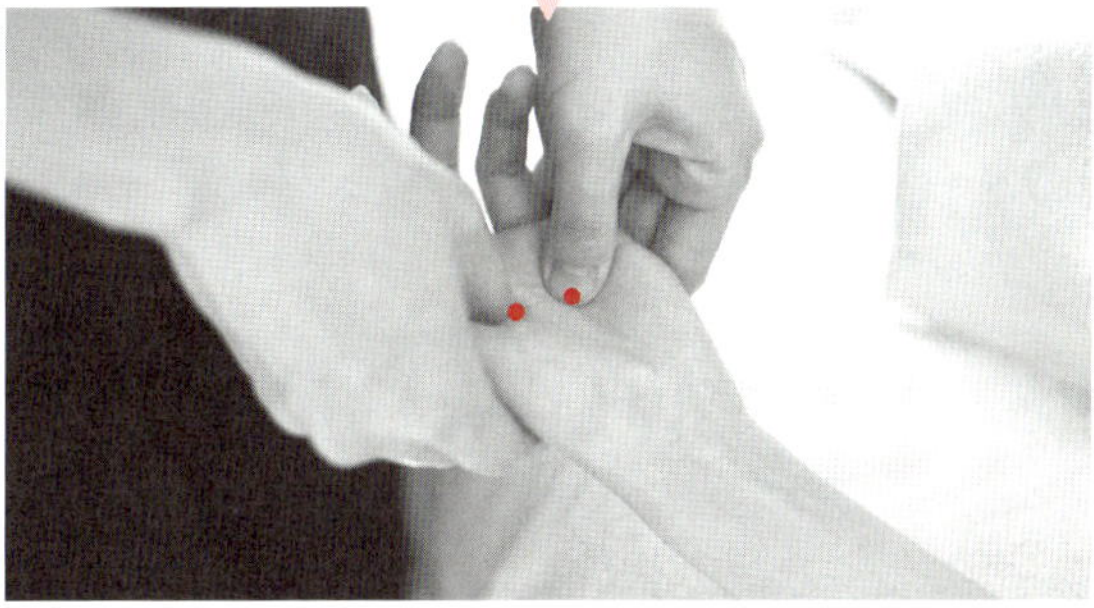

5 手のひらをプッシュ

自 セ 卵

手のひらの下部から上部まで均等に３点プッシュ。
手のひら全体をゆるめます。

《脇リンパ》

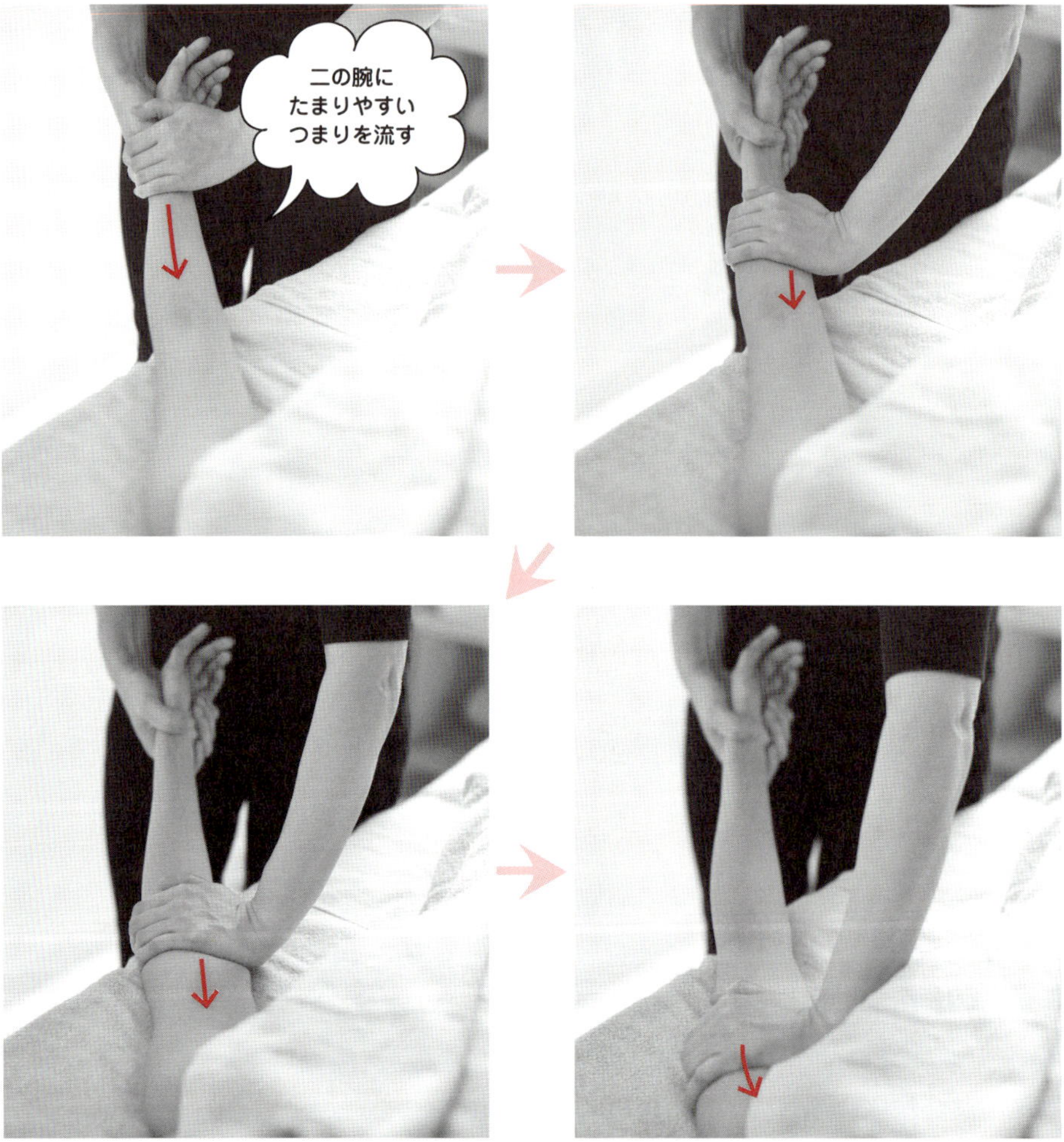

6 脇リンパへ向けて流す

＊自セ卵

手首から、肘、脇リンパへ向けて片手で腕を軽擦。
二の腕にたまりやすいつまりを流します。

《外関のツボ》

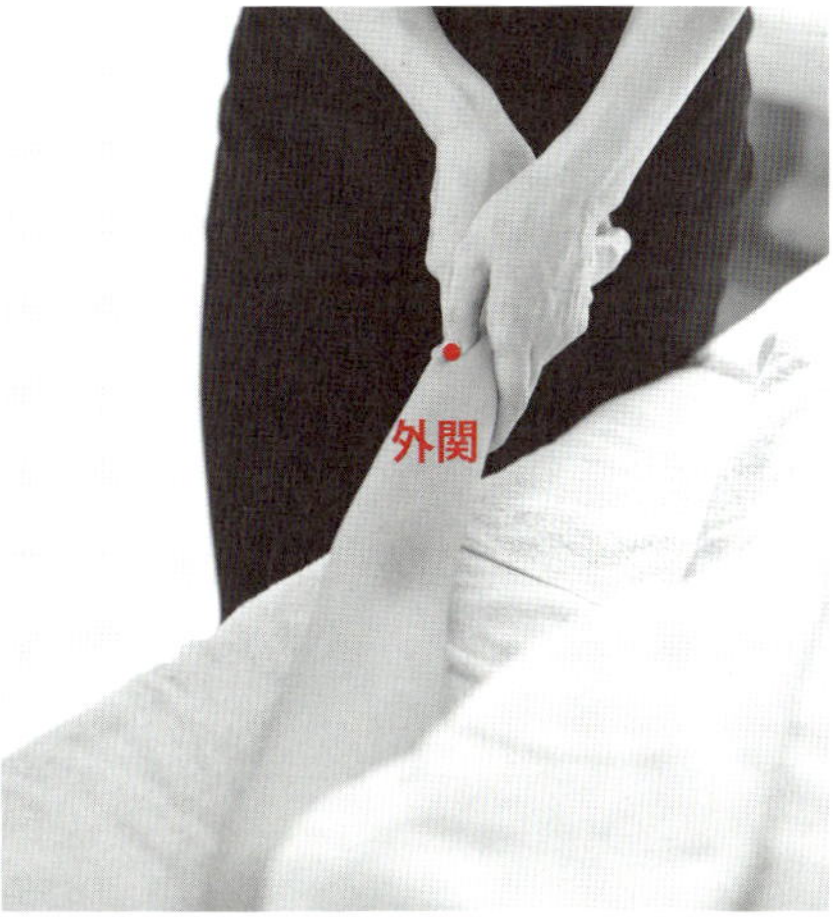

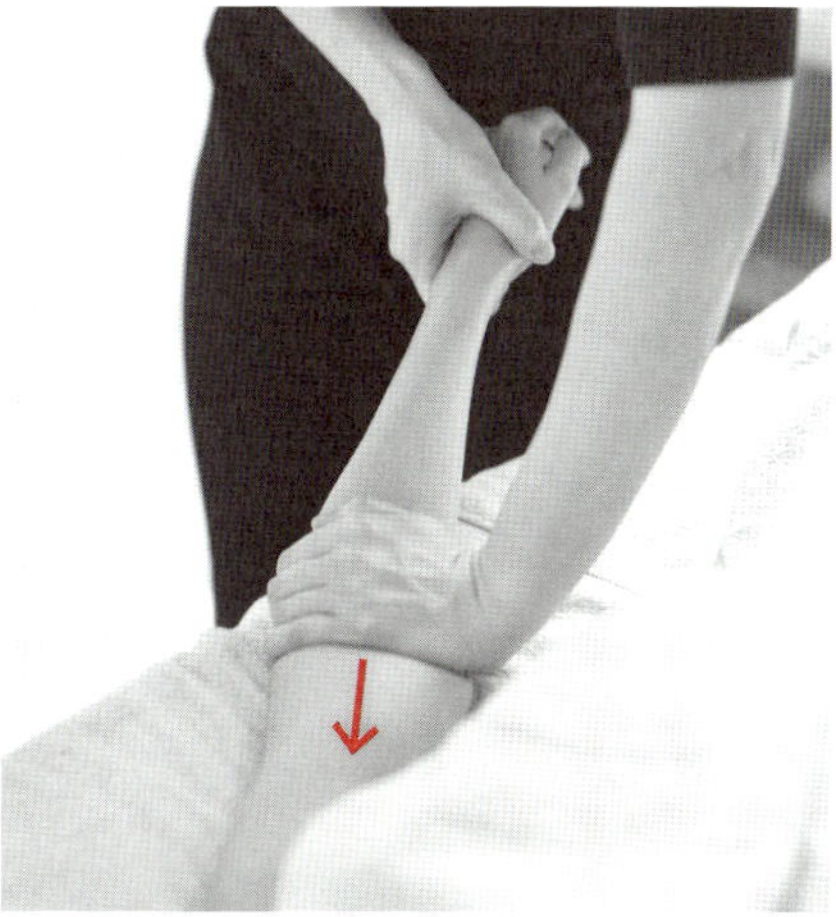

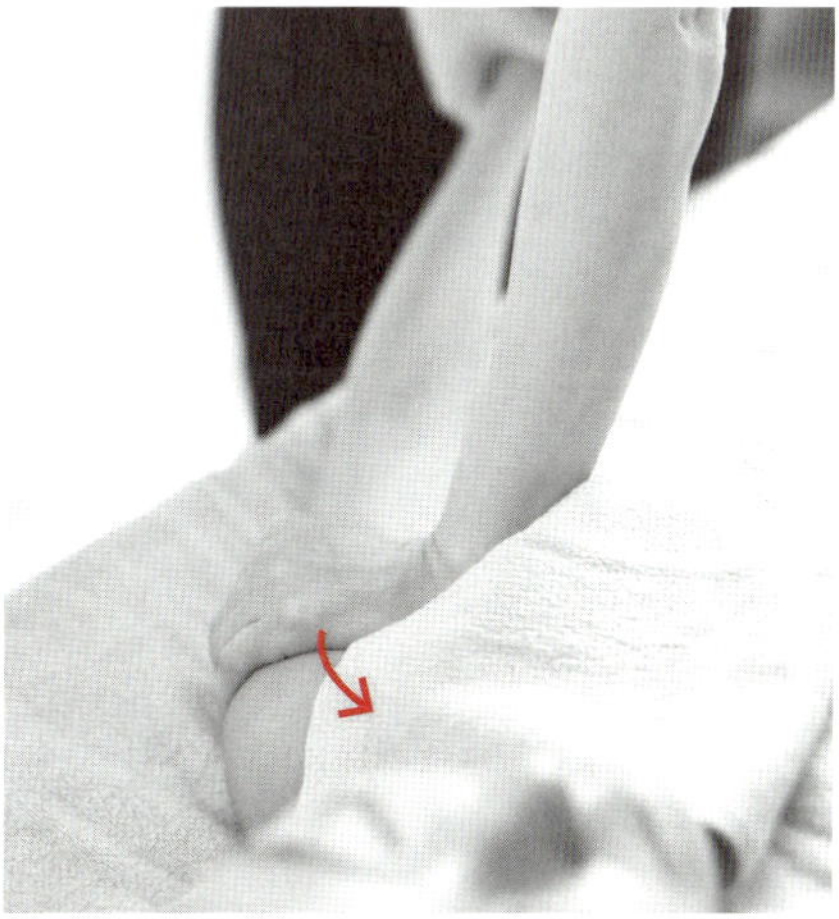

7 外関のツボを流す

自 セ 卵

副交感神経を刺激する外関のツボをプッシュ。
次に、ツボ押しから脇リンパへ向けて片手で腕を軽擦します。

デコルテ

《大胸筋》

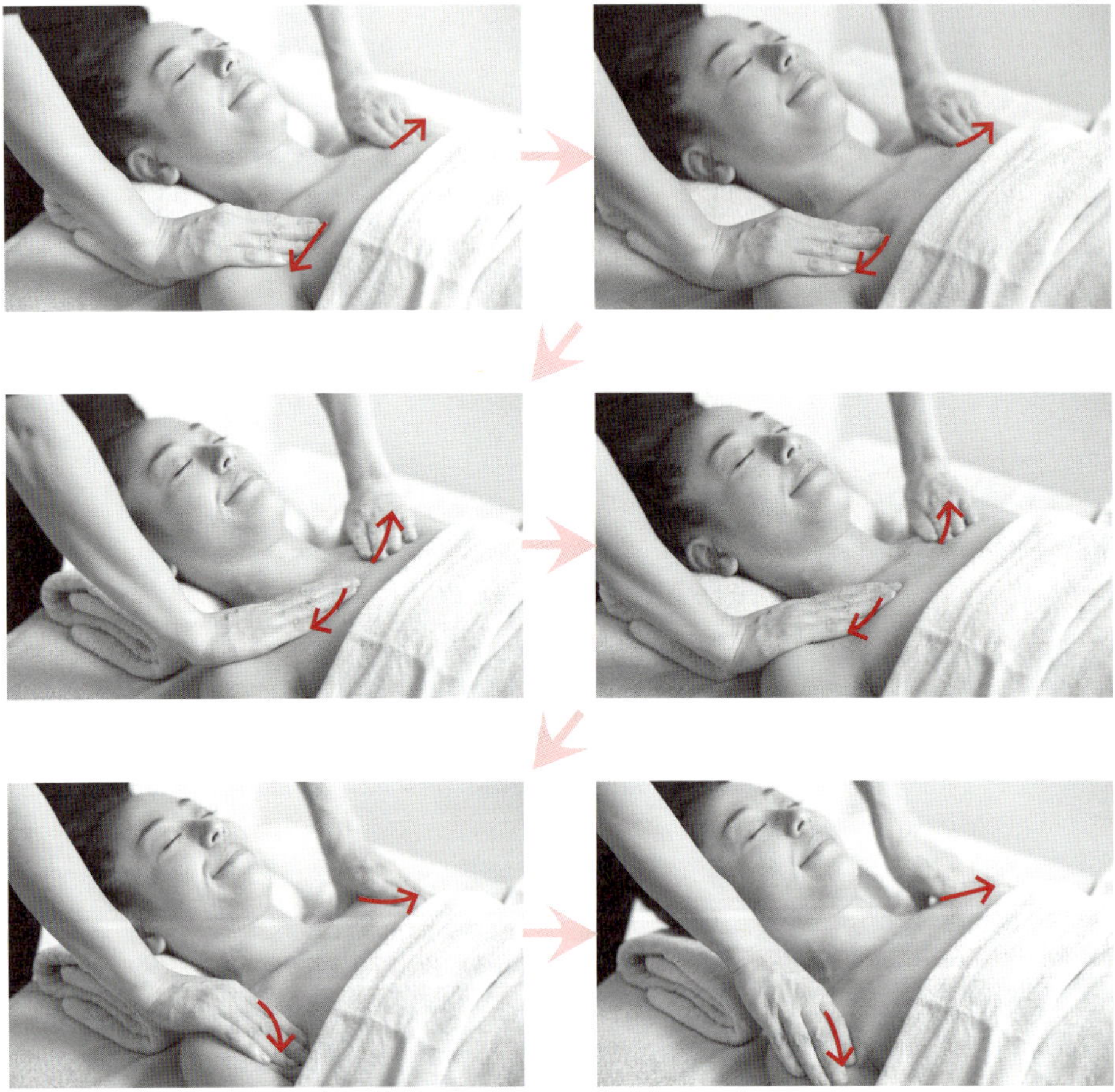

1 大胸筋を圧迫して流す 自 セ 卵

大胸筋を押し広げるように四指で軽擦。肩が前に入り、収縮しやすいデコルテを広げて、呼吸もしやすくします。

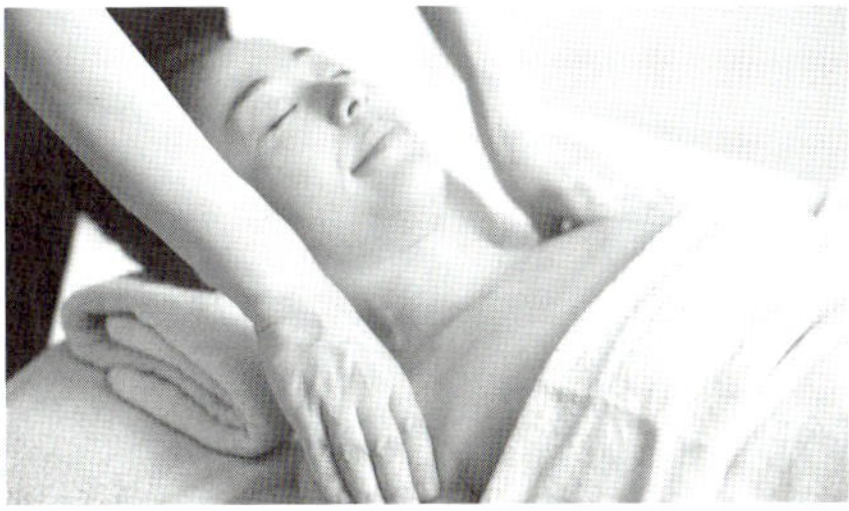

特に自律神経タイプにおすすめの手技

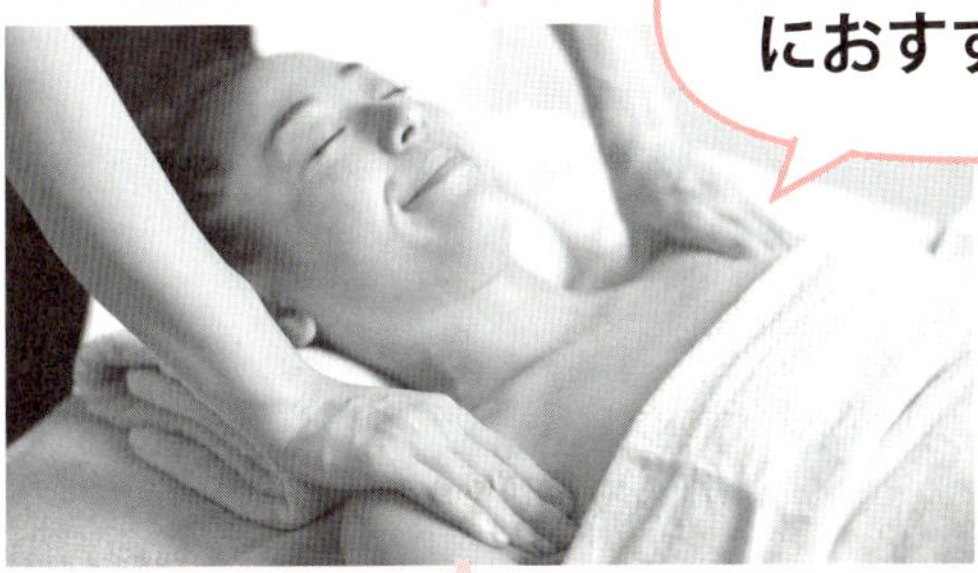

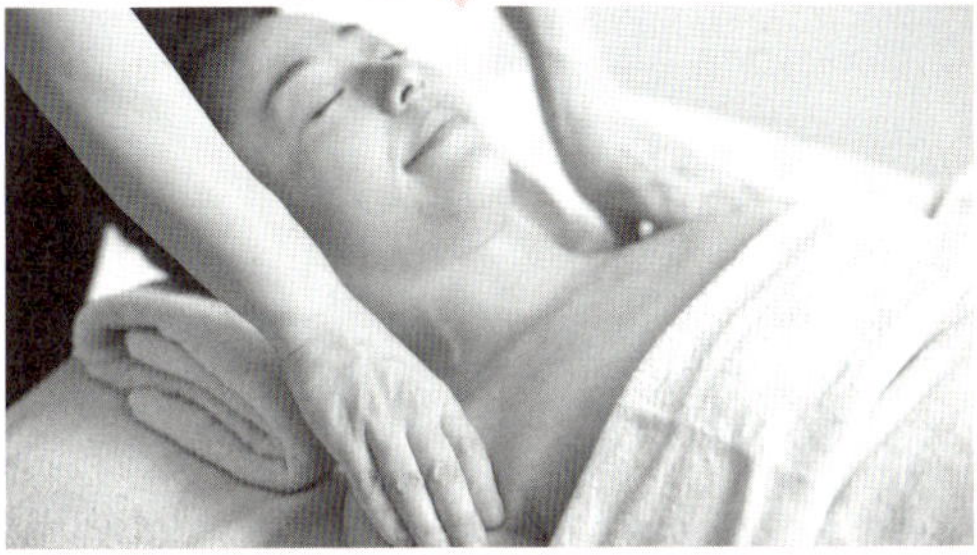

大胸筋を圧迫して流す

自 セ 卵

肩を後方に引き内側に入っている肩を正しい位置に戻します。肩こりが出やすく、大胸筋も凝っていることが多いため、しっかりゆるめます。

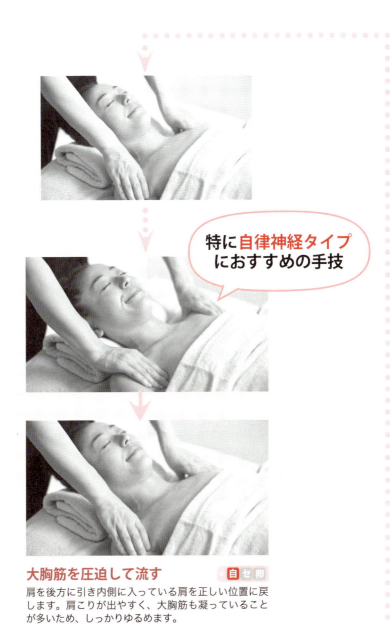

《鎖骨下筋》

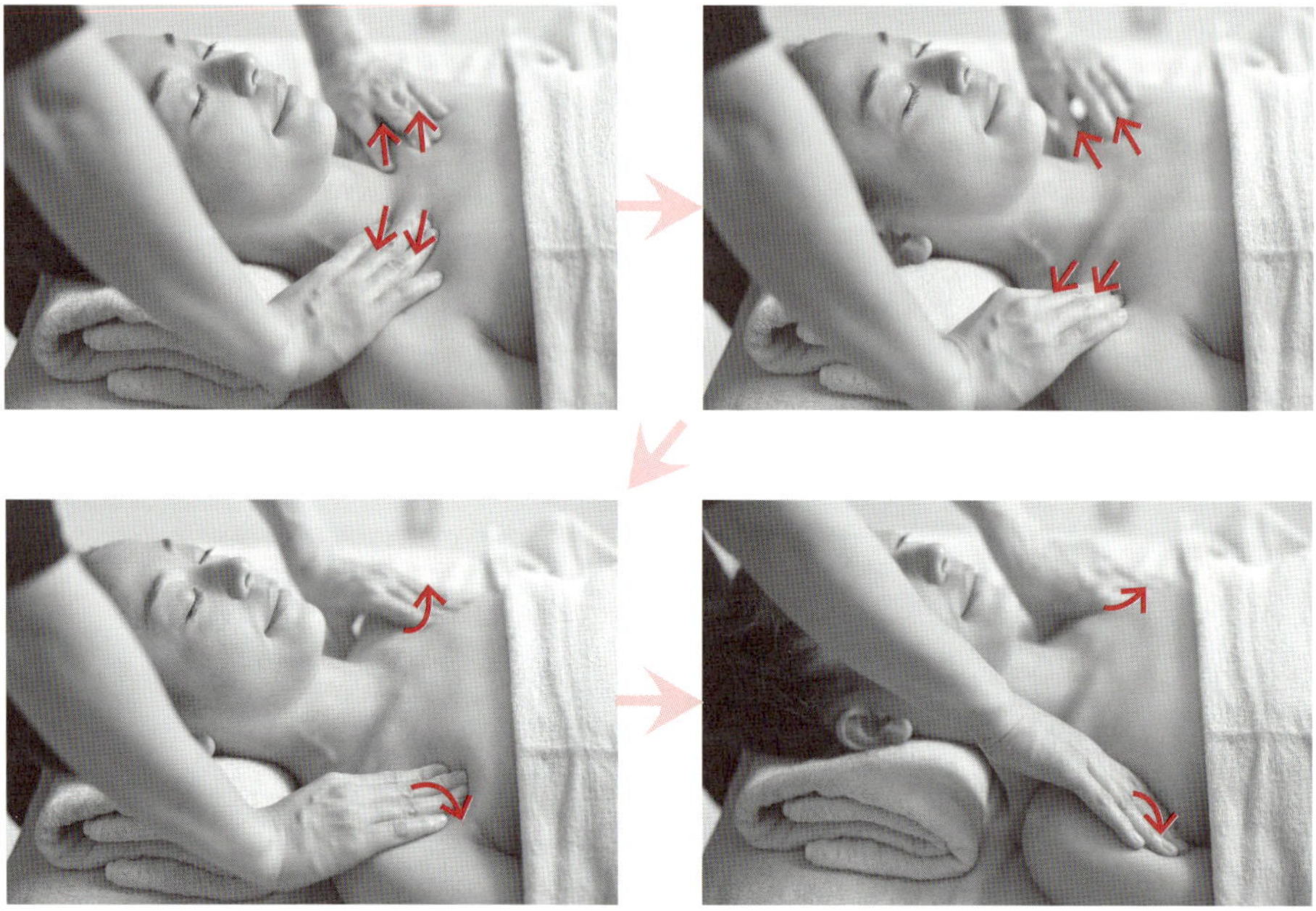

2　鎖骨下筋からリンパをほぐす

自 セ 卵

2指と3指で鎖骨をはさみ、内側から外側へ軽擦。

四指で脇リンパを円を描くように流します。

老廃物が全身や頭部から合流してくる鎖骨はつまりが出やすいため、しっかり流します。

POINT

右と左の鎖骨のつまりをチェックします。

《首から肩》

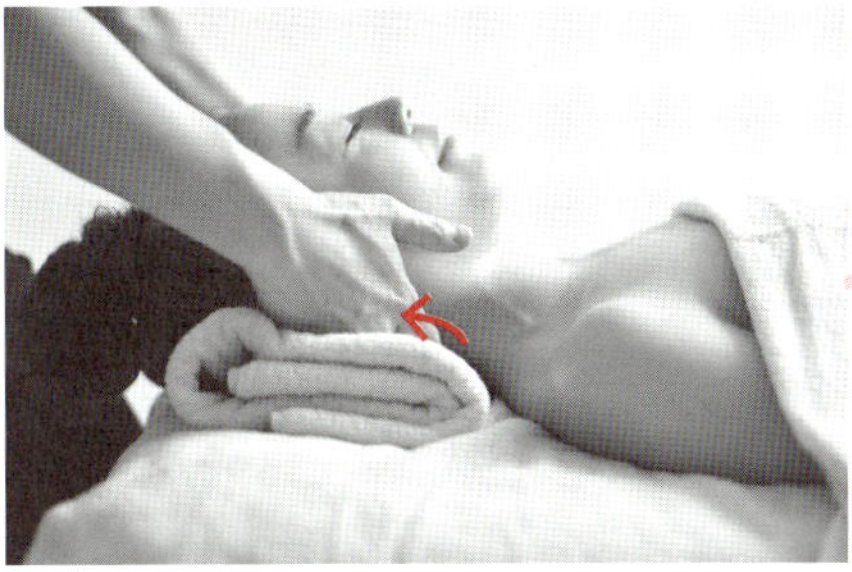

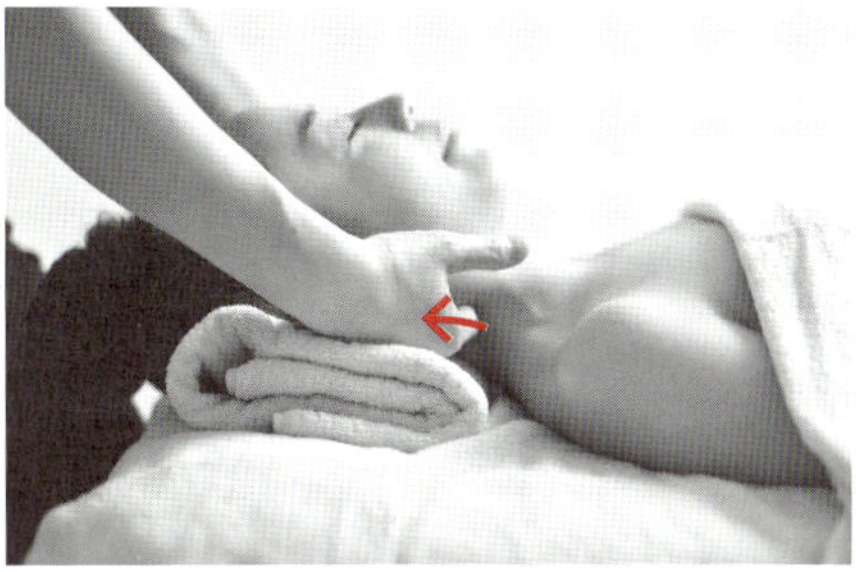

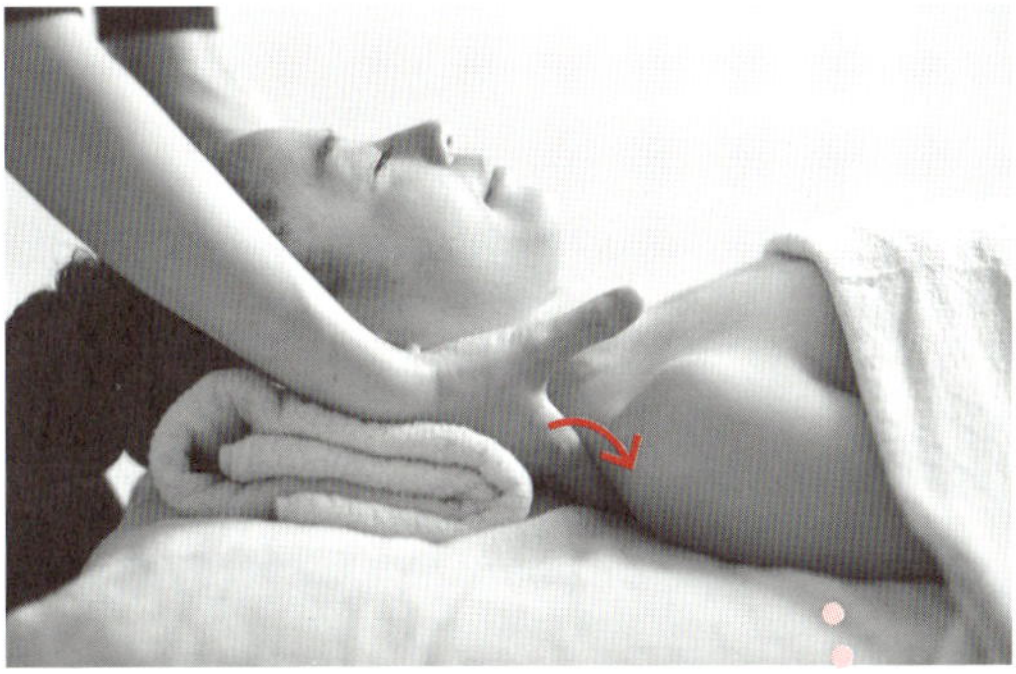

3 首から肩にかけてほぐす 自セ卵

後頸部を肩に向かって四指で軽擦します。

特にセロトニンタイプにおすすめの手技

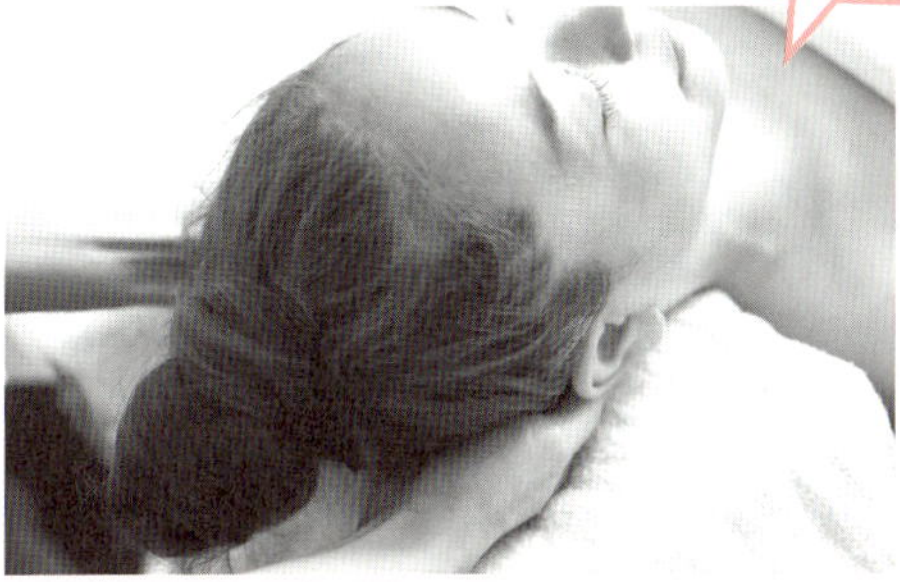

天柱をプッシュ 自セ卵

天柱をしっかりとプッシュします。
頭部にむくみが出やすいため、天柱を刺激して循環を促します。

第5章

「女性ホルモン」を整え、
身体の中と外の両面から美を極める!

3タイプ共通 フェイシャル トリートメント

フェイシャルトリートメントは
月経周期によって変化の大きい肌状態に
合わせたテクニックを実施できることが大切です。
月経周期別の肌状態について見極めができるよう
学んでいきましょう。

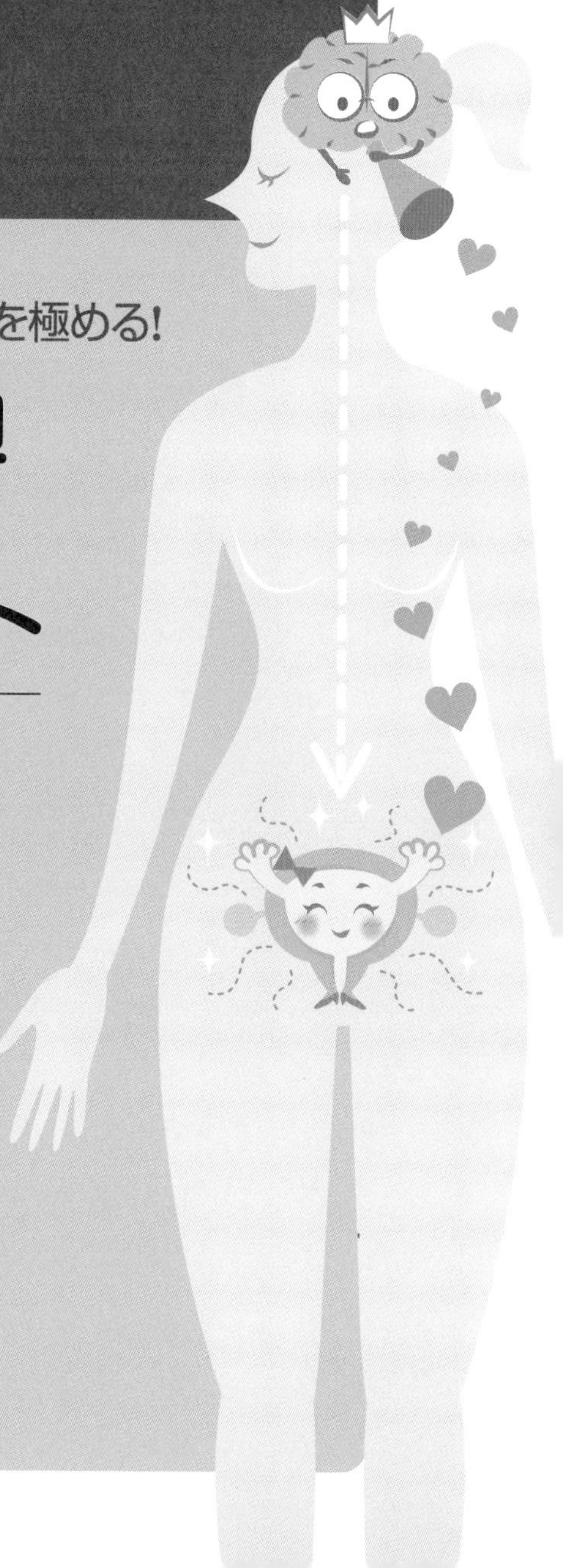

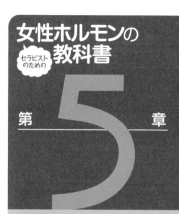

女性ホルモントリートメントで使用する部位

フェイシャルトリートメントでは、基本的に月経周期別で行いますが、タイプによってポイントが異なりますので、顔だけでなく全身を意識ながら施術しましょう。

アプローチするツボ ＆ 筋肉 MAP

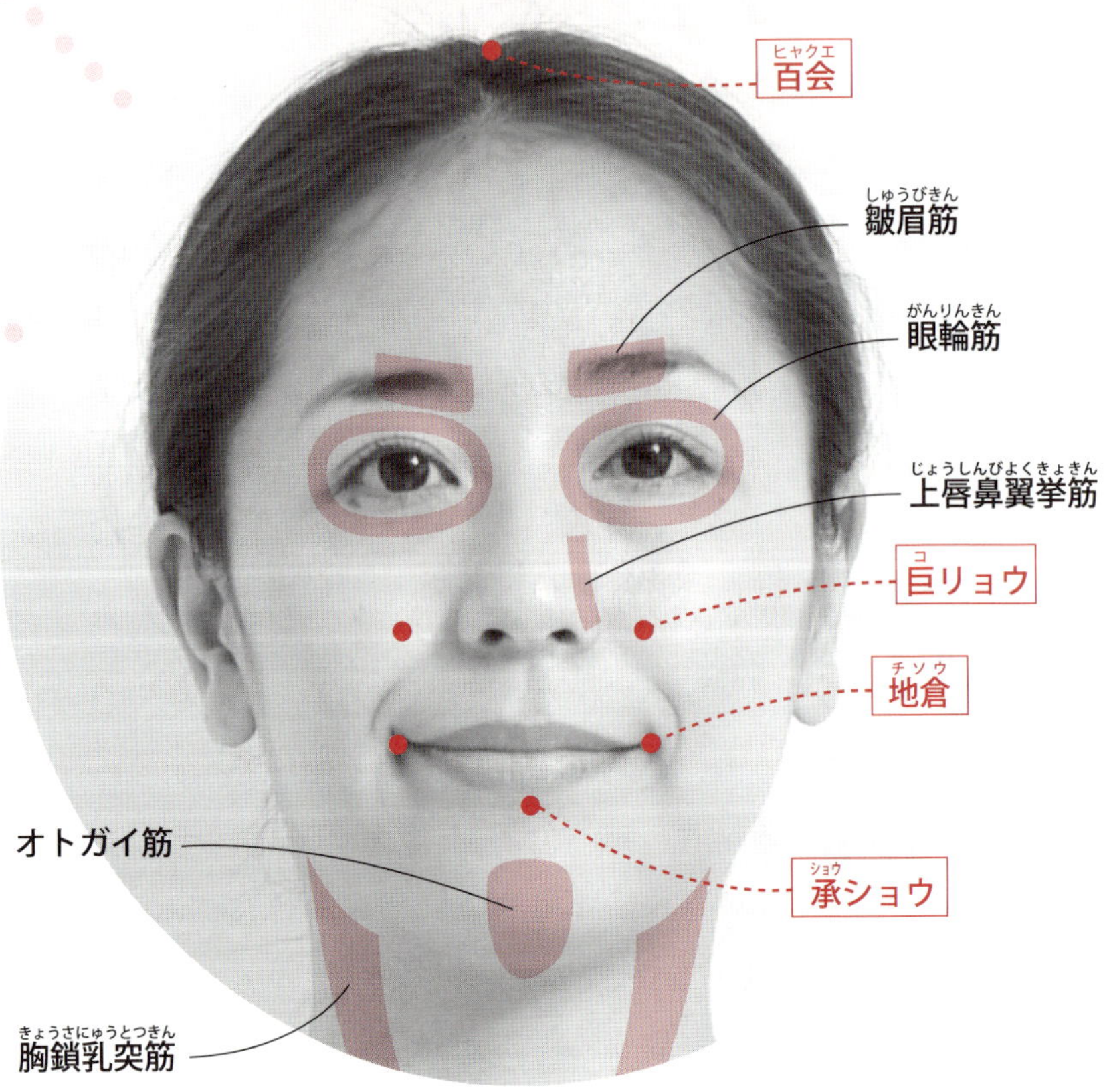

自律神経乱れタイプ

施術 POINT 『脊柱ラインからバランスを整える』

背骨に沿って起立筋の内側を首の付け根から腰部まで、2指か3指で流していくことで、脳からの信号がスムーズに伝達でき、女性ホルモンの指令も伝わりやすくなります。最後にヘッドマッサージで百会のツボ押しを行います。

◎冷えやすいが、頭部に血液が集まりやすいので、血液循環を良くすること。頭を使いすぎている場合、おでこにニキビができている場合もあります。

◎筋肉へのアプローチを中心に施術します。

◎顔には副交感神経が集まっているので、このタイプはフェイシャルがおすすめ。

セロトニン不足タイプ

施術 POINT 『頭部のむくみを流していくこと』

頭が重く、固くなっている場合が多く反応が鈍くなりがちなので、ヘッドマッサージでしっかりほぐします。天柱・風池・完骨の順番に指をひっかける感じで刺激する。後頭部をほぐすと神経伝達物質が血液に乗って身体へ行き渡ります。ポイントは、こめかみ・天柱にむくみが出やすいので、しっかりと循環を促せるよう施術します。

卵巣疲れタイプ

施術 POINT 『骨盤を整え、動きを良くすること』

骨盤のストレッチで骨盤周りの筋肉のこわばりを取り、うっ血を促す。

股関節の固さも女性ホルモンに非常に影響するため、股関節も柔らかくしていきます。乾燥が出やすいので、潤いが出るよう施術することがポイントです。

◎**エストロゲンの低下でコラーゲン等減少→ハリ、弾力の低下。**
→血流、代謝をアップさせること。

◎**女性ホルモンの乱れからむくみも出やすくなる。**
⇒筋肉とリンパ、両方へのアプローチをしっかり行いましょう。

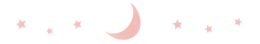

月経周期による肌の変化

卵胞期

POINT 普通肌として対策を行っていきます。

水分・油分ともに最もバランスが良く、血流もあるため、適度に酸素や栄養素が運ばれます。また、エストロゲンの影響でハリ、弾力が戻り、角質層のセラミドも増えます。

黄体期

POINT 敏感肌対策を行っていきます。

プロゲステロンの影響で皮脂分泌が活発になりやすい状態。プロゲステロンは体温を上げる働きがあり、血流もたくさんあり、皮膚温度は高いため、成分の吸収率は上がっています。しかし、皮脂分泌が多いことやコラーゲン・エラスチンなどの低下により、肌内部のバランスは乱れていて、成分を受けとることや維持することができにくいです。

そのため、化粧品などを使用した時にピリッと刺激を感じる場合があります。

月経期

POINT 乾燥肌対策を行います。

肌の水分・油分とも少ない時期で、皮膚の温度も低いため、「肌荒れ」や「かゆみ」などを感じやすい時期。エストロゲンが徐々に回復していくので、肌荒れを防いで次のターンオーバーが促進される卵胞期がスムーズに迎えられるようにベースを整えておく必要があります。

使用商材

月経期は乾燥しやすいのでオイルタイプ、黄体期は皮脂分泌が活発になるのでジェルタイプ、卵胞期はどちらでも可、と使い分けると良いでしょう。

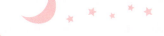

女性ホルモン3タイプ共通フェイシャル

メニュー構成方法

フェイシャルトリートメントは全タイプ共通して行います。フェイシャルでは月経周期によって異なる肌状態に合わせて施術します。基本のベーシックトリートメントに合わせて「卵胞期」「黄体期」「月経期」のテクニックを使い分けます。

基本のベーシックトリートメントにおいても、月経周期で変化する女性の肌状態を理解できているかどうかで注意するポイントやお客様の肌の捉え方が変わります。生理周期を確認せずにフェイシャルを行うと、温めてはいけない時期に温めるケアをしてしまったり、刺激に敏感な時期にピーリングやゴマージュ、スクラブなどのやや刺激のあるケアを入れてしまったりと、フェイシャルを行うことで肌トラブルを招きかねません。

女性特有の肌状態を理解することはよりよい肌状態に導くことだけでなく、トラブル対策としてもとても大切です。

また、フェイシャルトリートメントは頭部へのアプローチにもなりますので、自律神経乱れタイプやセロトニン不足タイプのお客様へ、リラックスを促すケアとしてもおすすめです。

FACIAL TREATMENT MENU

基本ケア（15分）		オプション（10～15分）
ベーシックトリートメント	＋	月経周期別フェイシャルトリートメント 卵胞期　黄体期　月経期

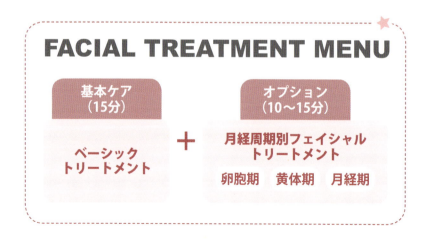

ベーシックトリートメント

デコルテ

《大胸筋》

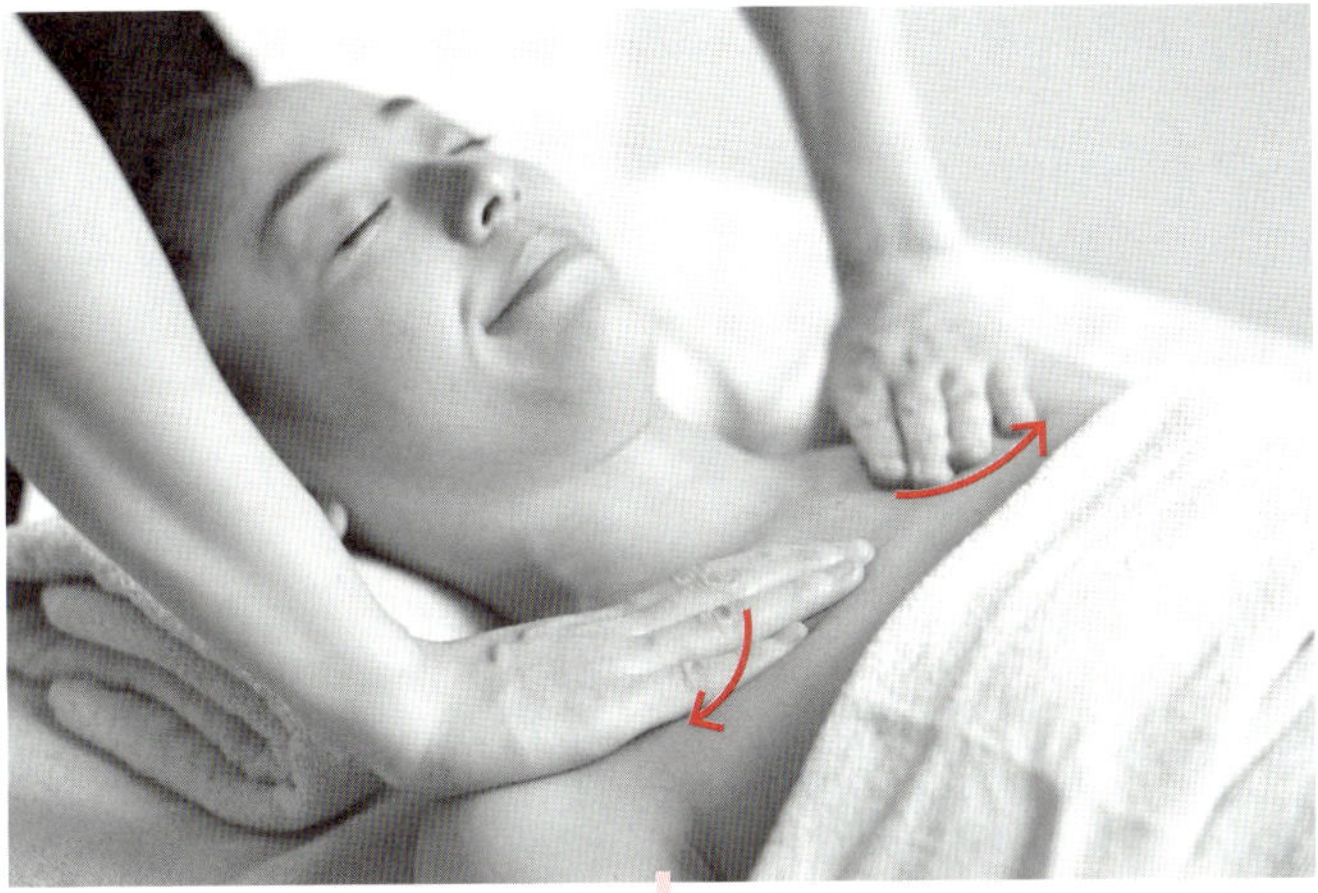

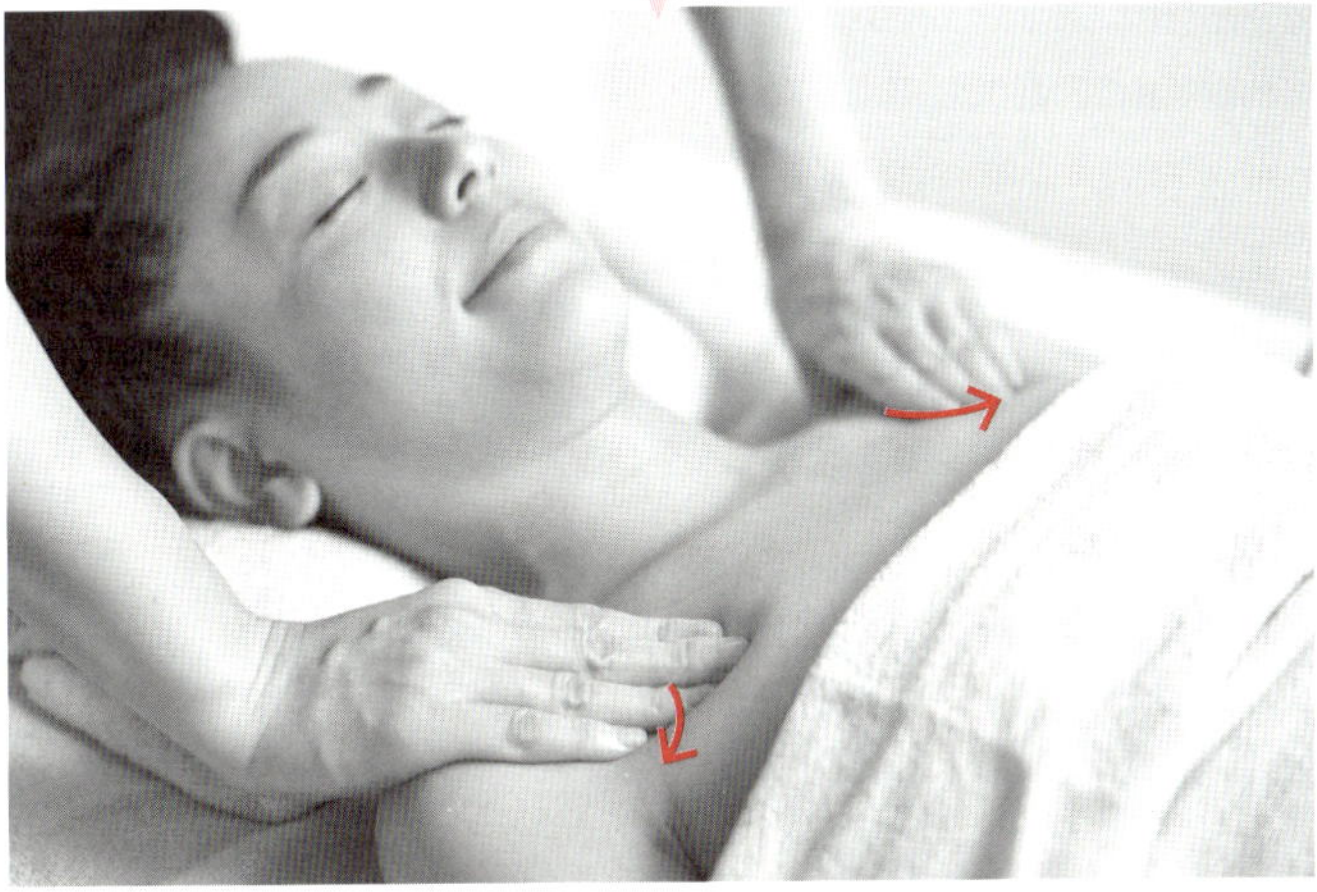

1 大胸筋を圧迫して流す

大胸筋を押し広げるように四指で軽擦します。
デコルテから顔まで筋肉はつながっているため、大胸筋の凝りからほぐします。

《鎖骨下筋》

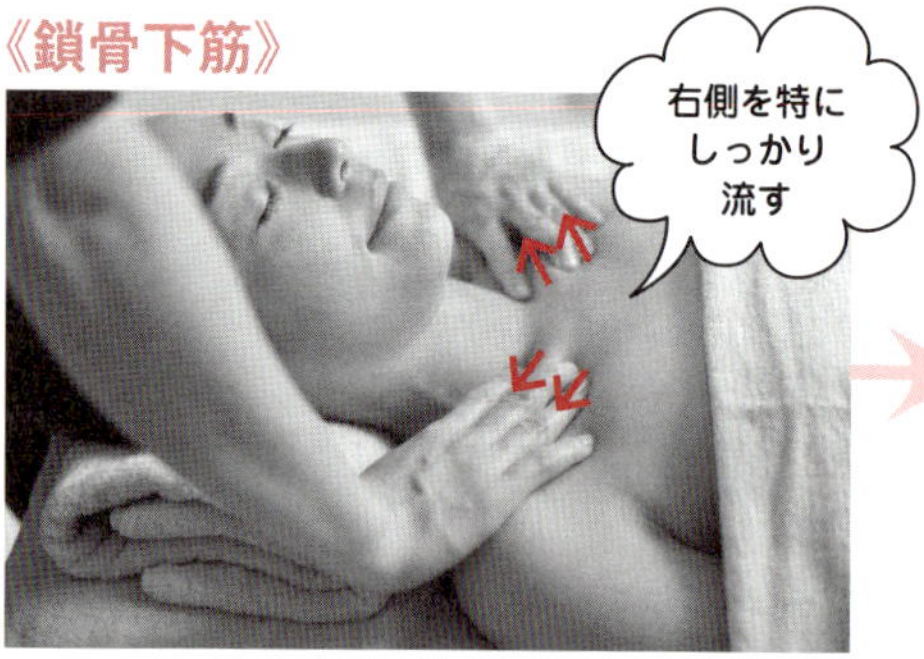

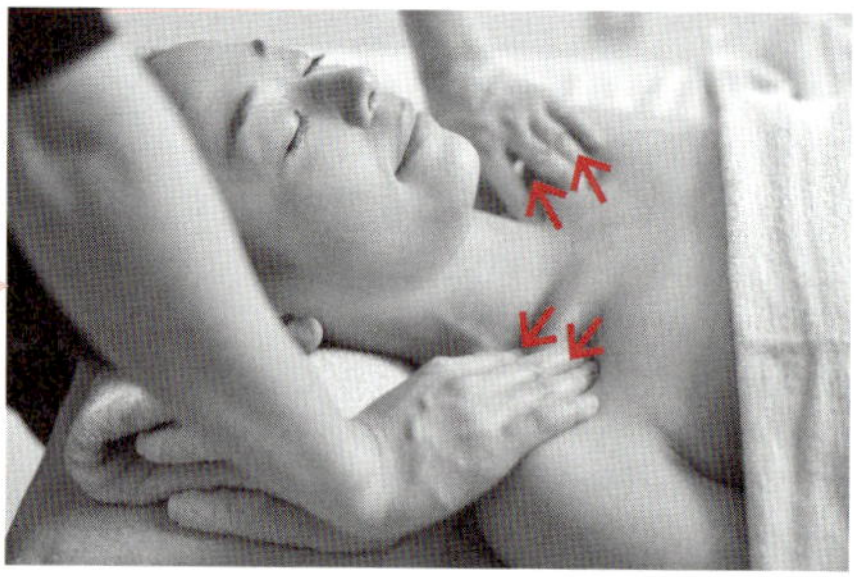

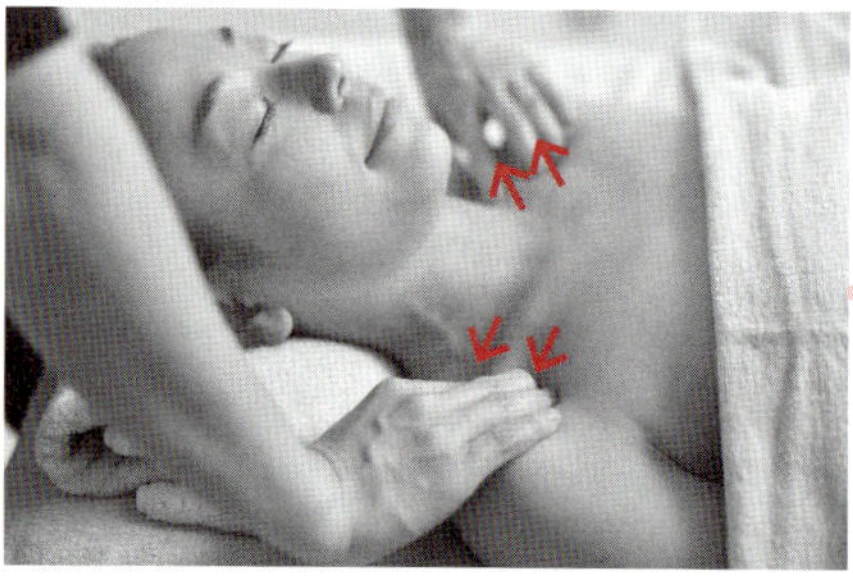

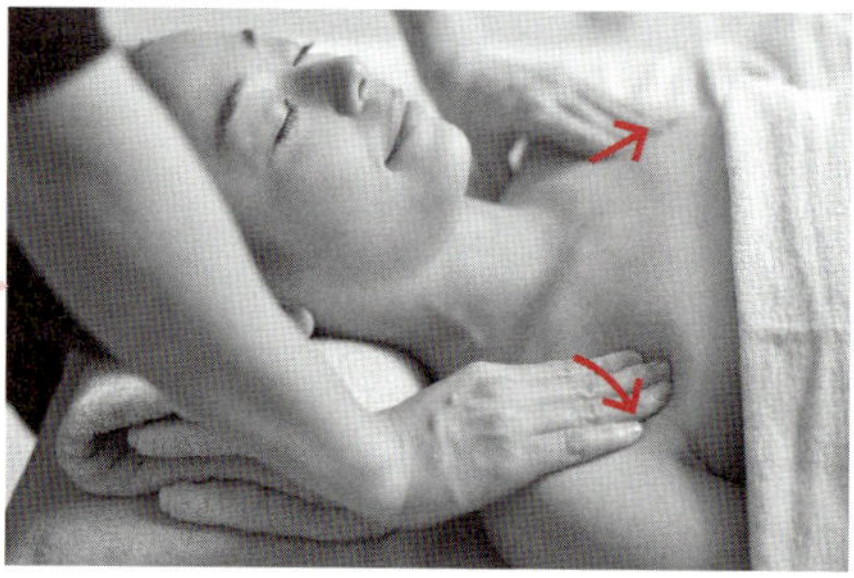

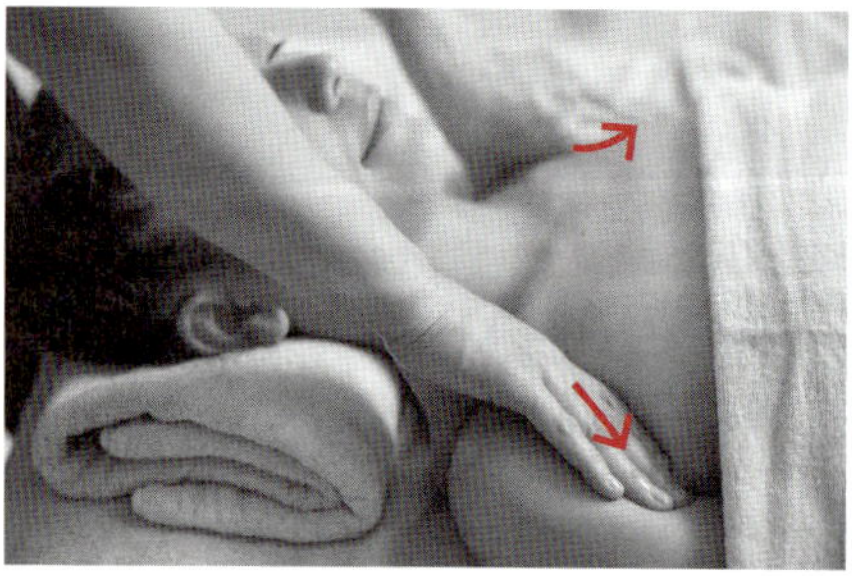

2 鎖骨下筋から リンパをほぐす

２指と３指で鎖骨をはさみ、内側から外側へ軽擦。次に四指で脇リンパを円を描くように流します。頭部の老廃物は右側鎖骨に入るため、右側を特にしっかり流しましょう。

POINT

右と左の鎖骨のつまりをチェックしてみましょう。

《胸鎖乳突筋》

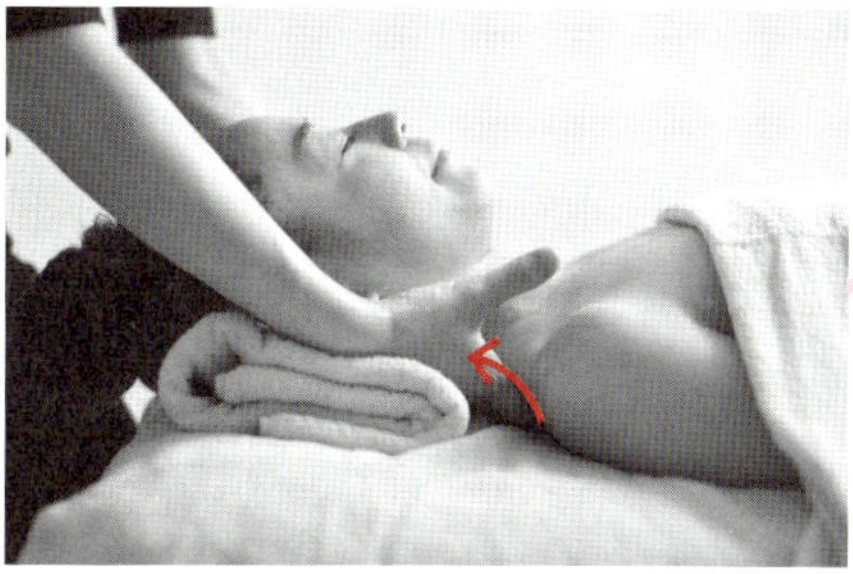

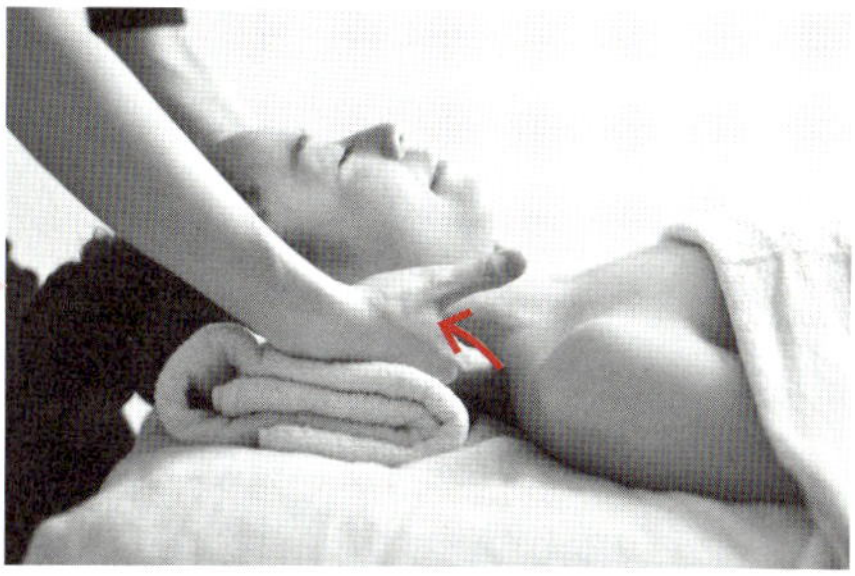

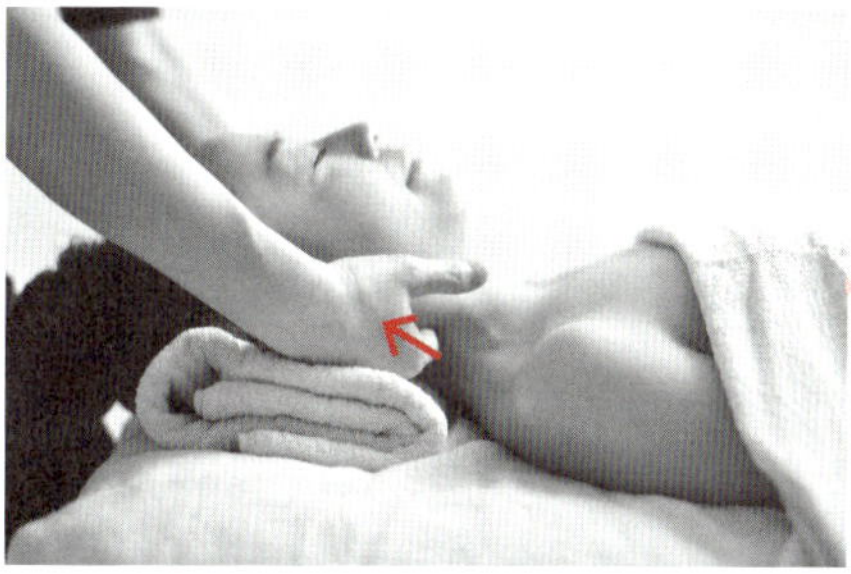

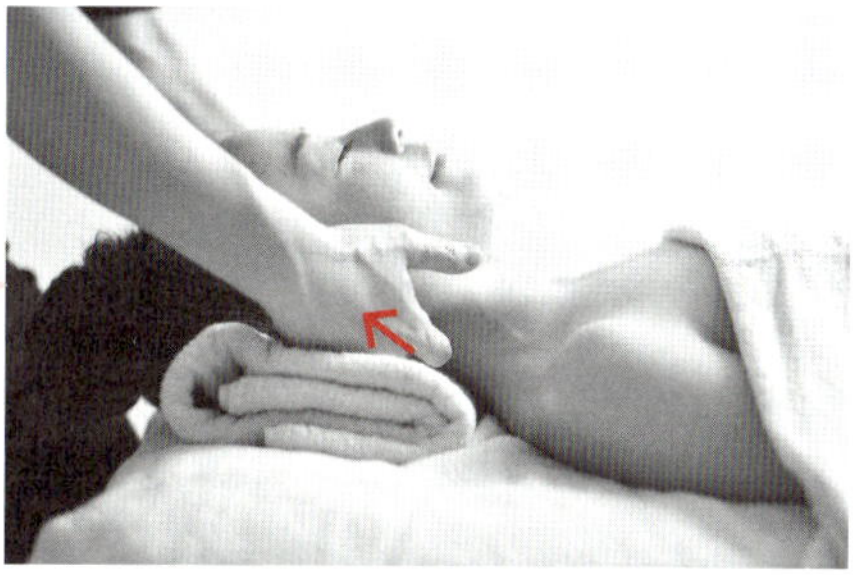

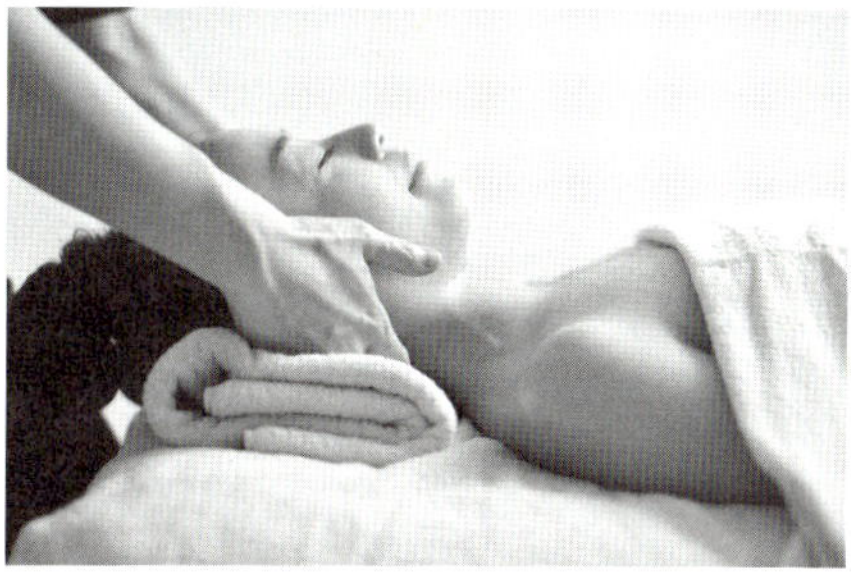

3 ①胸鎖乳突筋の静脈から鎖骨を軽擦

後頸部を四指で軽擦。後頸部の凝りをほぐし、リンパの流れをスムーズにします。

POINT

後頸部の凝りを軽擦でじっくり流します。
ゆっくりソフトに。脈を意識しながら行います。

《胸鎖乳突筋から鎖骨》

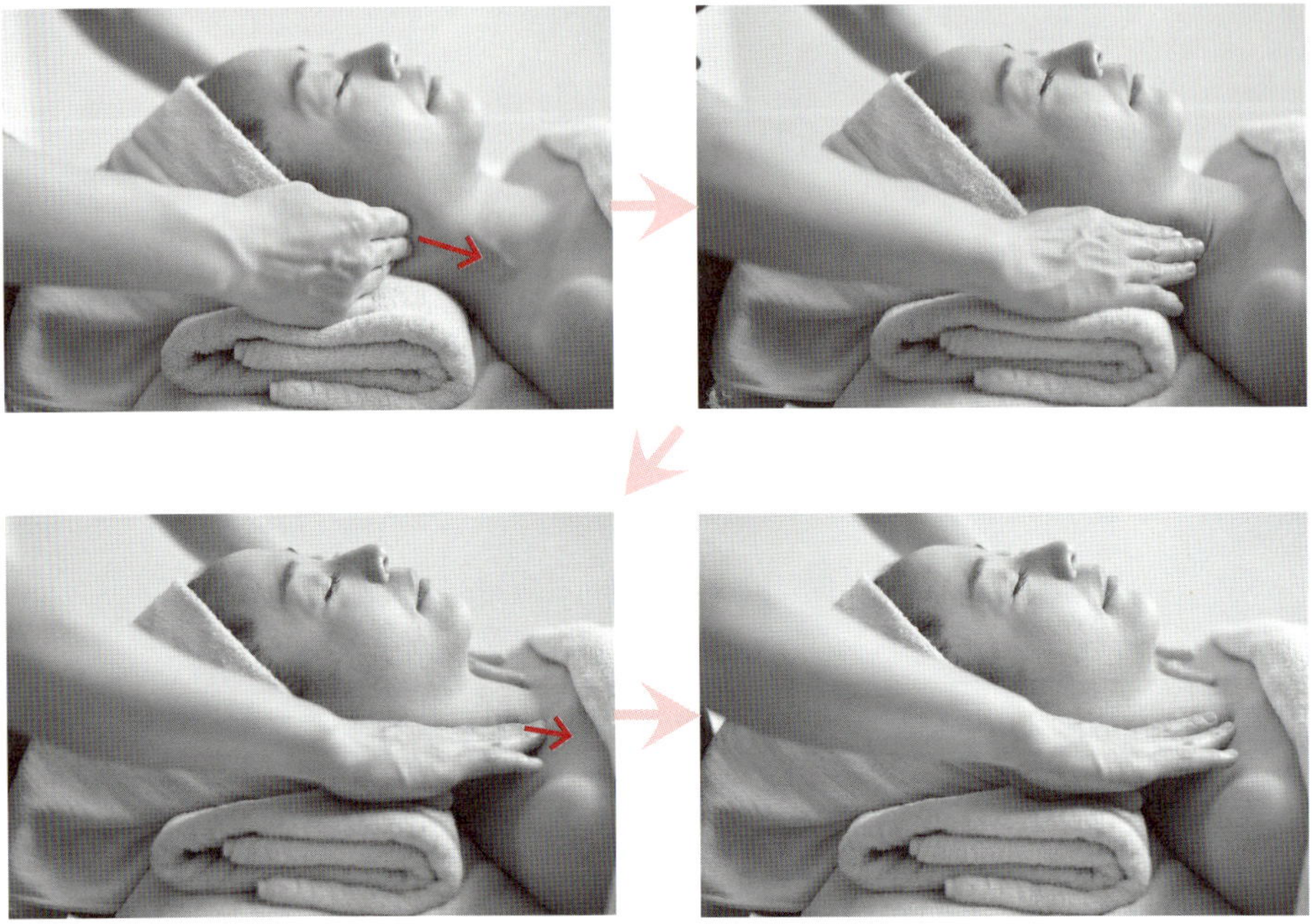

②胸鎖乳突筋から鎖骨まで軽擦

続いて、胸鎖乳突筋の静脈から鎖骨を軽擦していきます。
鎖骨下静脈の流れがスムーズになるよう、丁寧に流します。

フェイス

《頬から耳下腺》

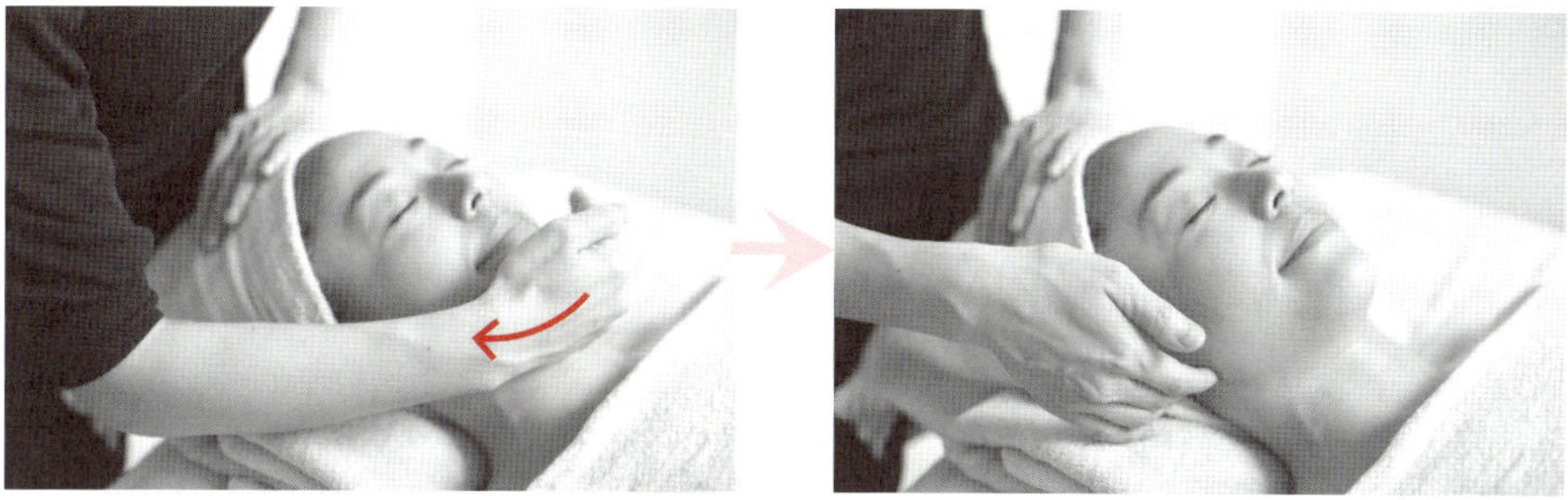

《上唇鼻翼挙筋からこめかみ》

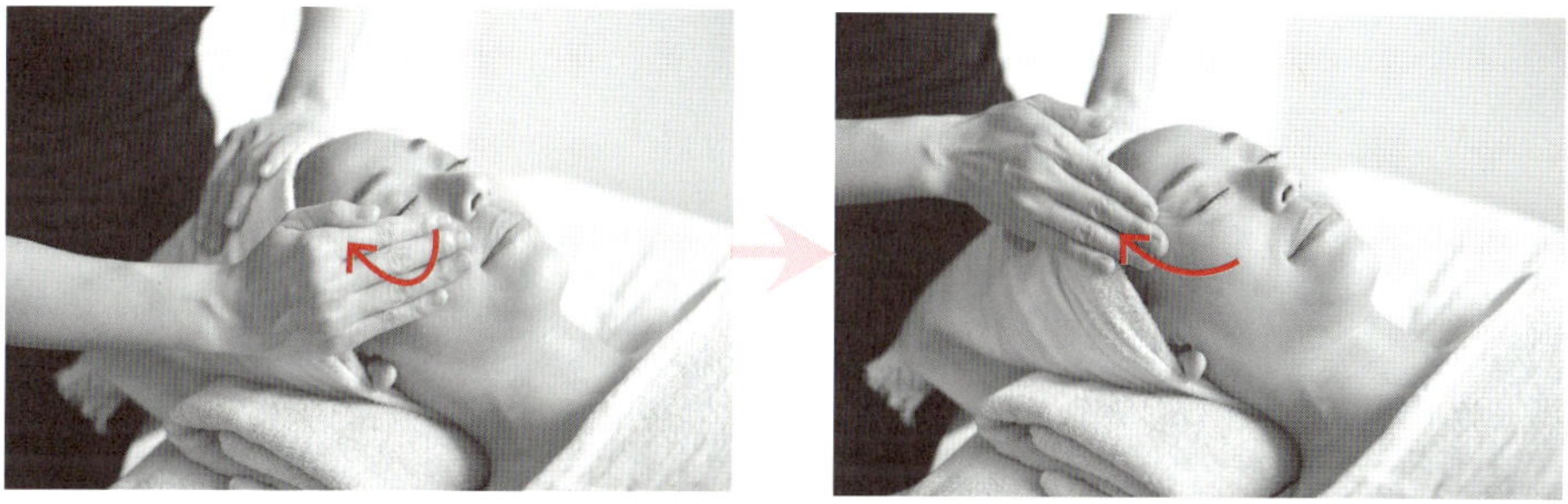

1 頬から耳下腺へ片側ずつ流す

顎先から耳下腺を手掌で軽擦。
続いて、上唇鼻翼挙筋からこめかみを手掌で軽擦。
顔全体を軽擦することで老廃物を流していきます。

《おでこから頭部》

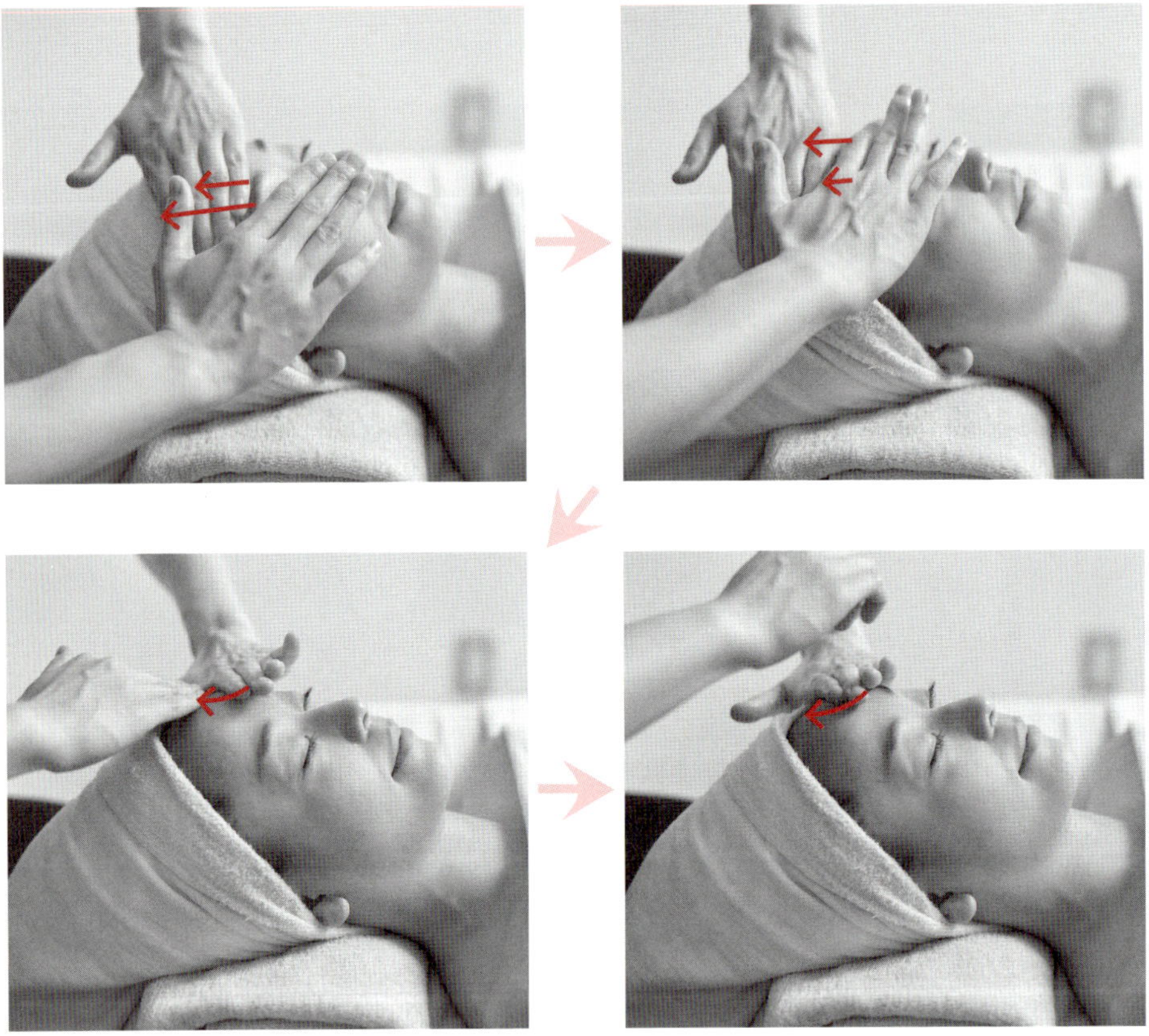

2 おでこから頭部へ流す

おでこを手を交互に入れ替えながら、こめかみから反対のこめかみまでを手掌で軽擦。
頭部の血流を促すためにも丁寧に流します。
反対側も同じ順番で行っていきます。

《皺眉筋》

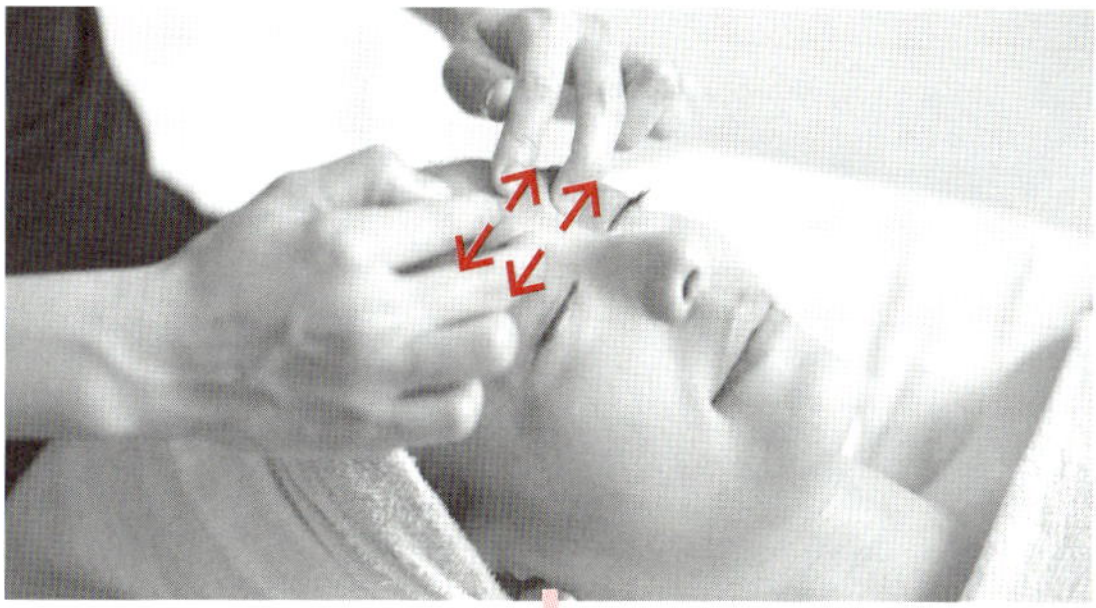

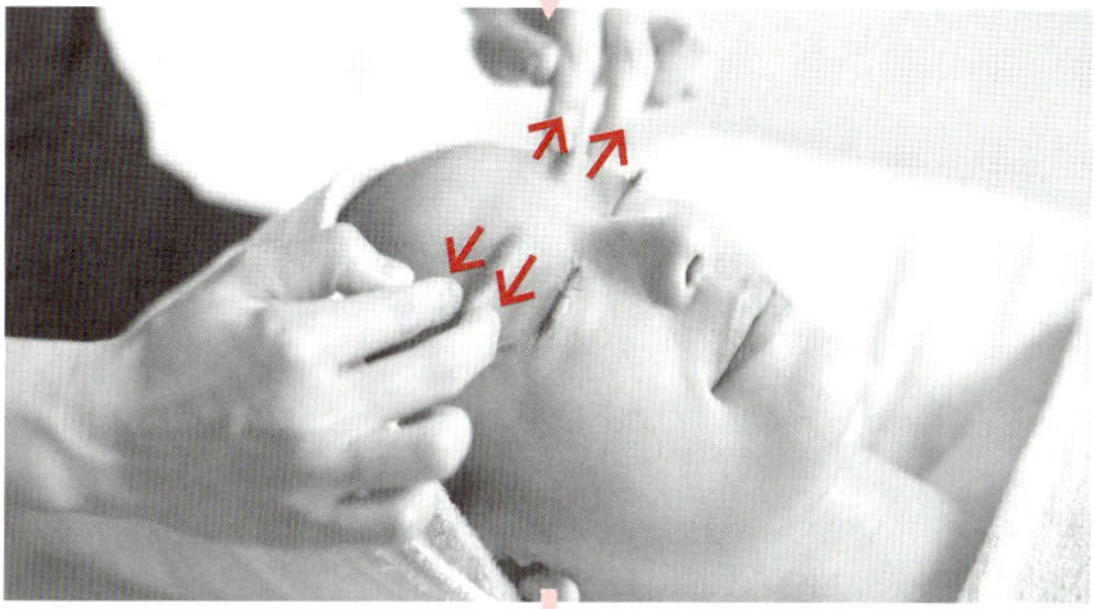

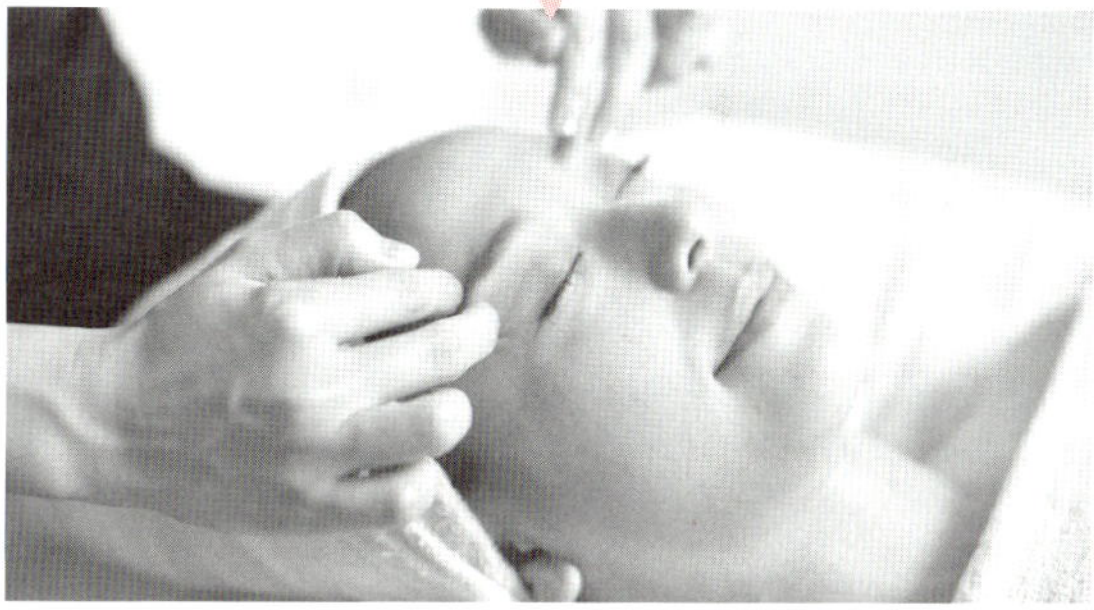

3 まゆげを2指と3指ではさんで流す

皺眉筋を２指と３指ではさみ眉尻に流します。

筋肉をつまむ感じで行うのがポイント。

皺眉筋のこわばりはフェイスラインのたるみにも繋がるので、やさしくほぐしていきます。

《眼輪筋》

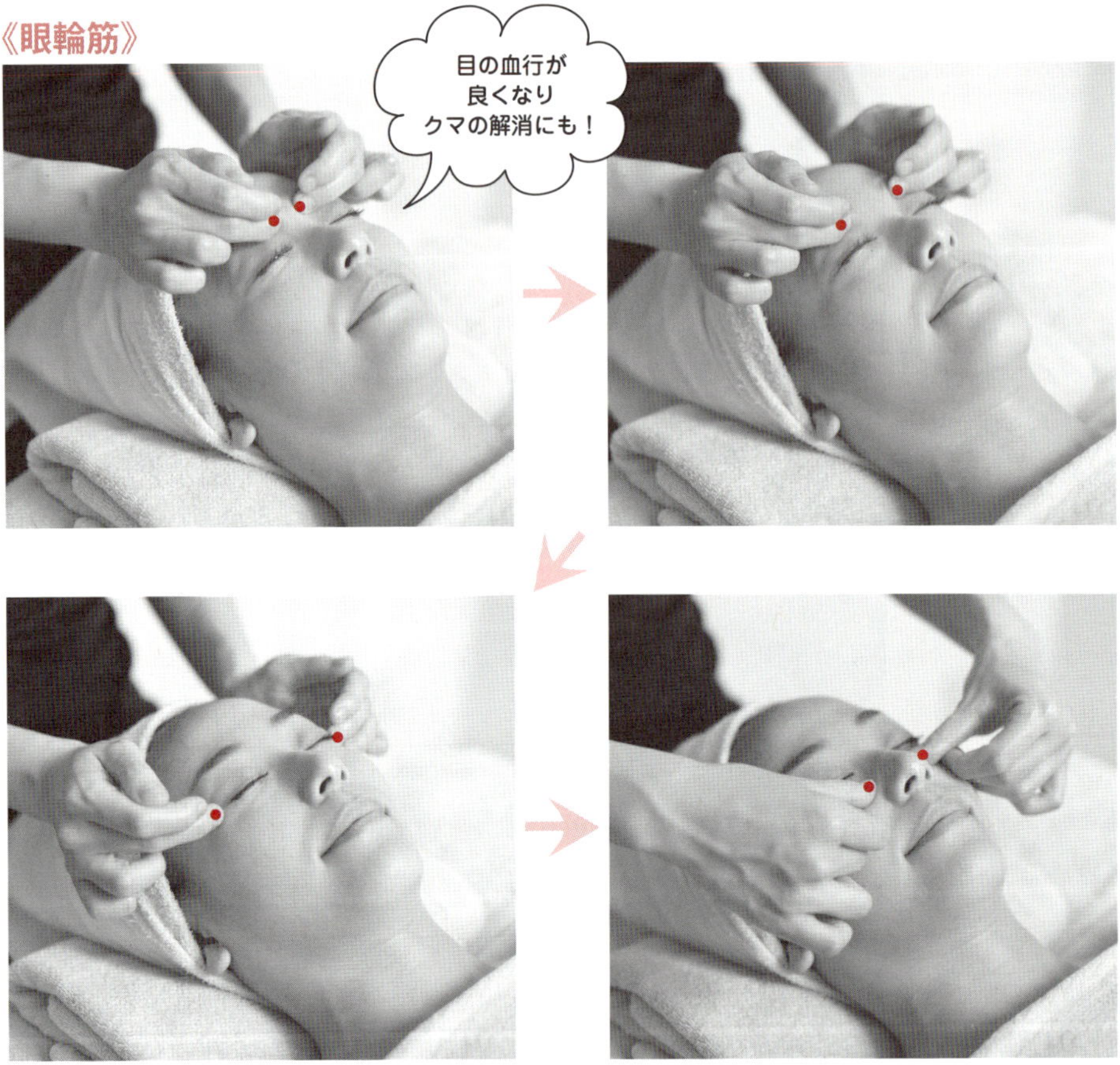

4 目の周りをプッシュ

上まぶたの眼輪筋を、内側から外側に向けてプッシュ。
続いて、下まぶたの眼輪筋を内側から外側に向けてプッシュします。
目の周りの血行が良くなり、クマの解消にもつながります。

POINT

眉頭をしっかりプッシュしましょう。

《上唇鼻翼挙筋》

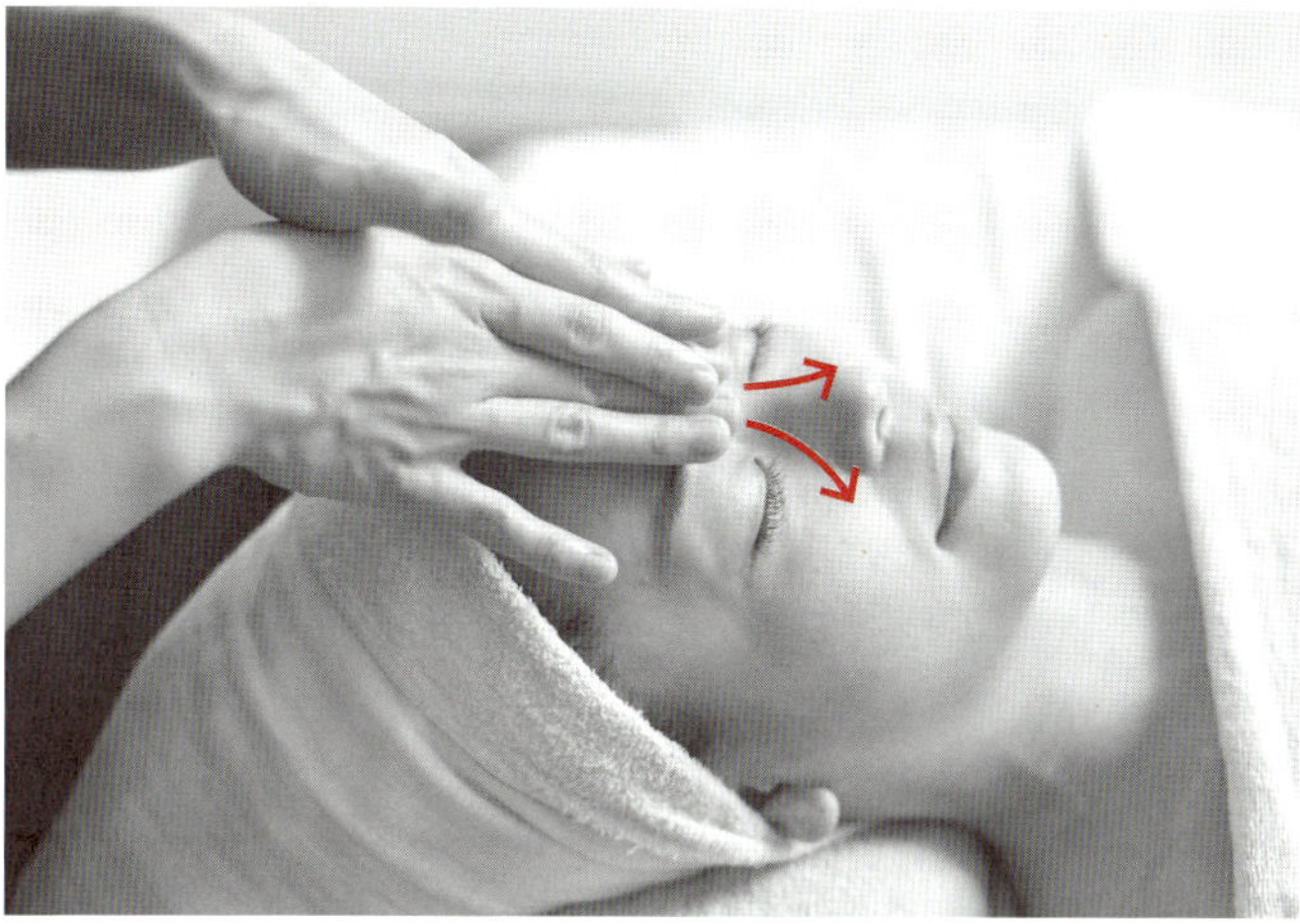

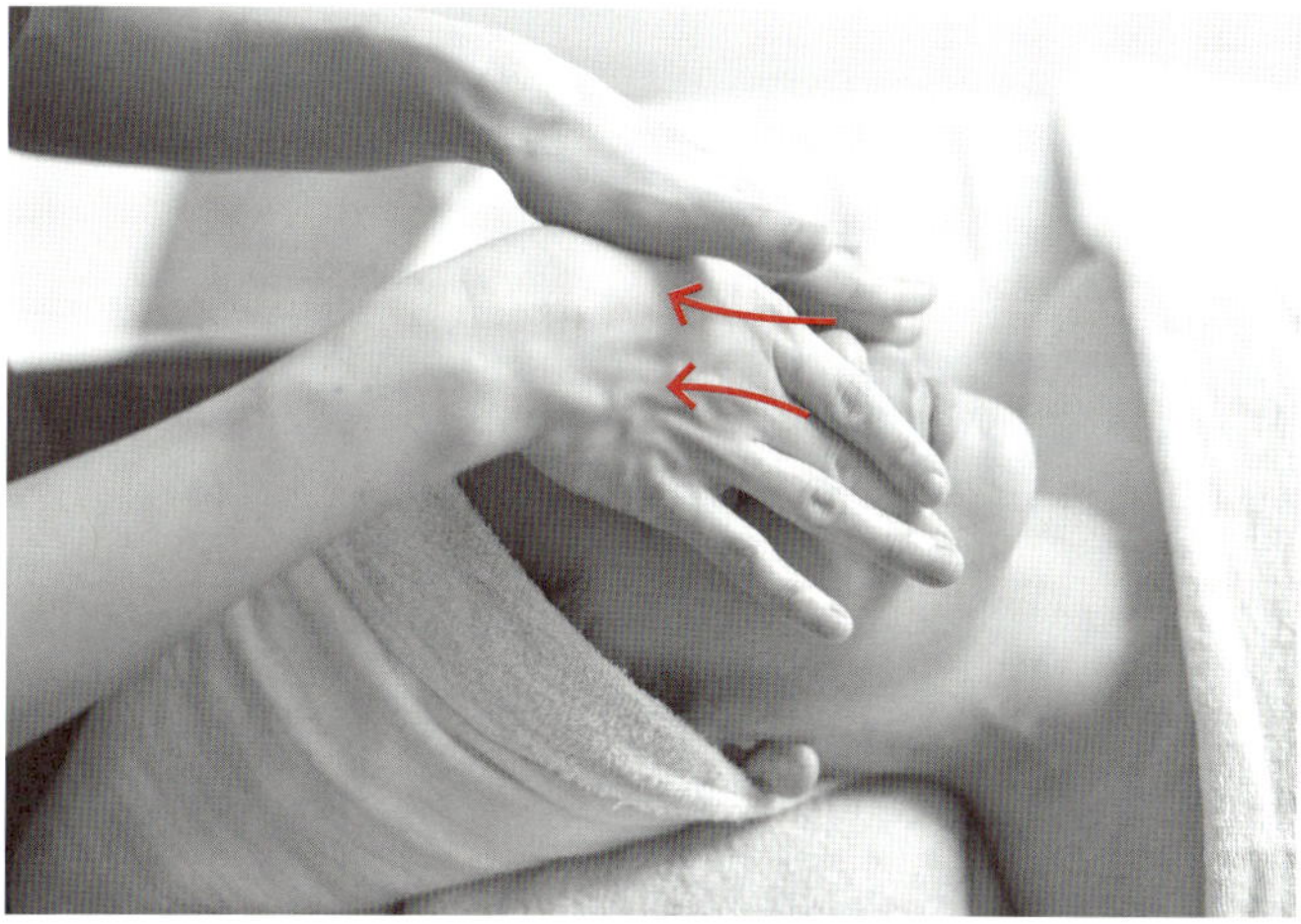

5 上唇鼻翼挙筋を軽擦

上唇鼻翼挙筋を３指で往復に軽擦します。
不快な表情が多い場合、上唇鼻翼挙筋が凝りやすくなります。
丁寧にゆるめましょう。

《鎖骨の下から耳下腺》

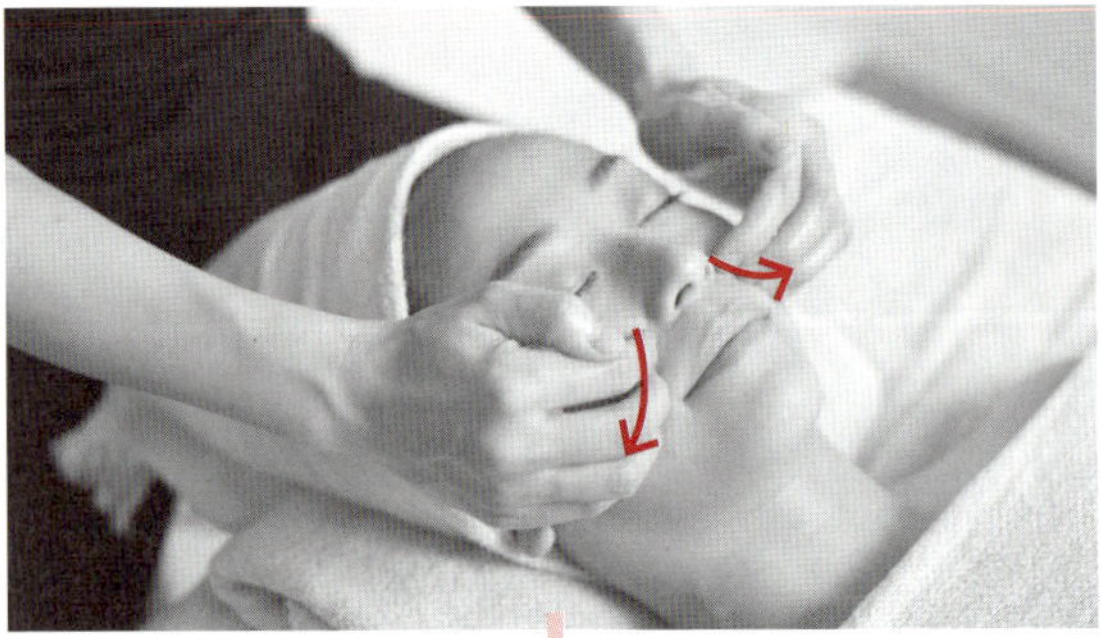

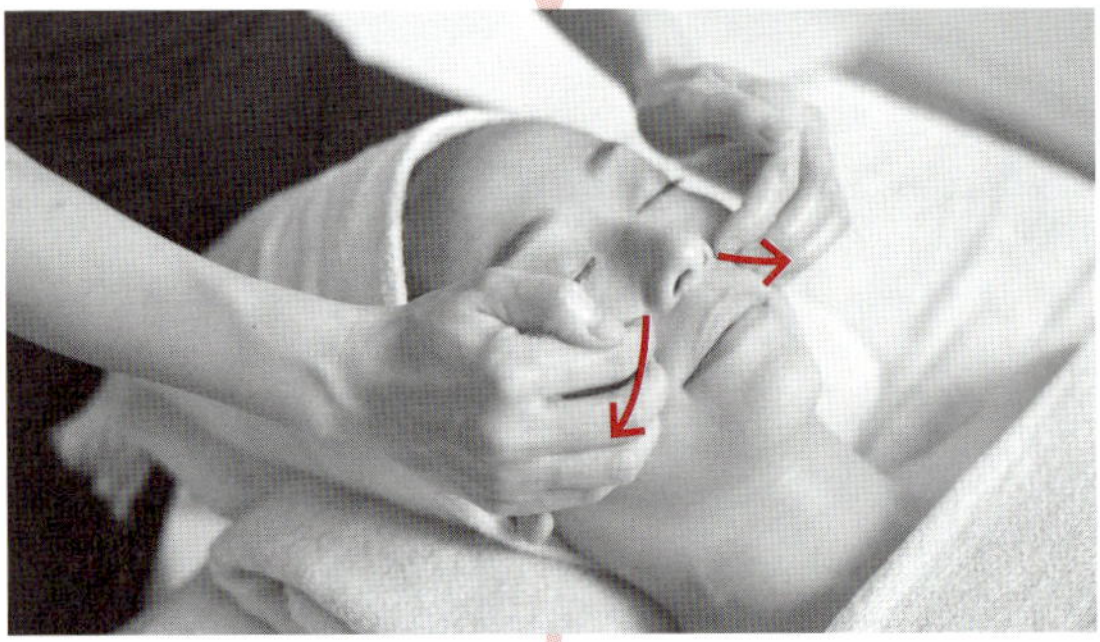

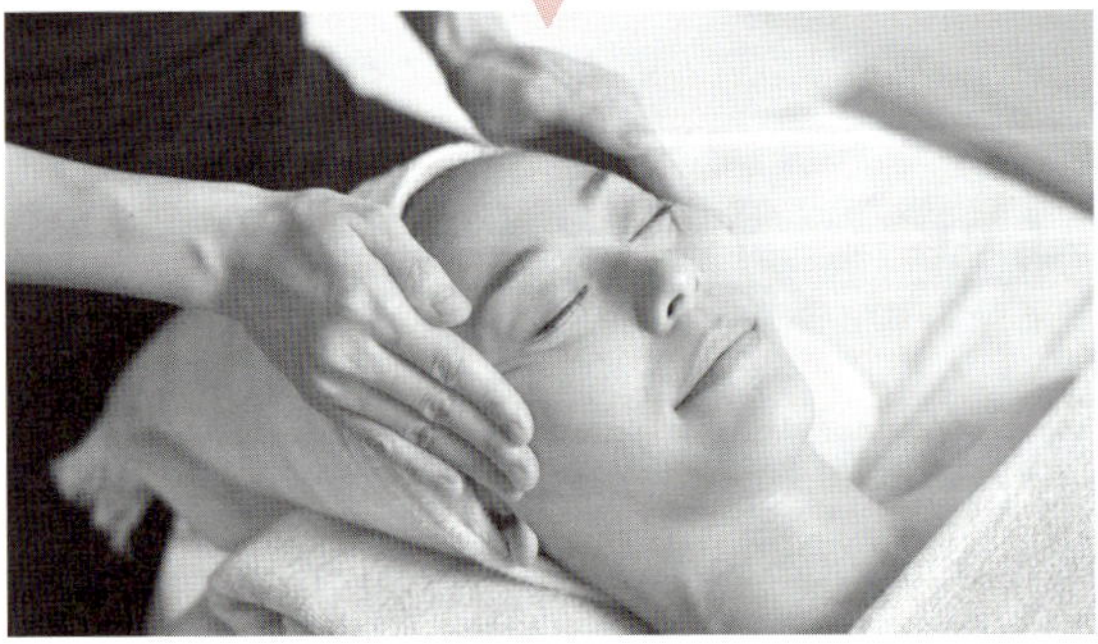

6 鎖骨の下から耳下腺を流す

四指で頬骨の下から耳下腺へリンパを流します。
たるみを引き上げます。

《耳前から耳下腺》

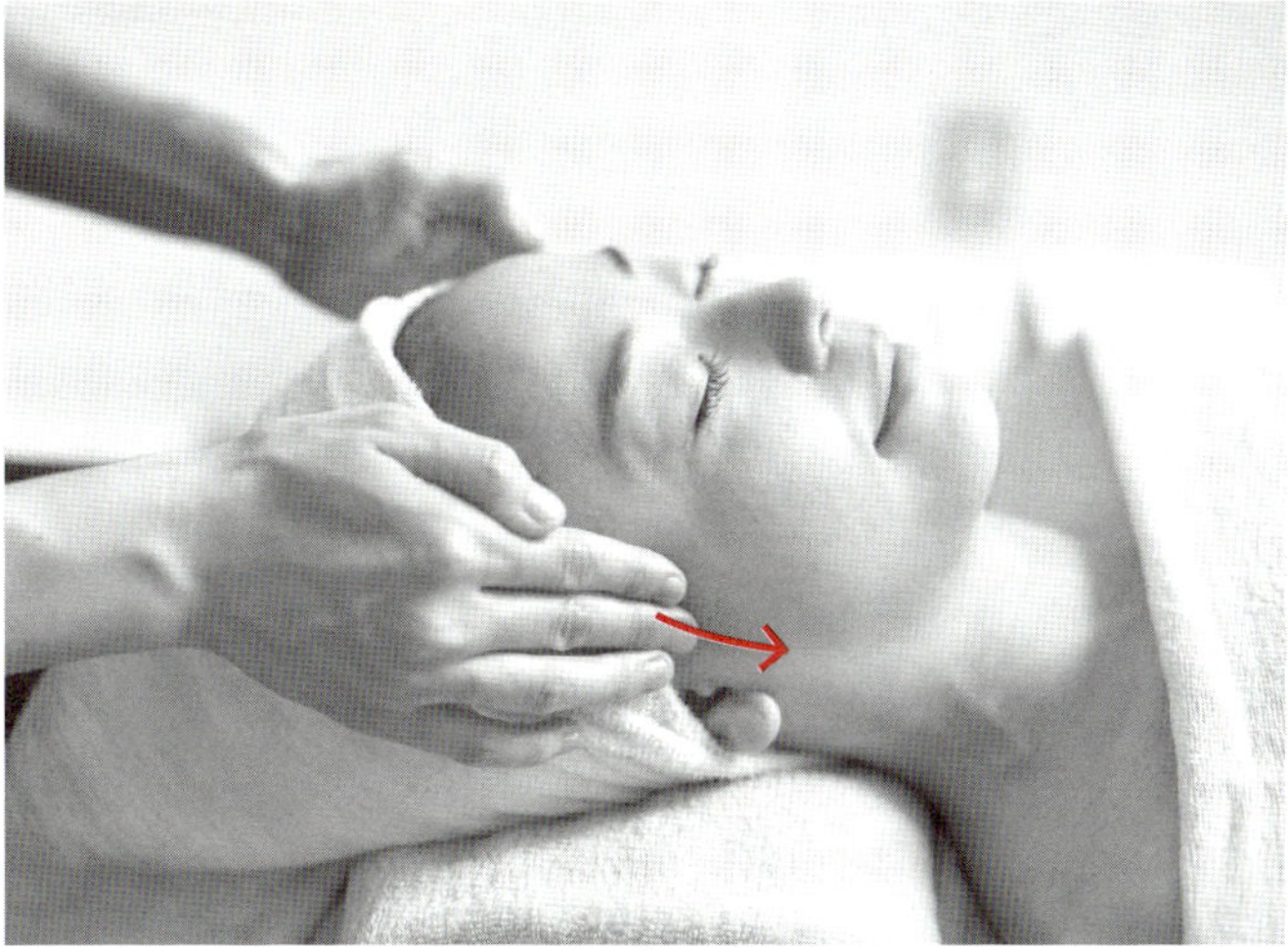

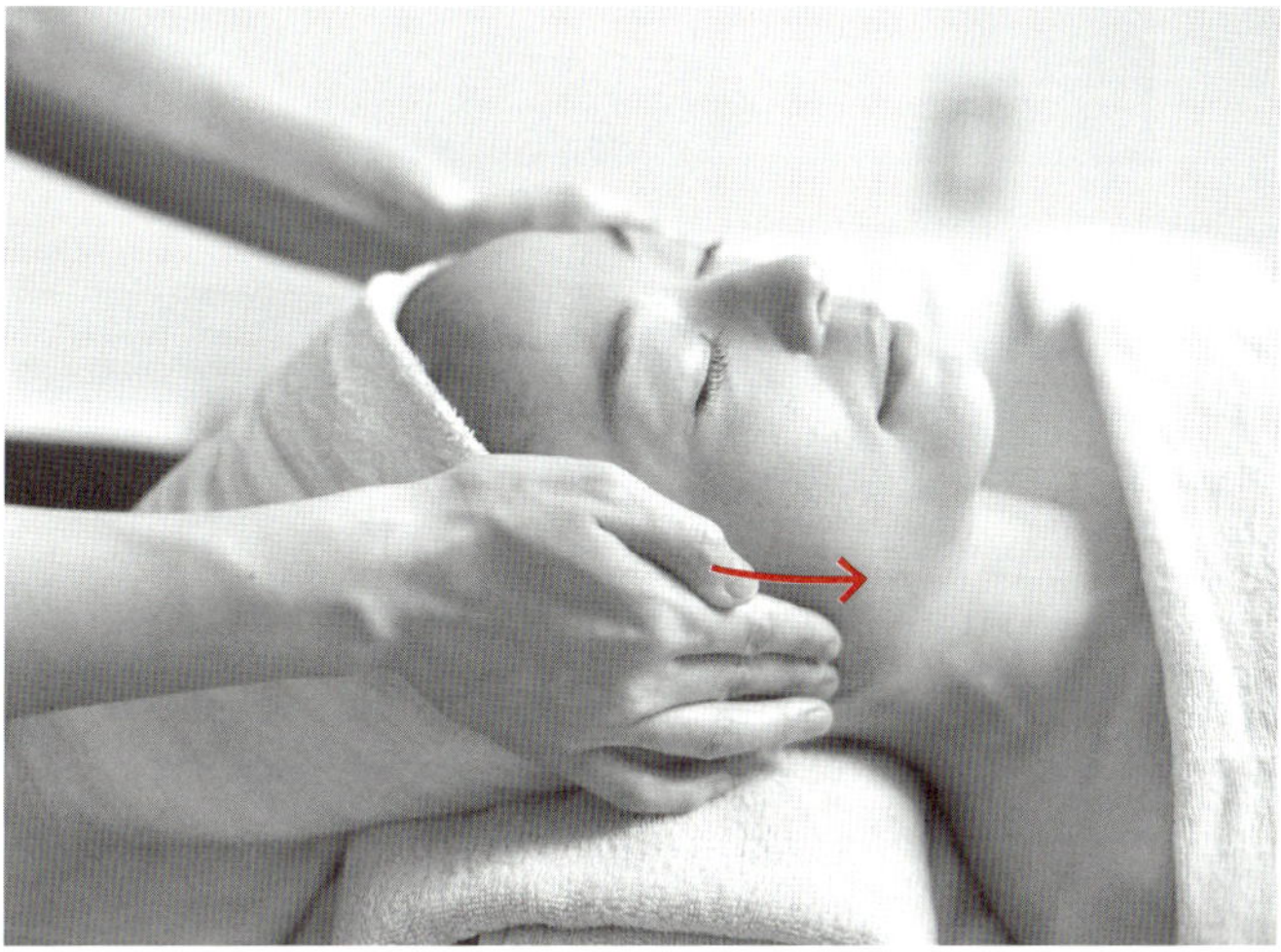

7 耳前から耳下腺へ流す

２指と３指で耳前から耳下腺へとリンパを流します。
耳下腺の流れをスムーズにします。

《口唇上と口横》

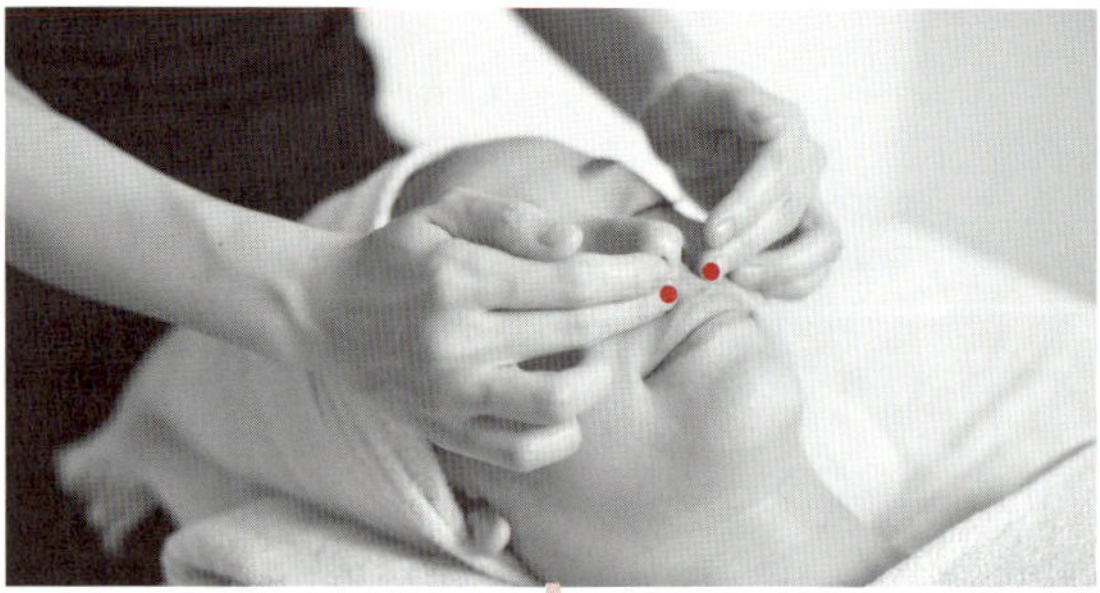

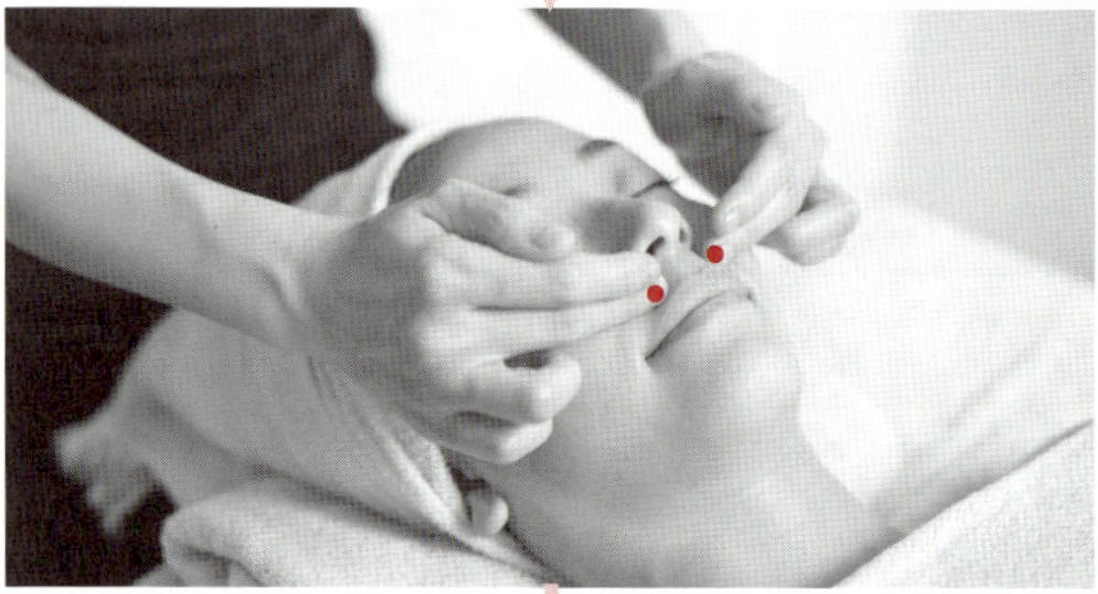

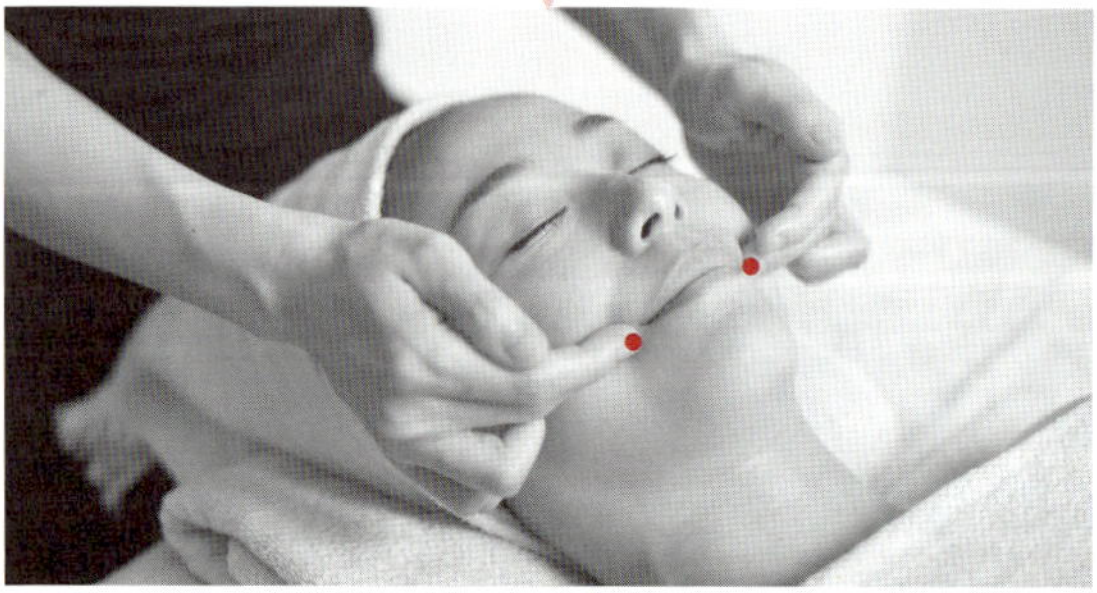

8 口唇上を2点、口横を1点プッシュ

口唇上（縦線のすぐ横）をプッシュ。次に、反対側をプッシュ。そして口横（口角のきわ）をプッシュします。表情に乏しい場合、口唇上から口横のこわばりがあるため、しっかりほぐします。

《顎》

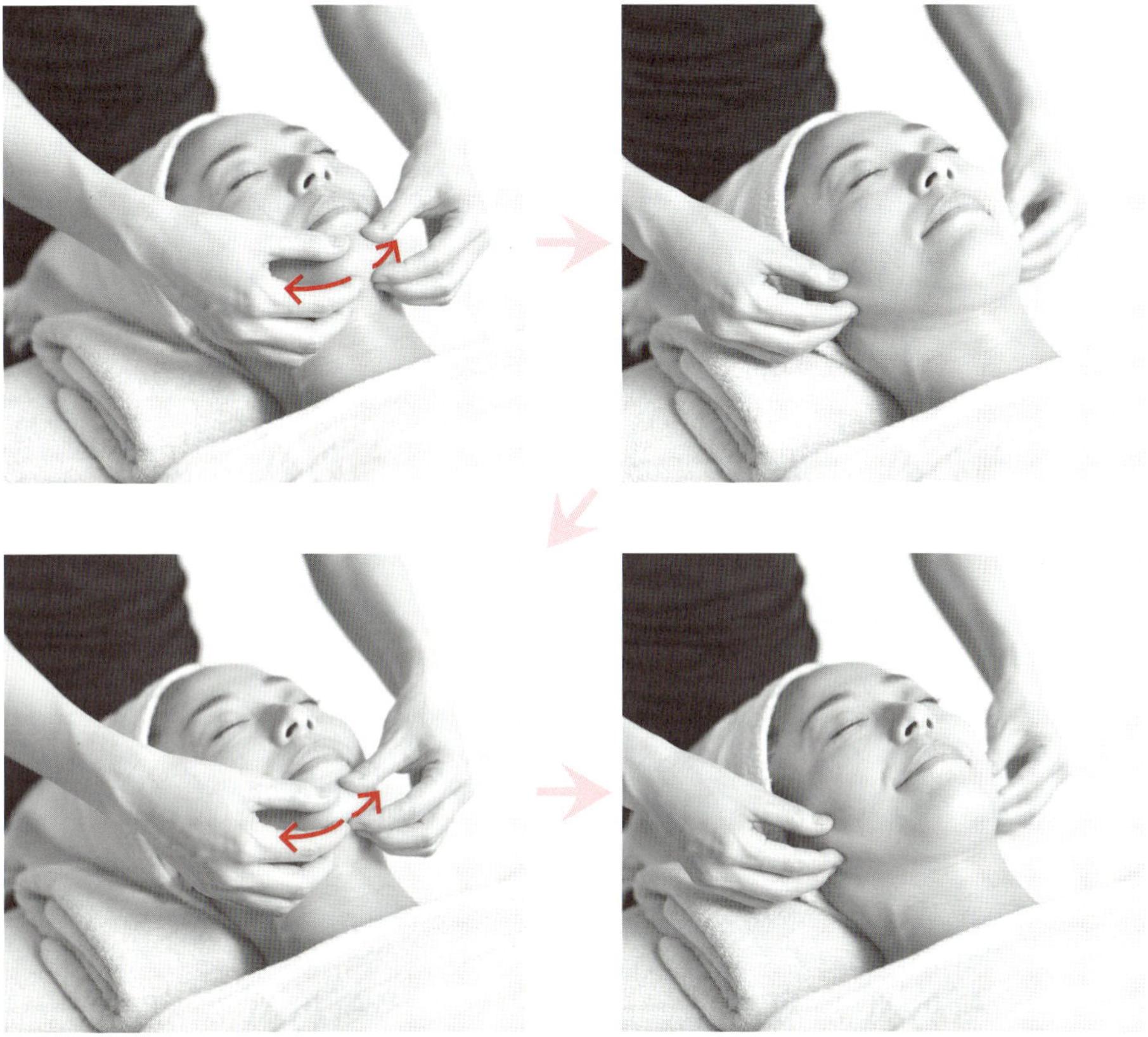

9 顎をはさんで流す

顎先から耳下腺にかけて、四指と拇指ではさんでしっかりと流します。
リンパ節の滞りを解消します。

《オトガイ下リンパと顎下リンパ》

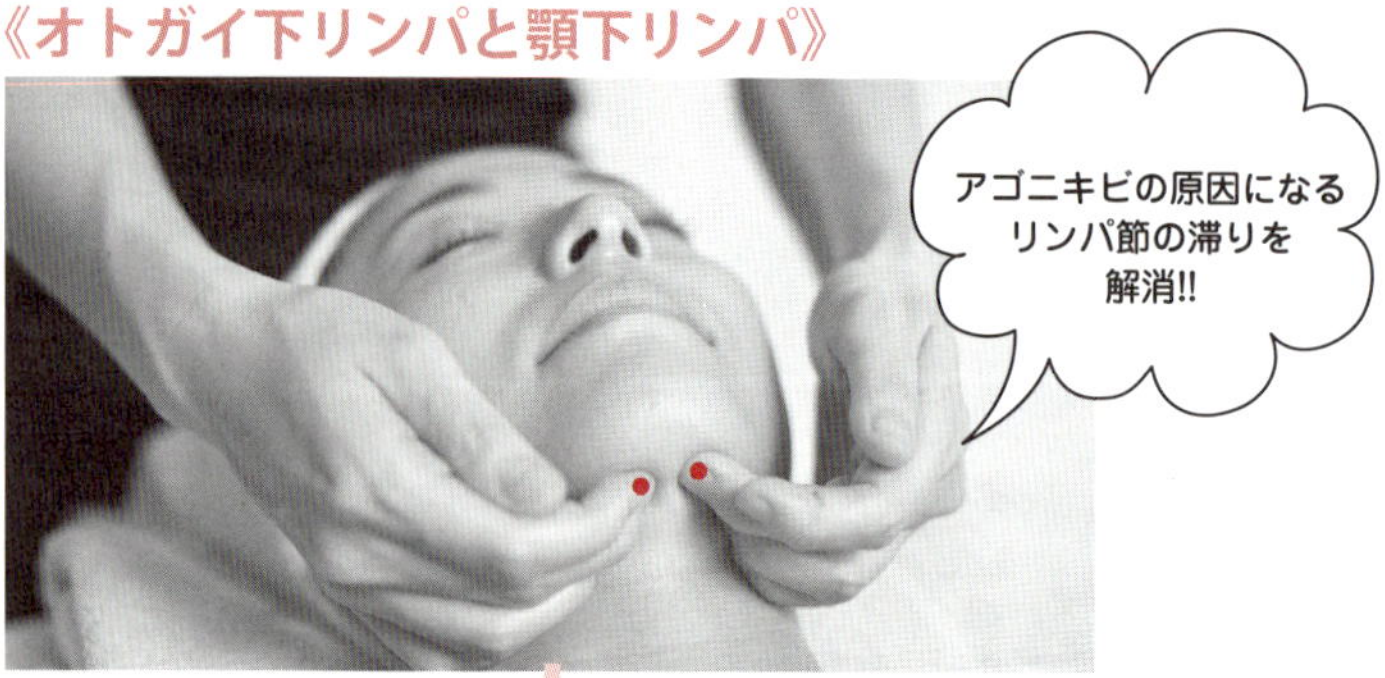

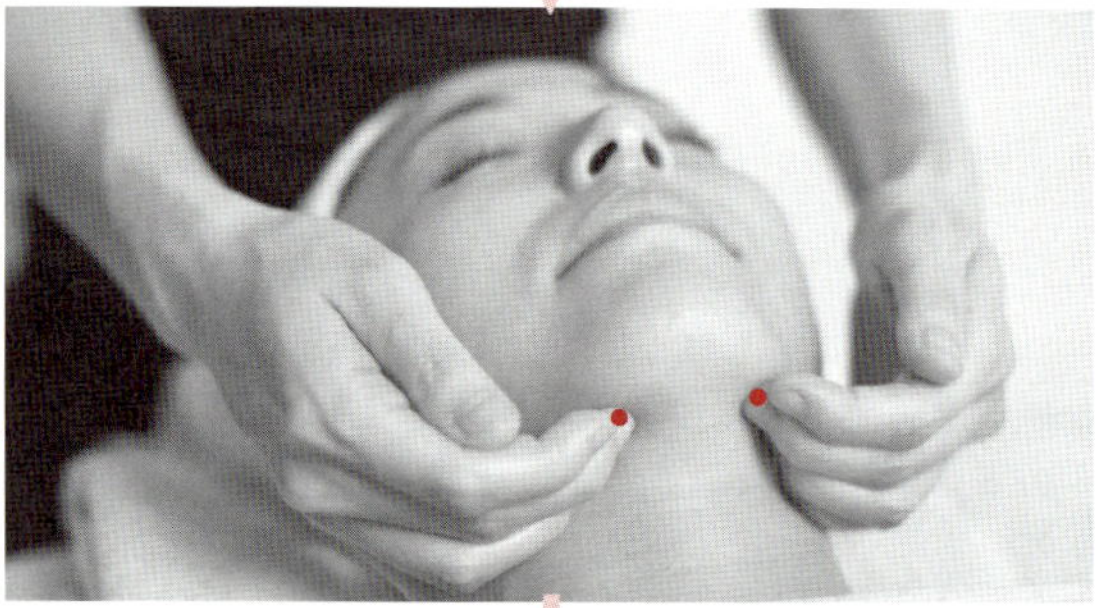

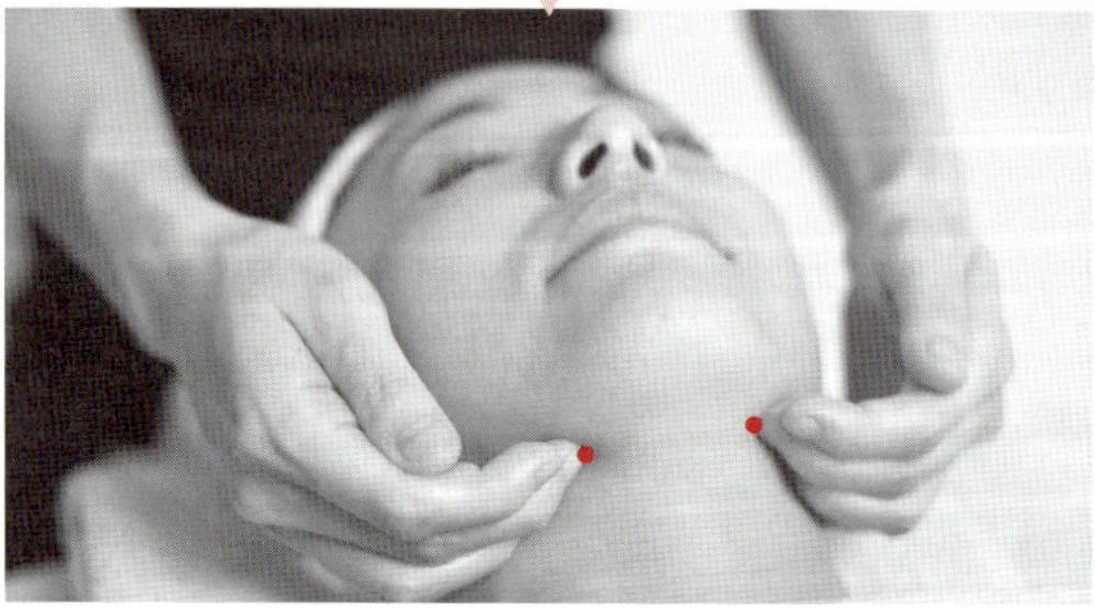

10 オトガイ下リンパと顎下リンパをプッシュ

内側へ指を入れ込むようにしてオトガイ下リンパをプッシュ。次に顎下リンパをプッシュします。アゴニキビの原因にもなるリンパ節の滞りを解消します。

《眉間から上唇鼻翼挙筋》

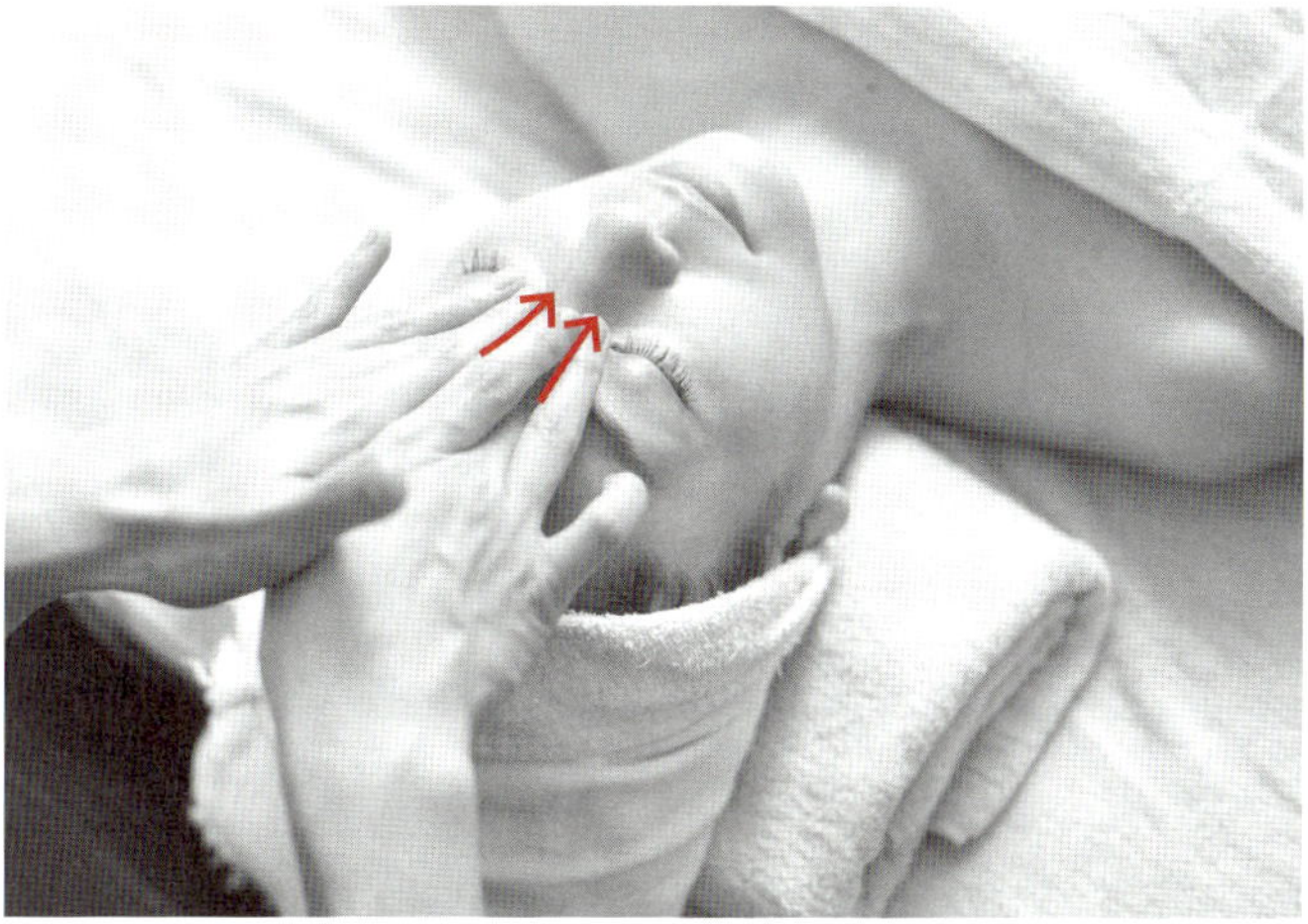

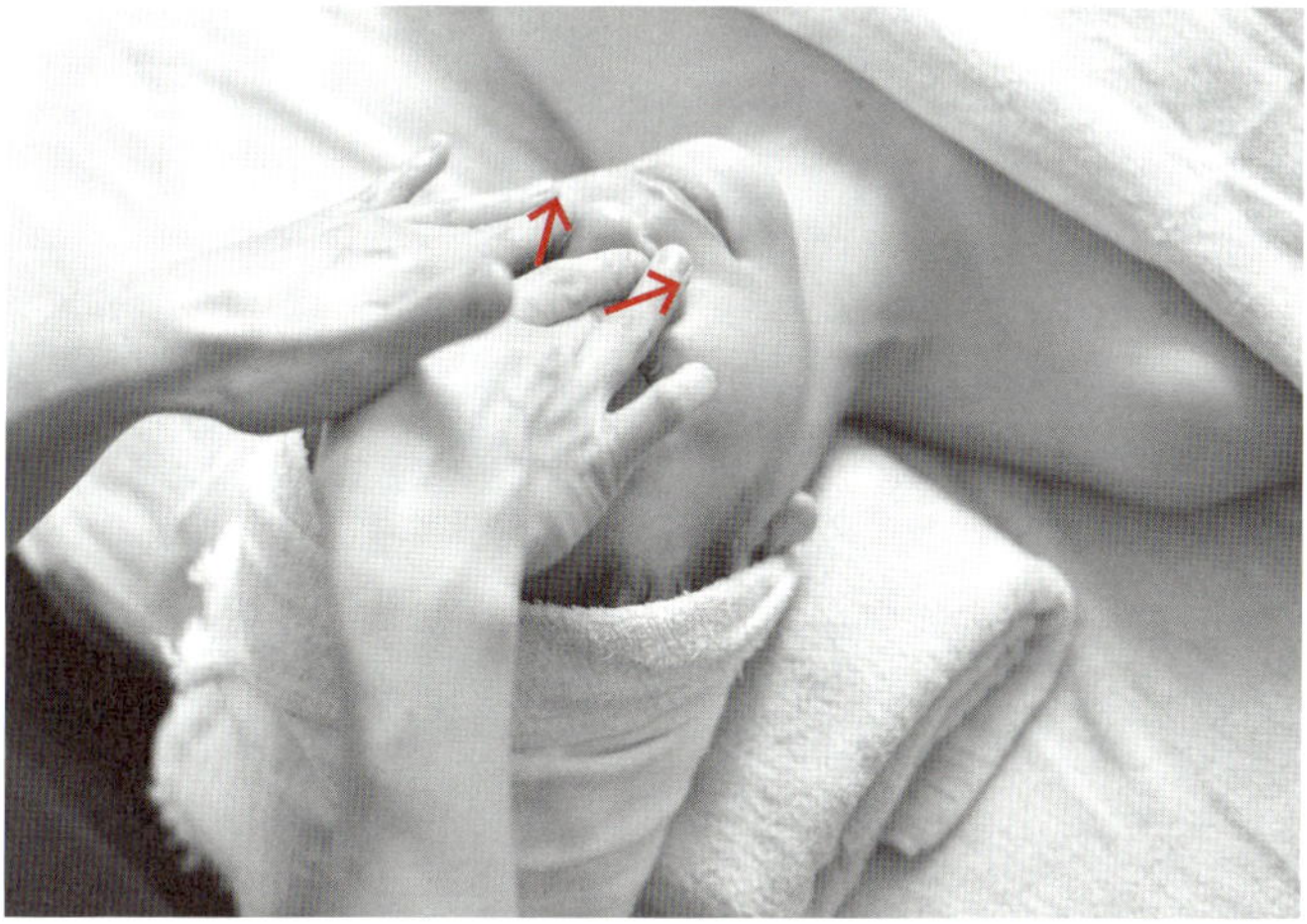

11 眉間から上唇鼻翼挙筋をリンパドレナージュ

眉間から上唇鼻翼挙筋を３指でゆっくりリンパドレナージュします。鎮静化の手技です。

《顎下》

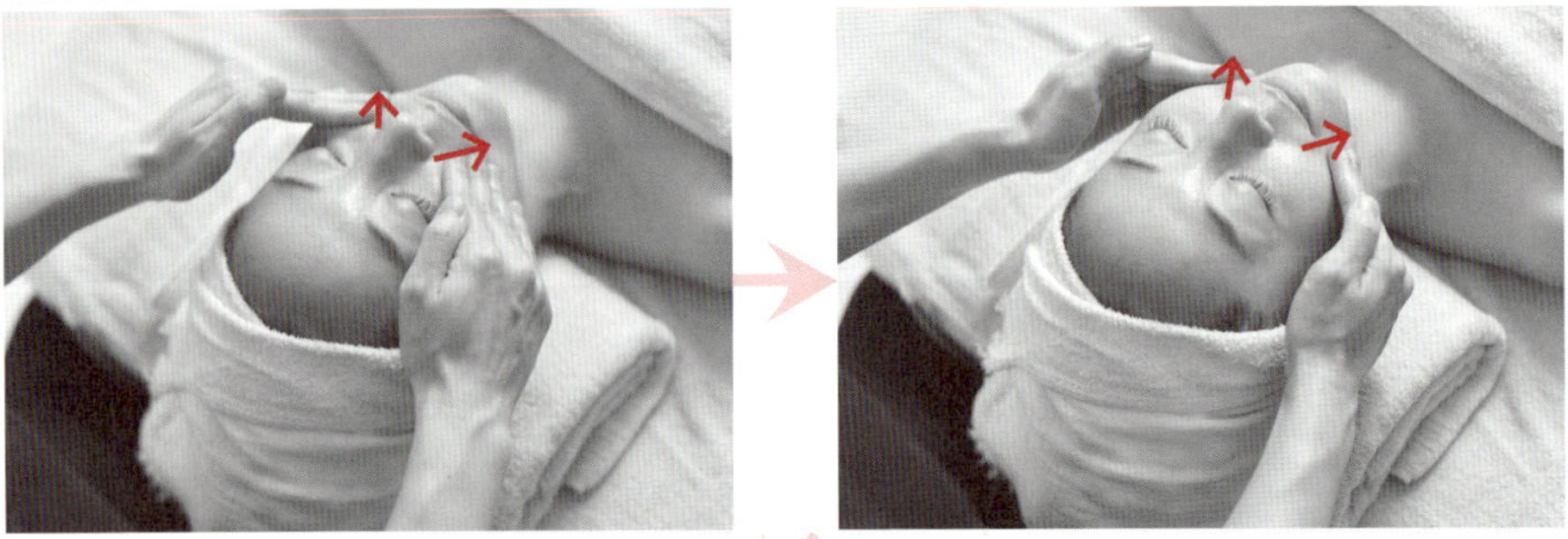

《口角からオトガイ下》

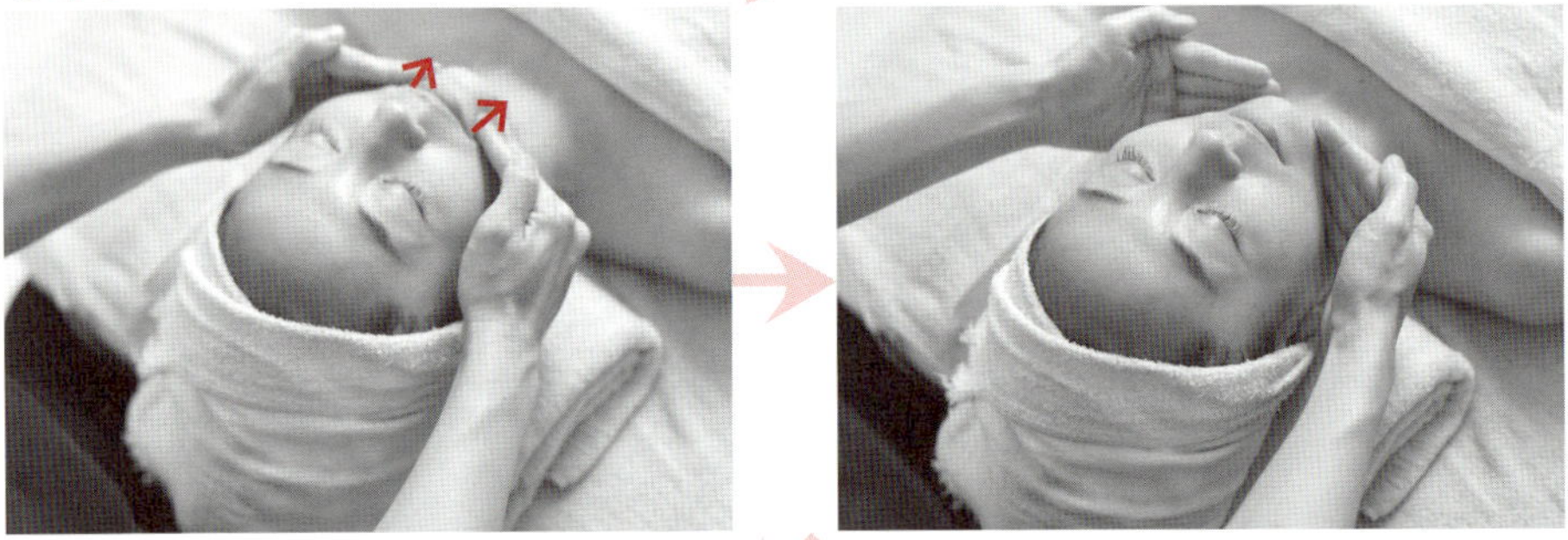

《耳下腺》

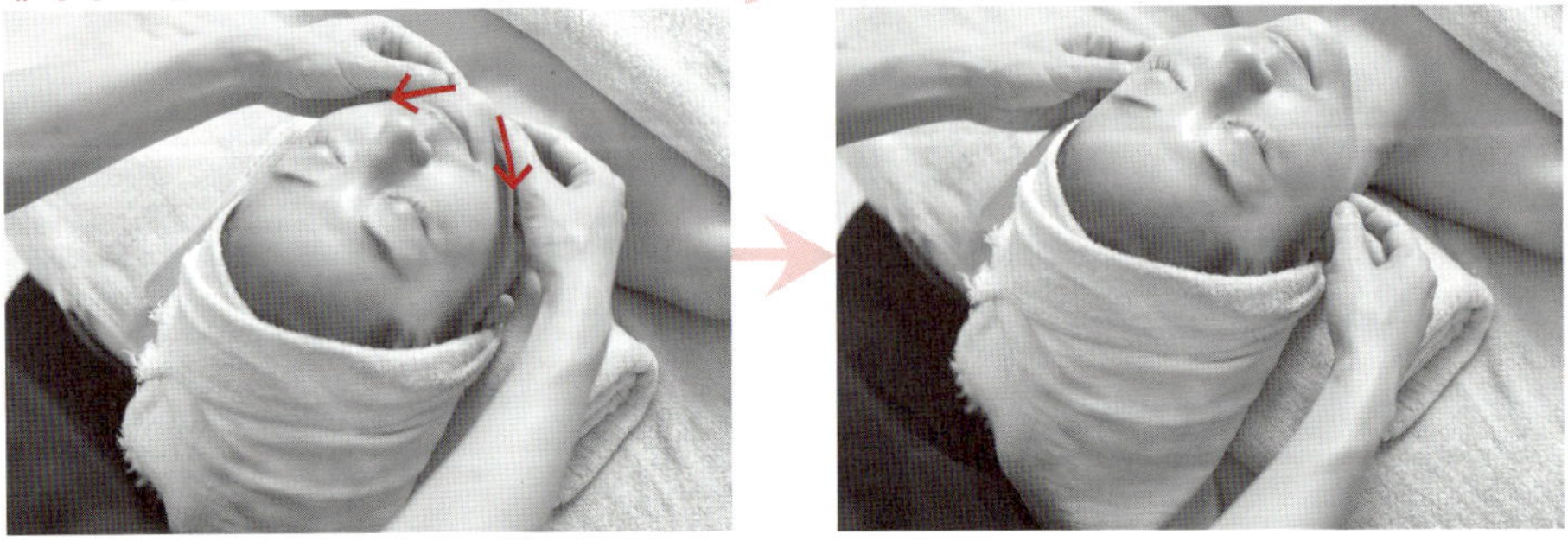

12 顎下をリンパドレナージュ

ほうれい線から顎下リンパをリンパドレナージュ。
次に、口角からオトガイ下リンパをリンパドレナージュ。
静脈へと流していき、耳下腺へ老廃物を流します。

《耳下腺から鎖骨》

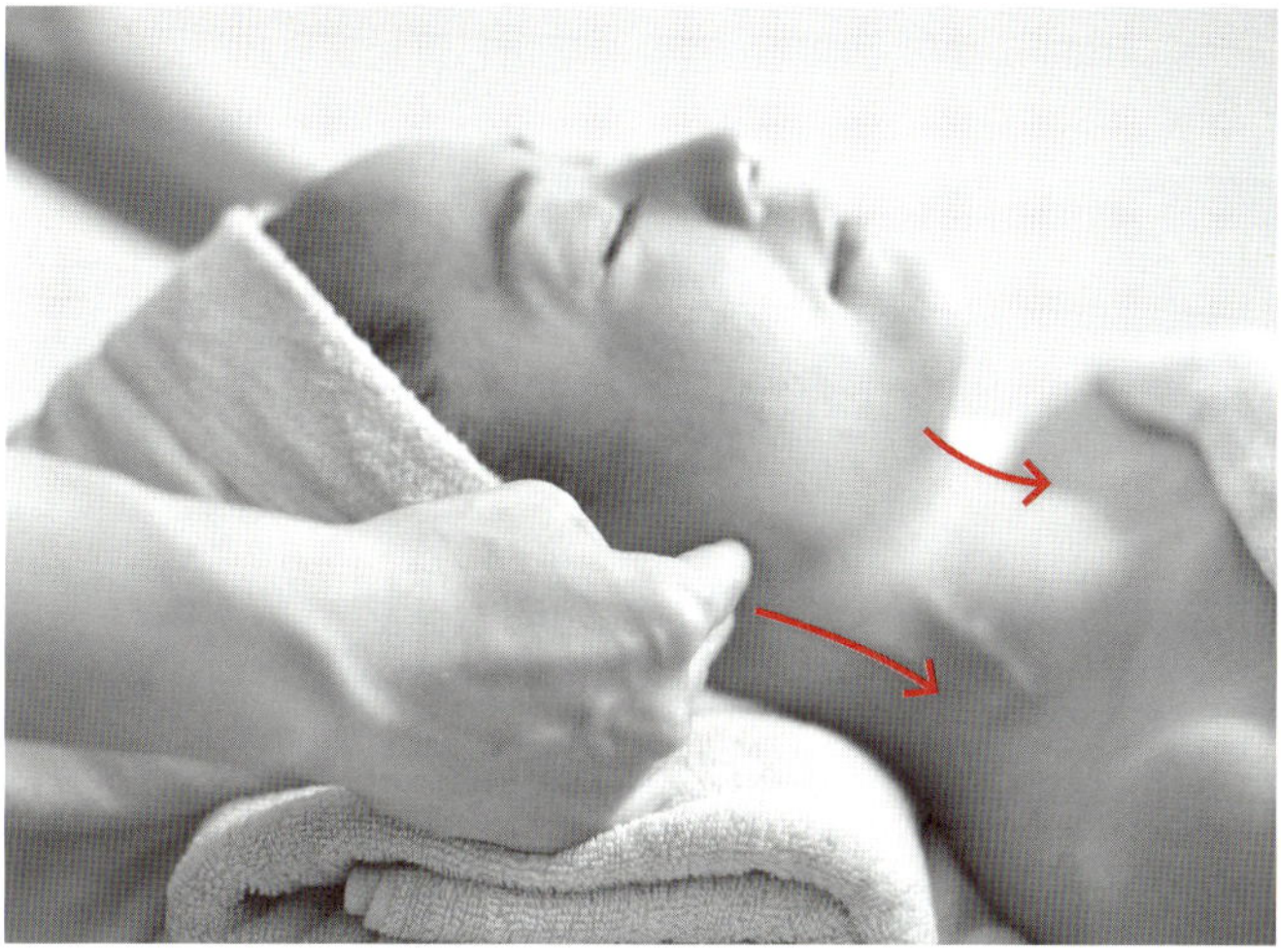

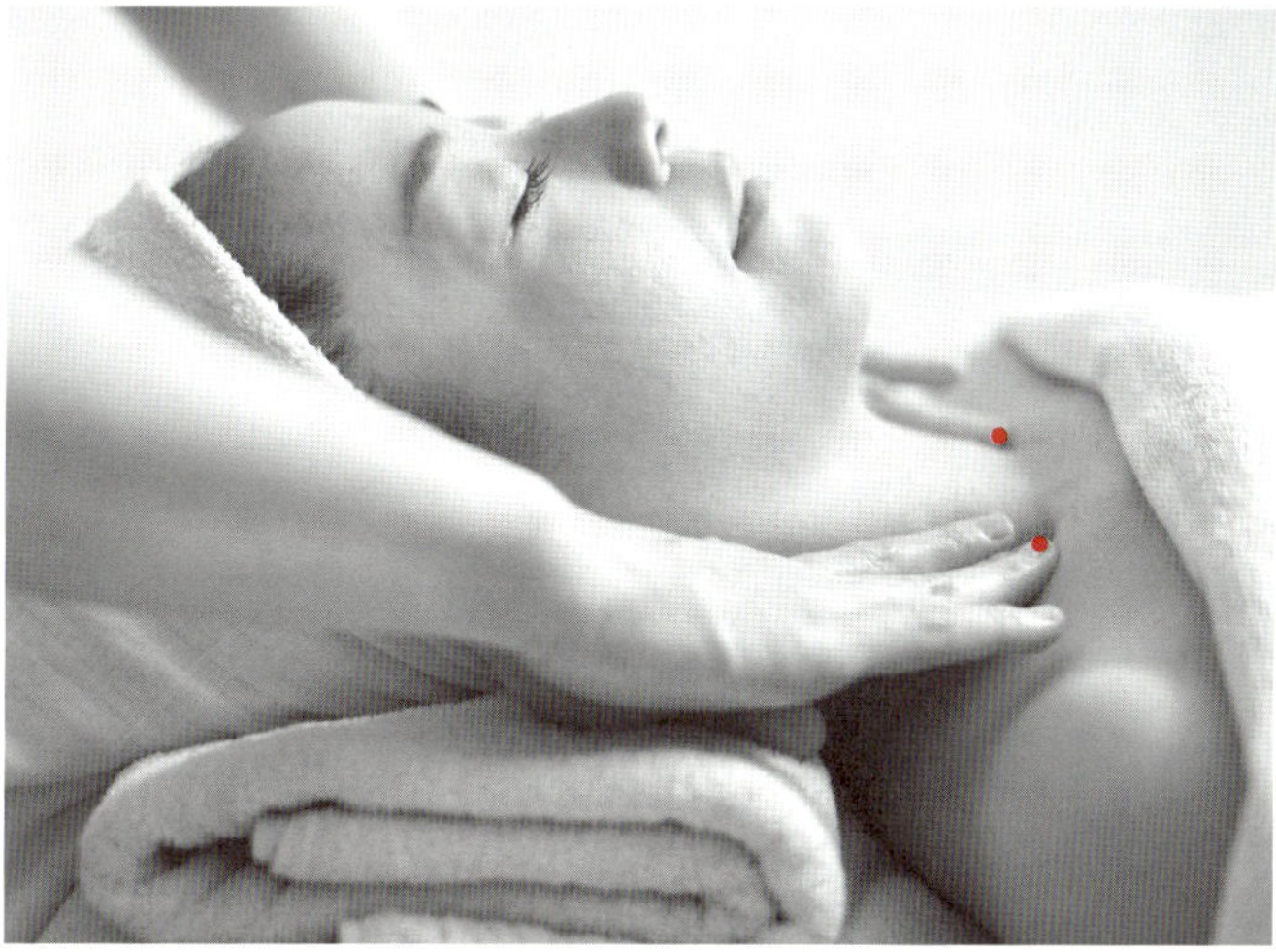

13 耳下腺から鎖骨へ流す

最終的に内頸静脈から鎖骨下静脈へ老廃物を流します。

卵胞期のケア

この時期は肌状態が最も良いため、
積極的なケアで肌質の改善を目指しましょう。

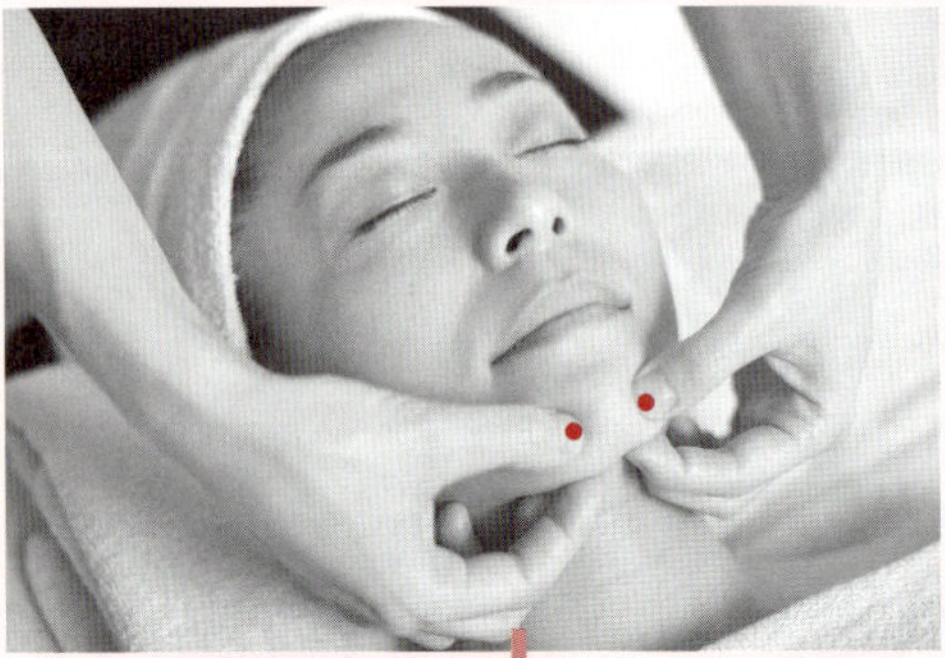

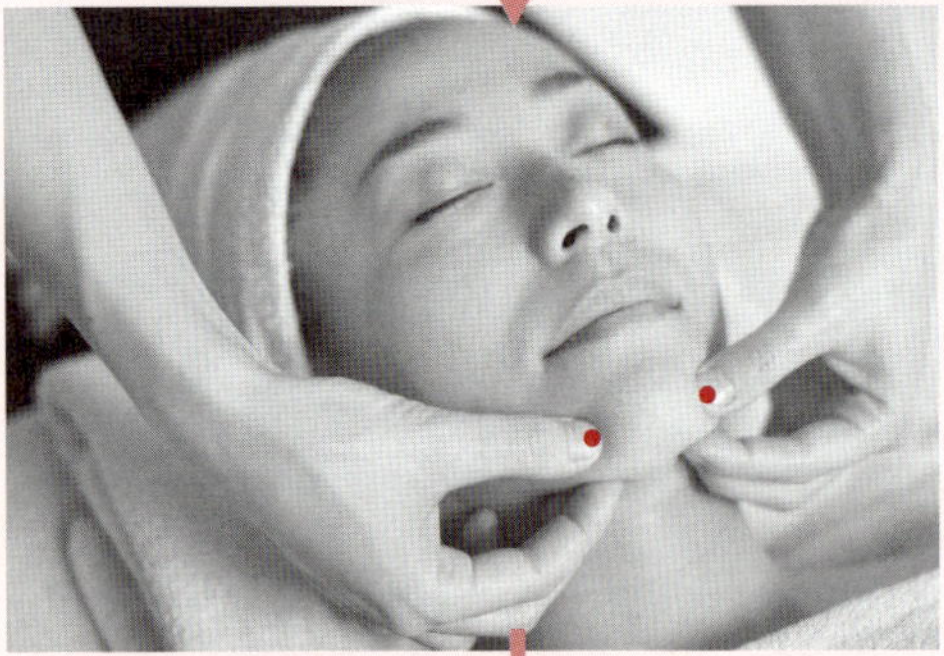

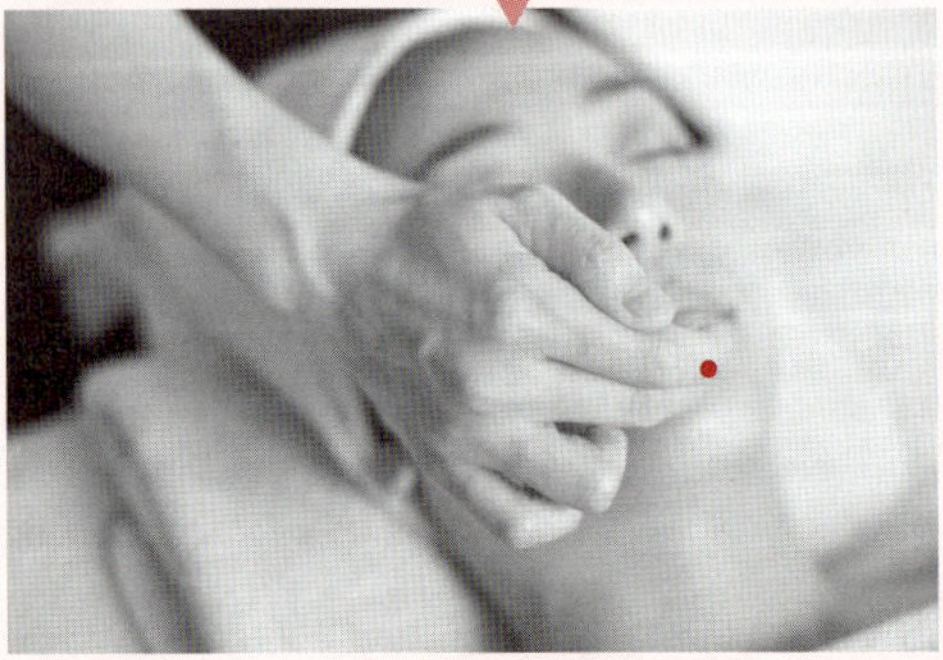

1 顎先2点プッシュ、承しょうプッシュ

オトガイ筋の際の顎先をプッシュ。次に1点目の隣になる顎先をプッシュ。そして、ホルモンバランスを整えるツボ、承しょうをプッシュします。肩・首の凝りが強い人は顎も固くなりがちなので、しっかりほぐします。

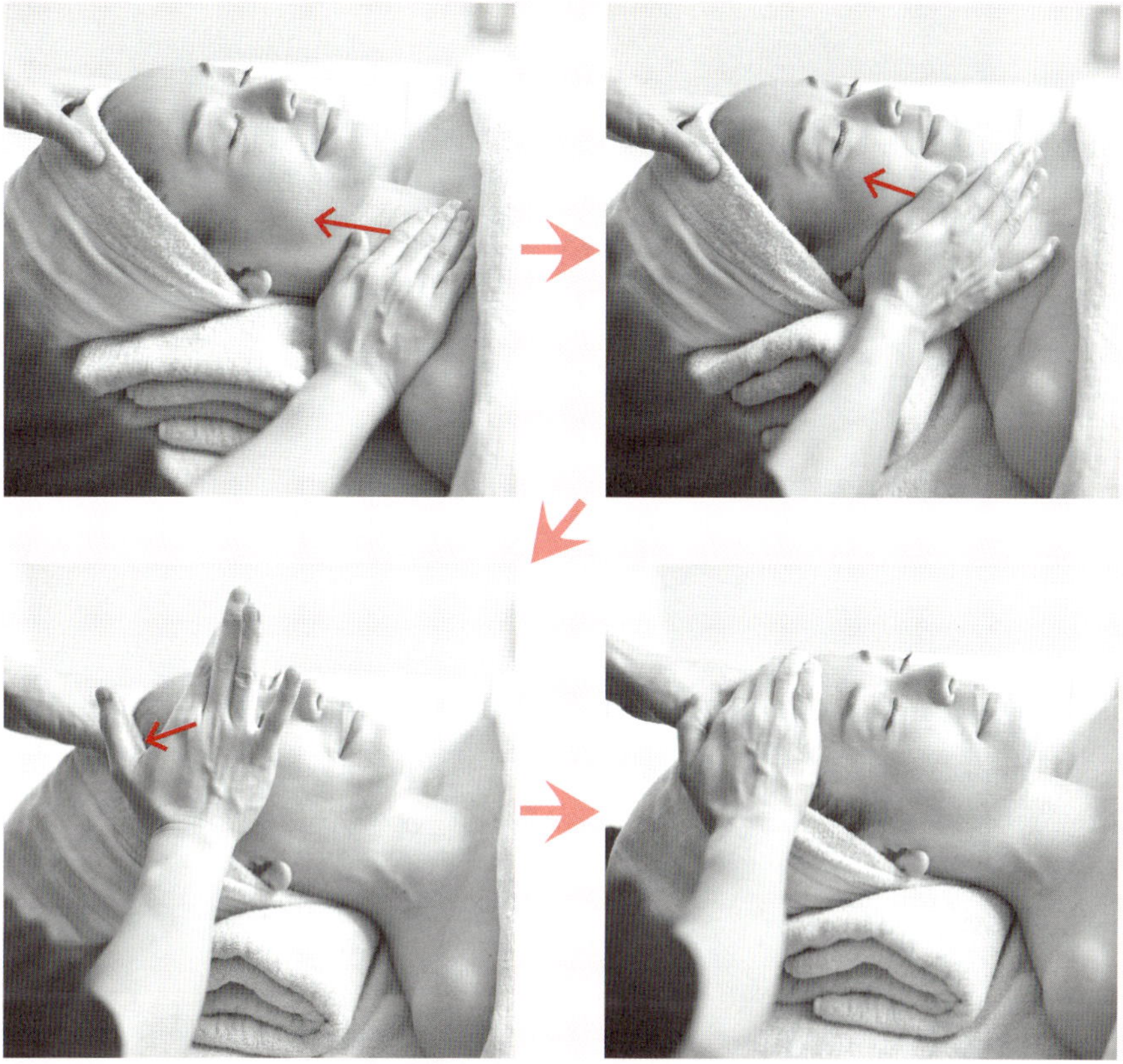

2 小顔テクニック／頬を左右に引き上げる

デコルテからおでこへ手掌で軽擦します。
筋肉が正しい位置に戻ります。

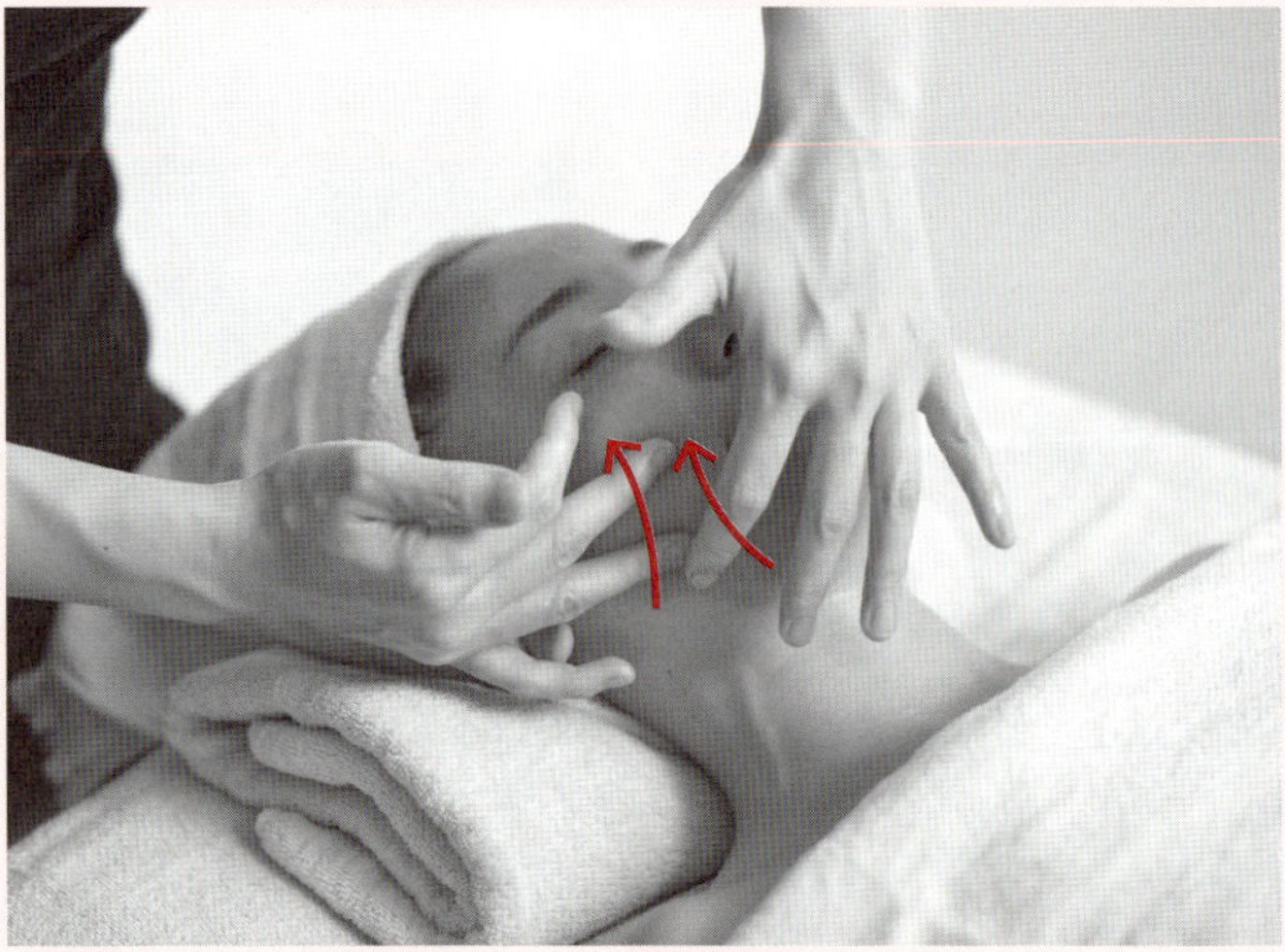

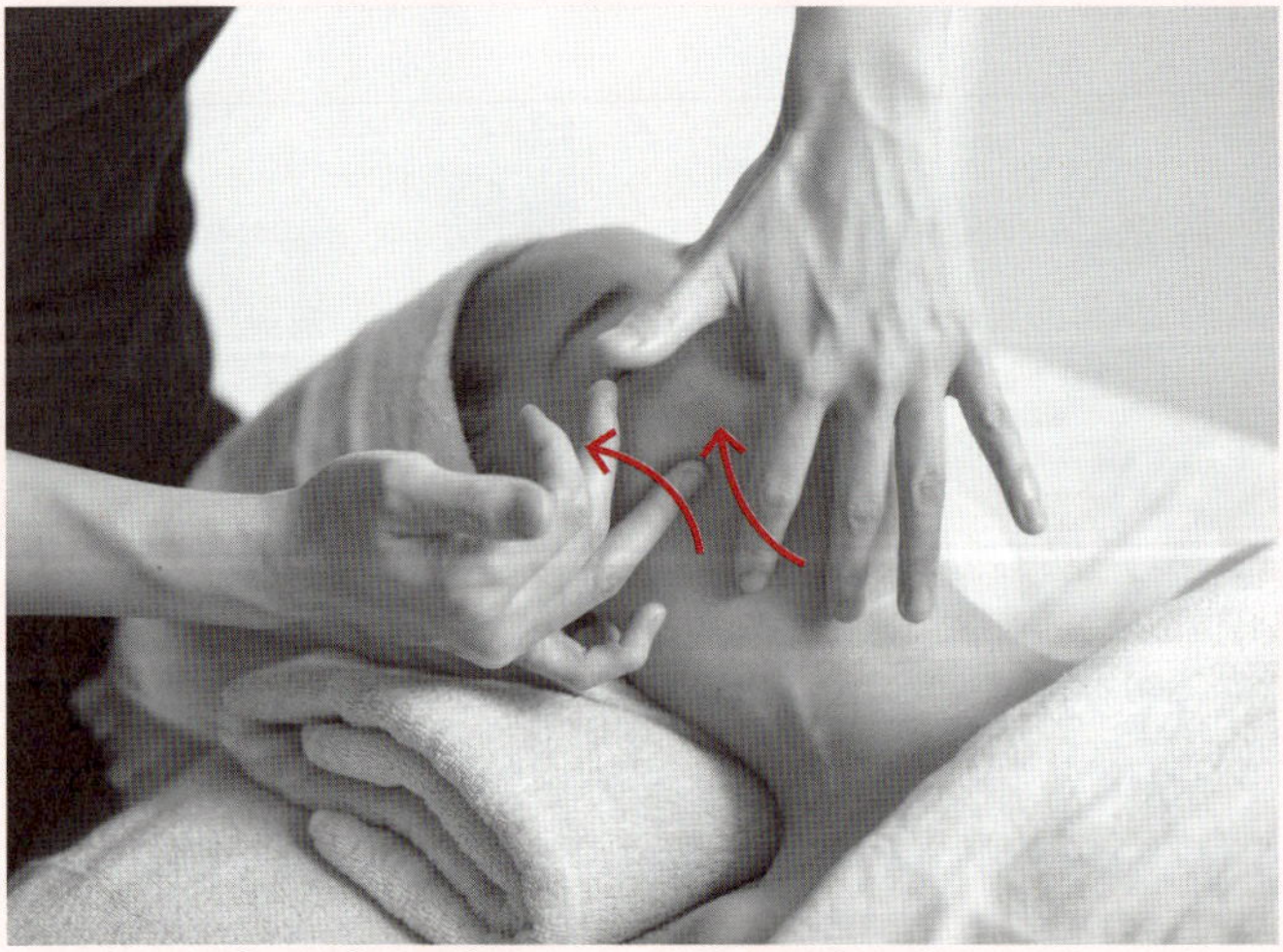

3 頬をパッティング

指をパラパラと使いながら、頬をパッティングします。
リフトアップと血行促進になります。

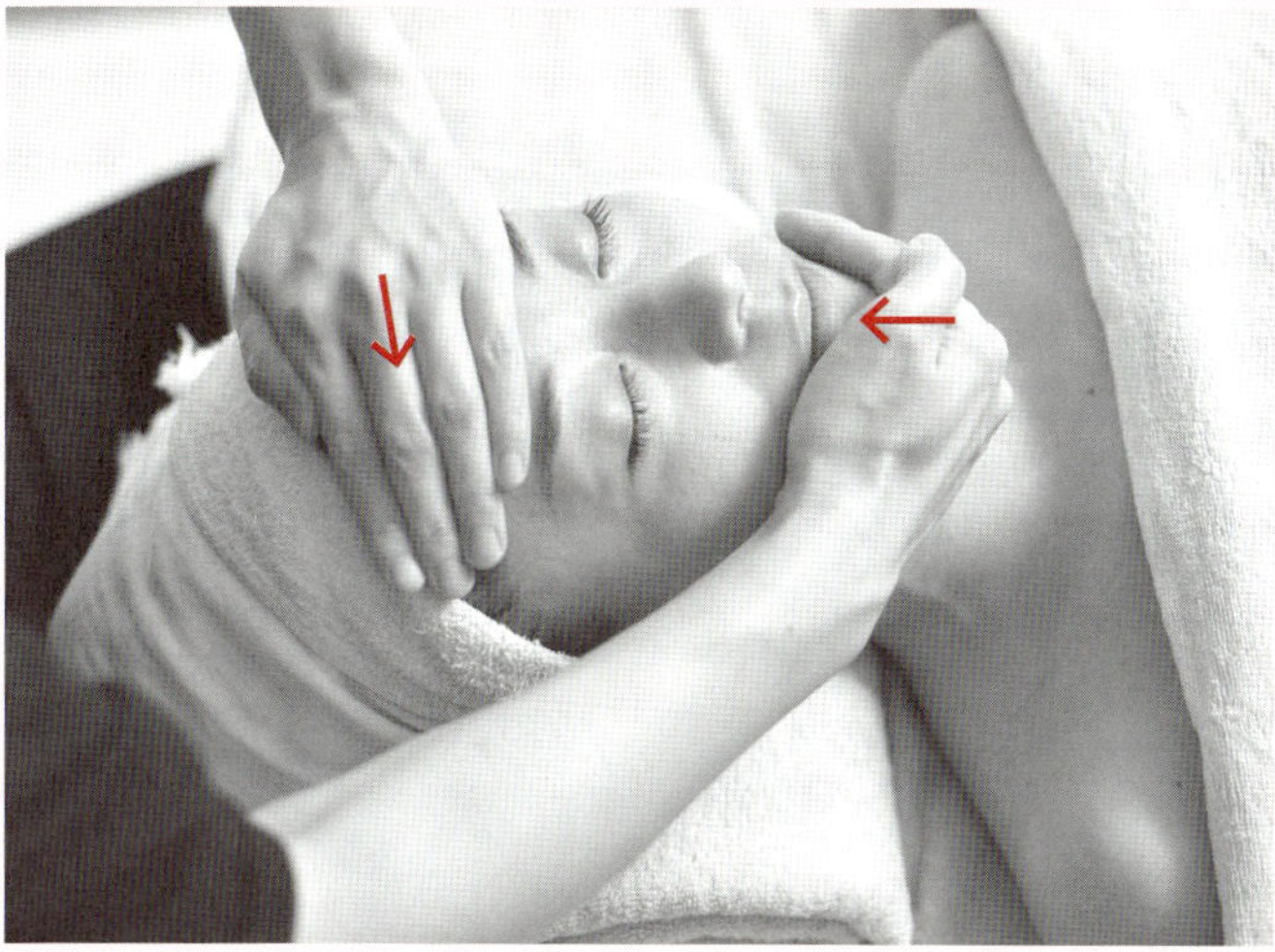

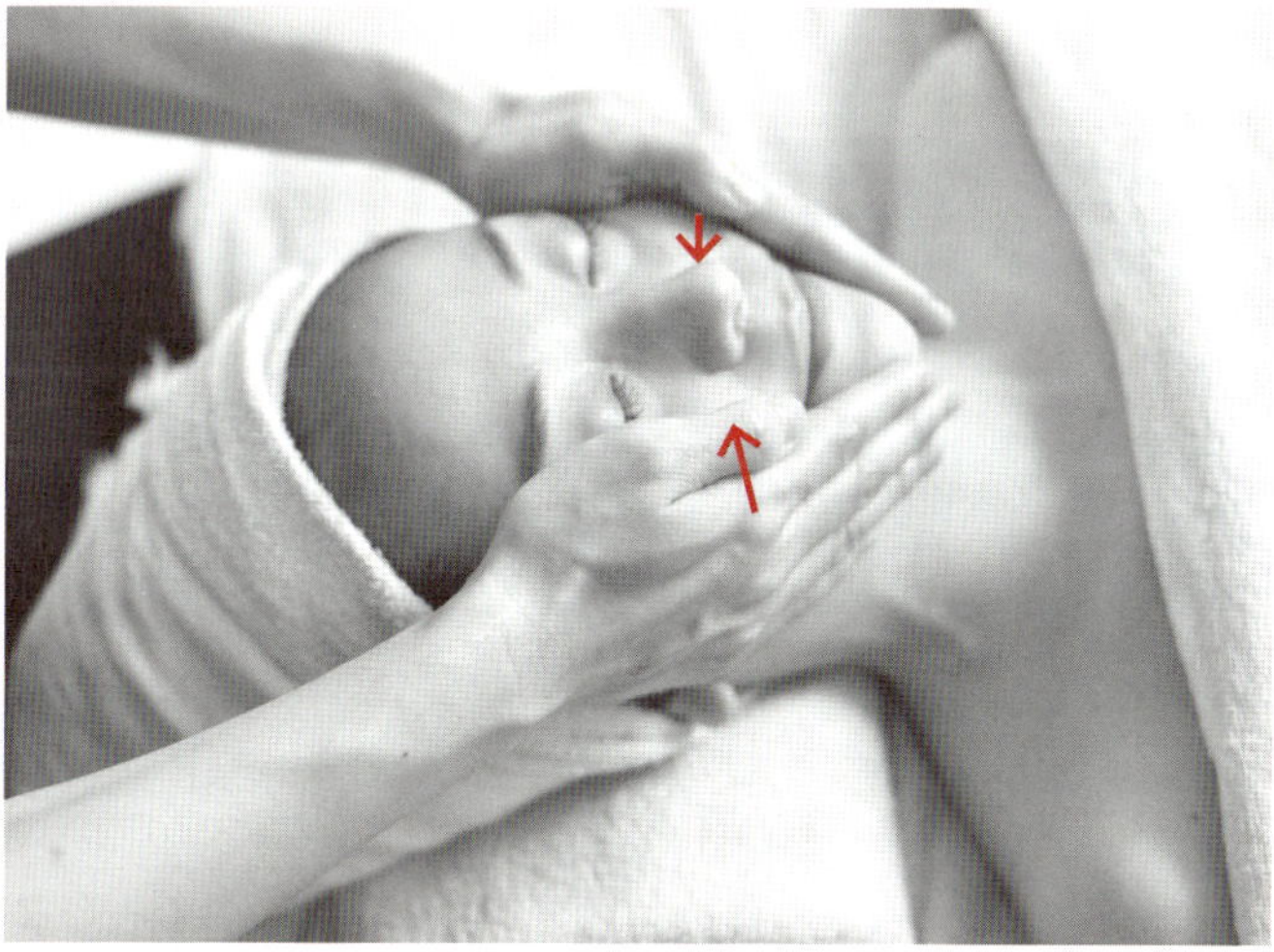

4 全体を圧迫する

おでこ＆顎の全体を圧迫。
次に、両頬の全体を圧迫します。血行を促進します。

黄体期のケア

この時期は、むくみをケアしていくことがポイント。
施術では、皮膚温を上げすぎないことが大切になってきます。

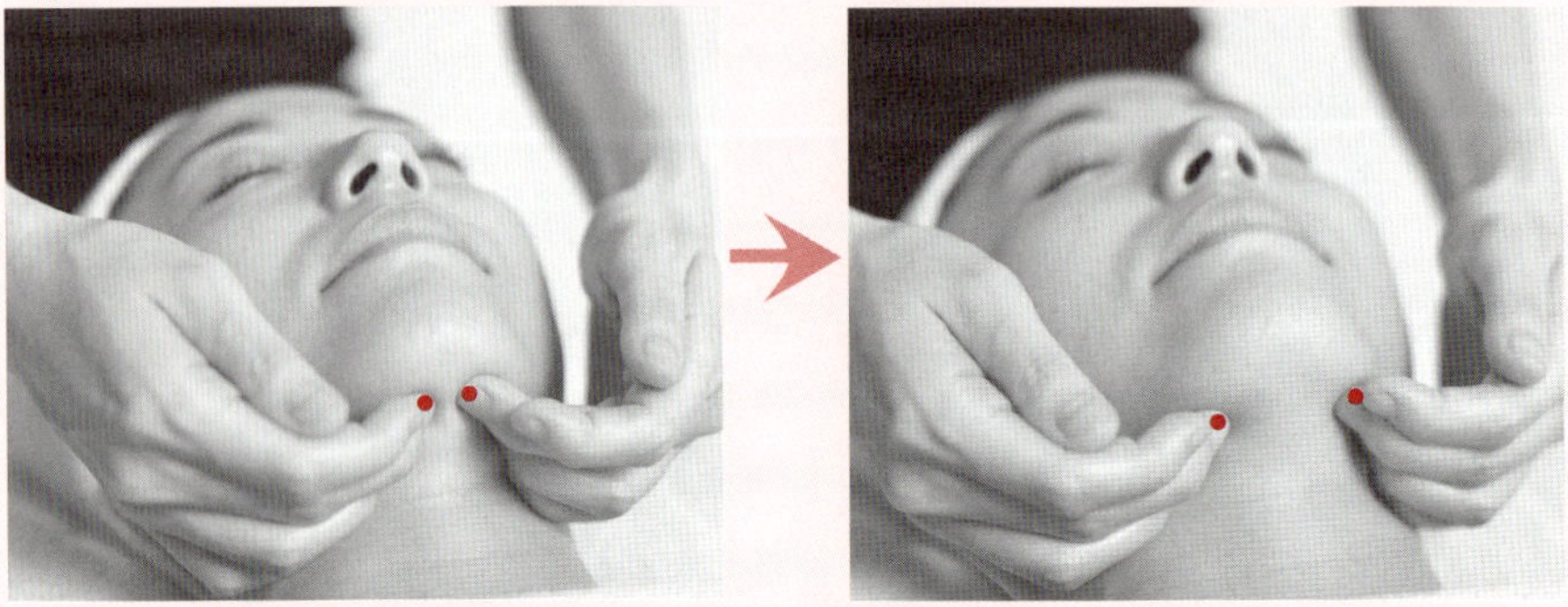

1 顎下リンパとオトガイ下リンパをプッシュ

まずは、オトガイ下リンパをソフトにプッシュ。
次に顎下リンパをソフトにプッシュします。リンパ節の流れをスムーズにします。

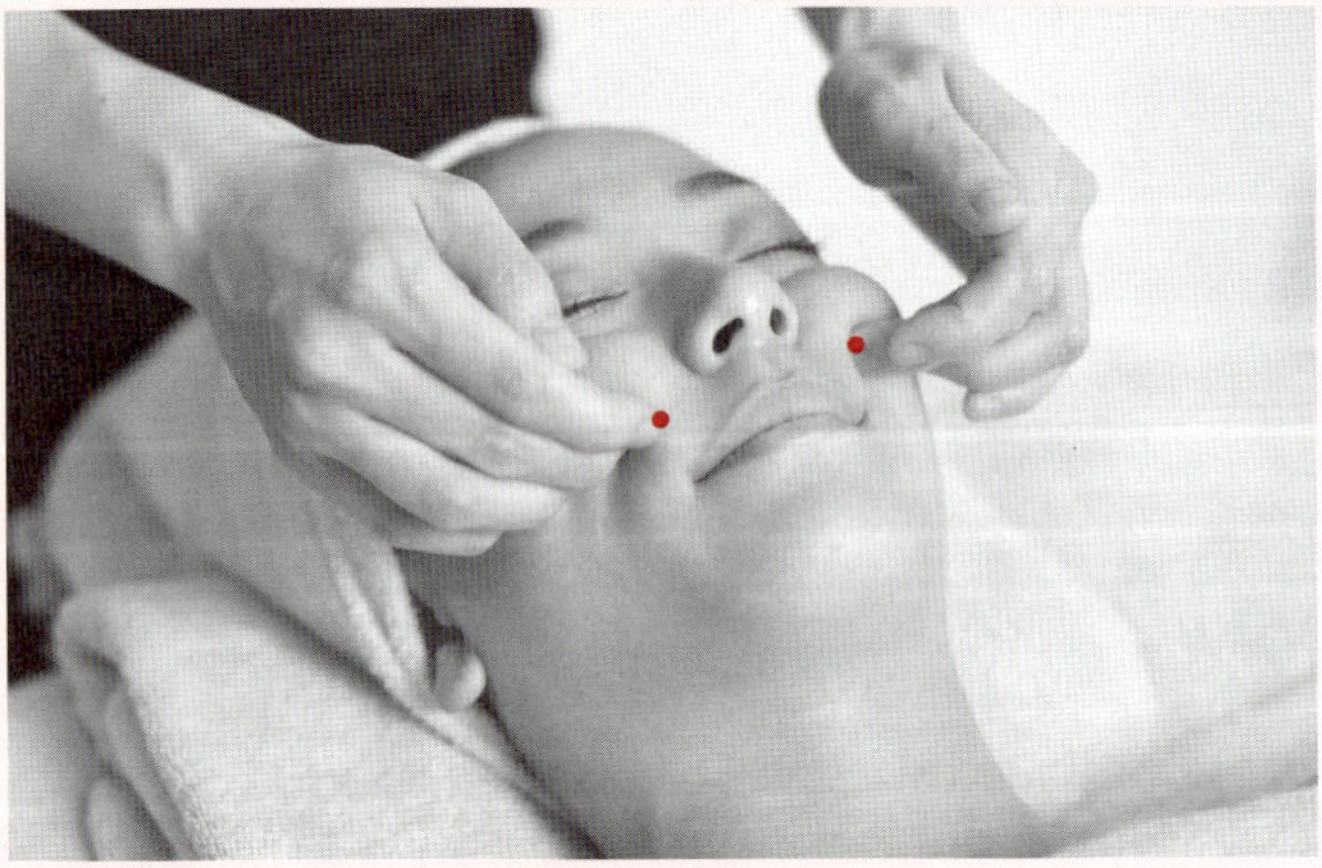

2 巨りょうを流す

むくみ排泄を促すツボ、巨りょうを優しくソフトに刺激しながら流します。

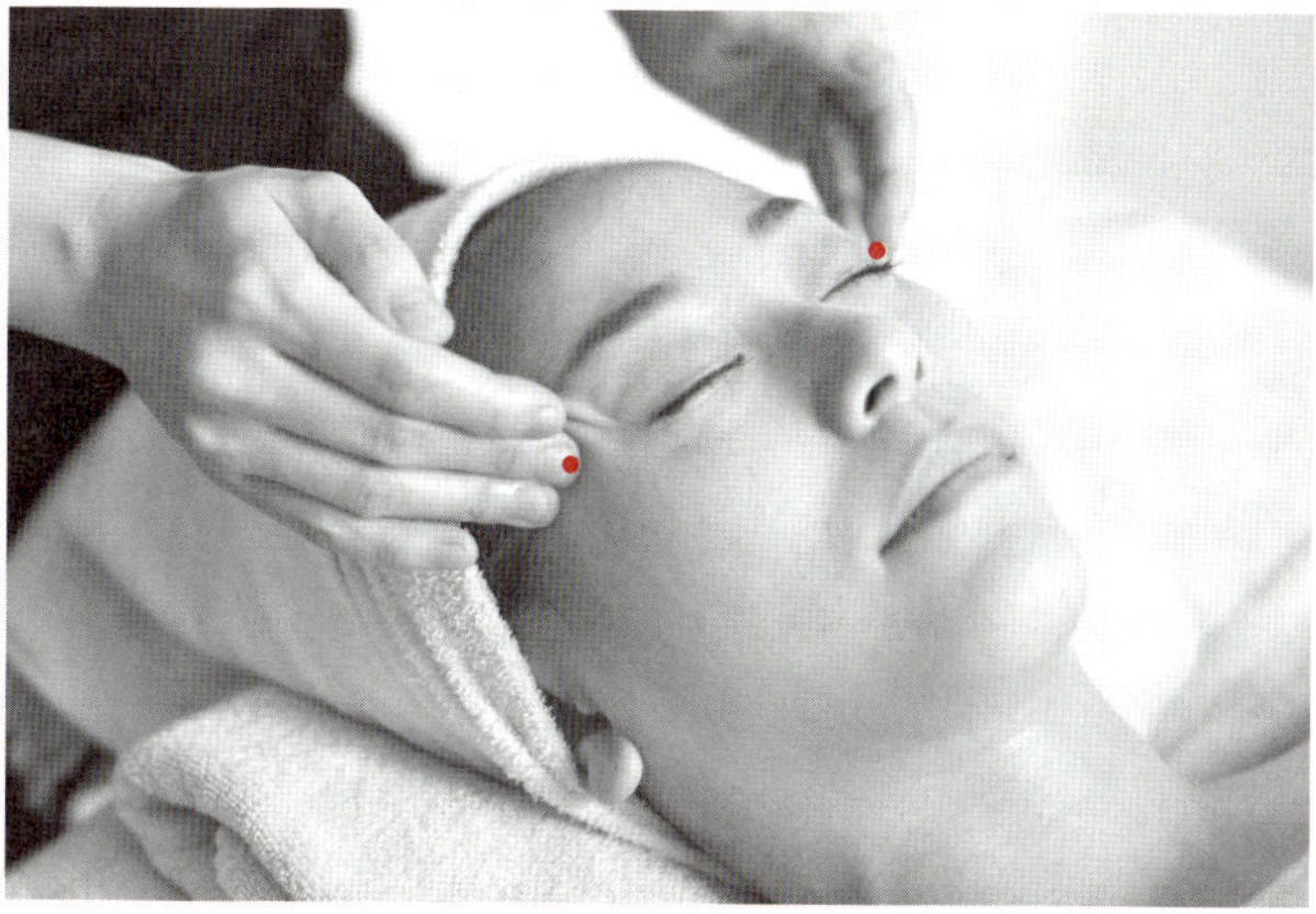

3 こめかみをプッシュ

こめかみをソフトにプッシュ。
この時期はたるみも出やすいため、こめかみからゆるめます。

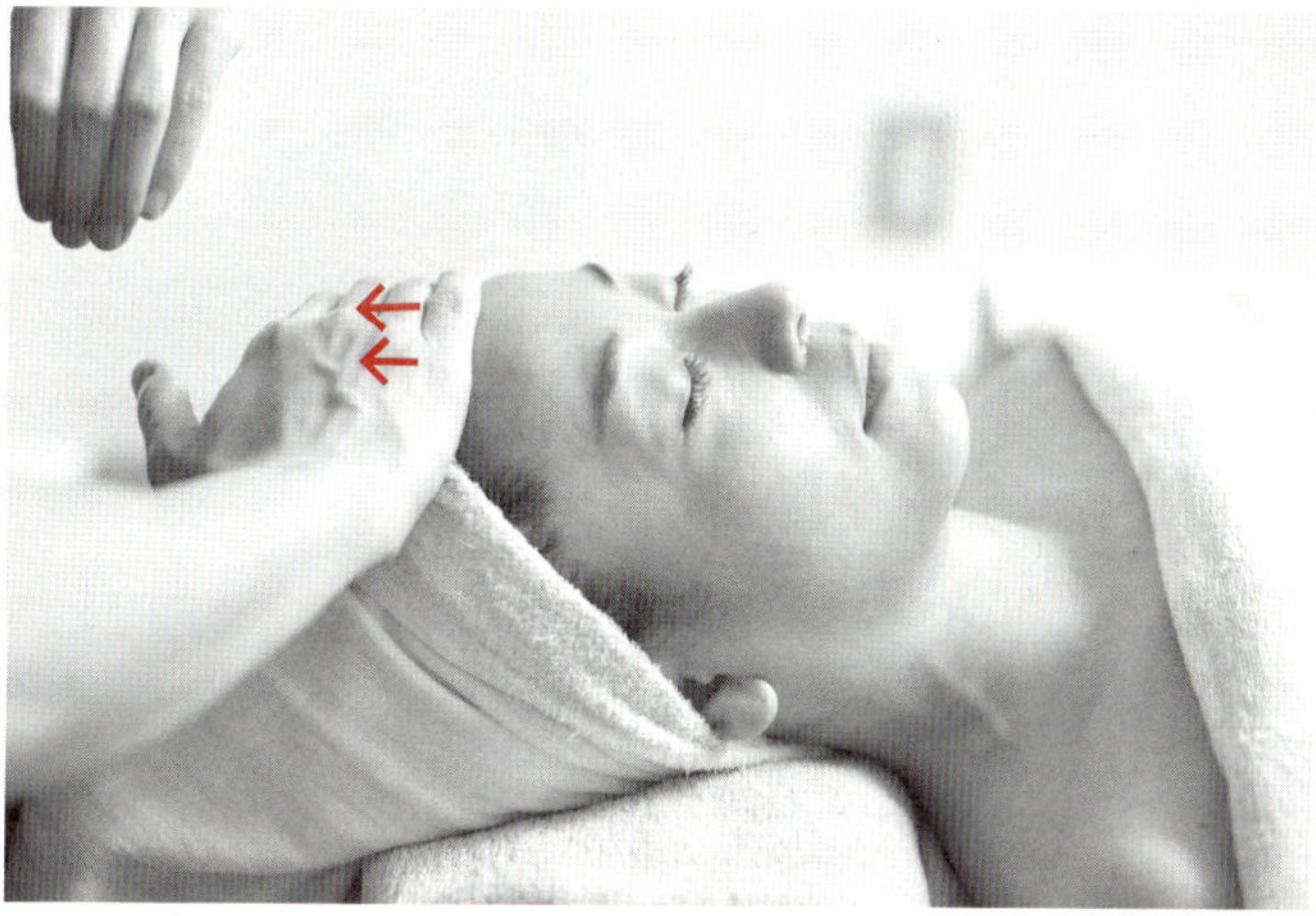

4 おでこから頭部へ流す

頭部のむくみ排泄のため、おでこから頭部へやさしくしっかり流していきます。

月経期のケア

この時期は、血行を良くして保湿をしっかりとしていくことが
施術のポイントになります。

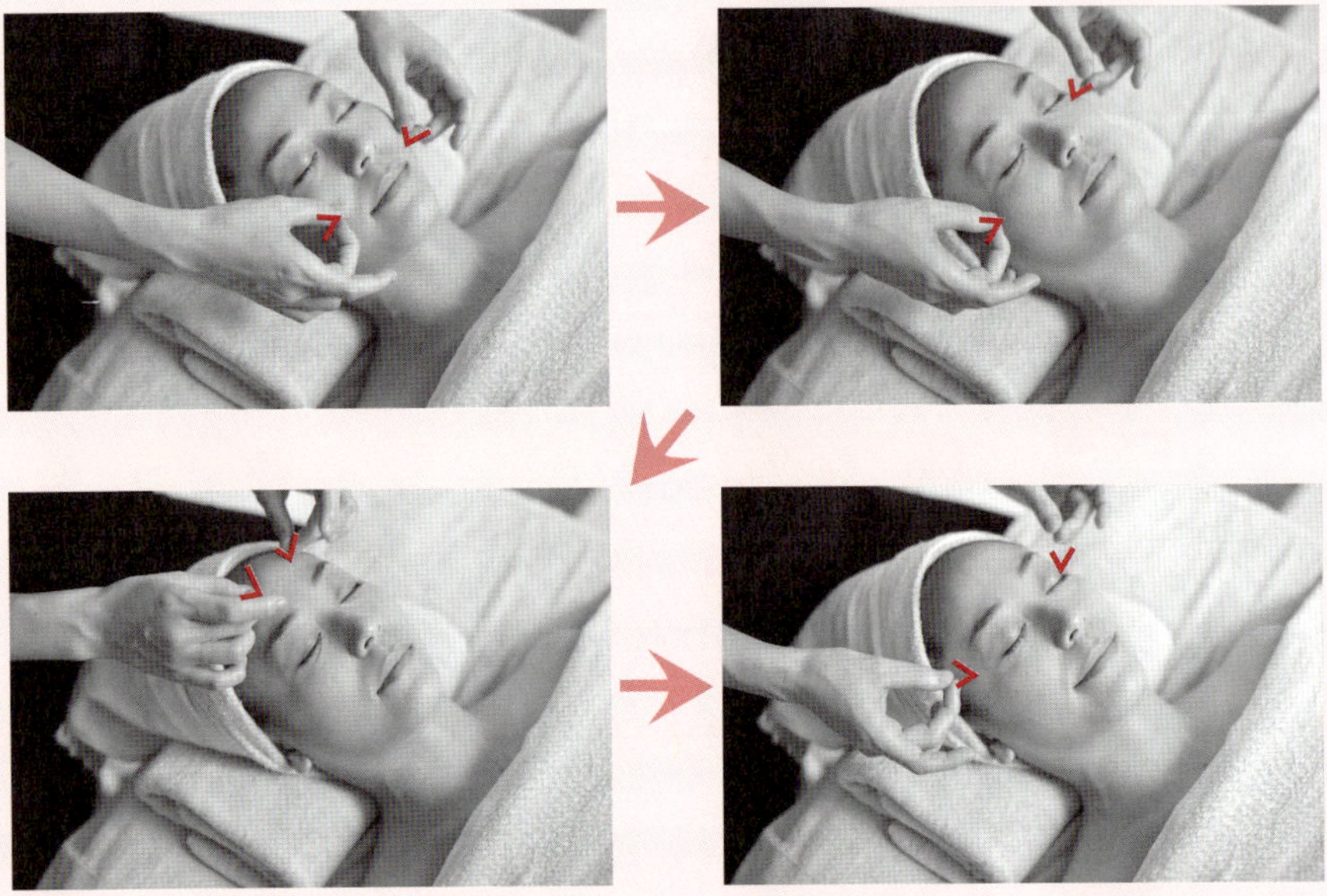

1 2指と拇指で小さく全体をつまみ上げる

顎先からおでこまで、まんべんなく顔全体を刺激していきます。

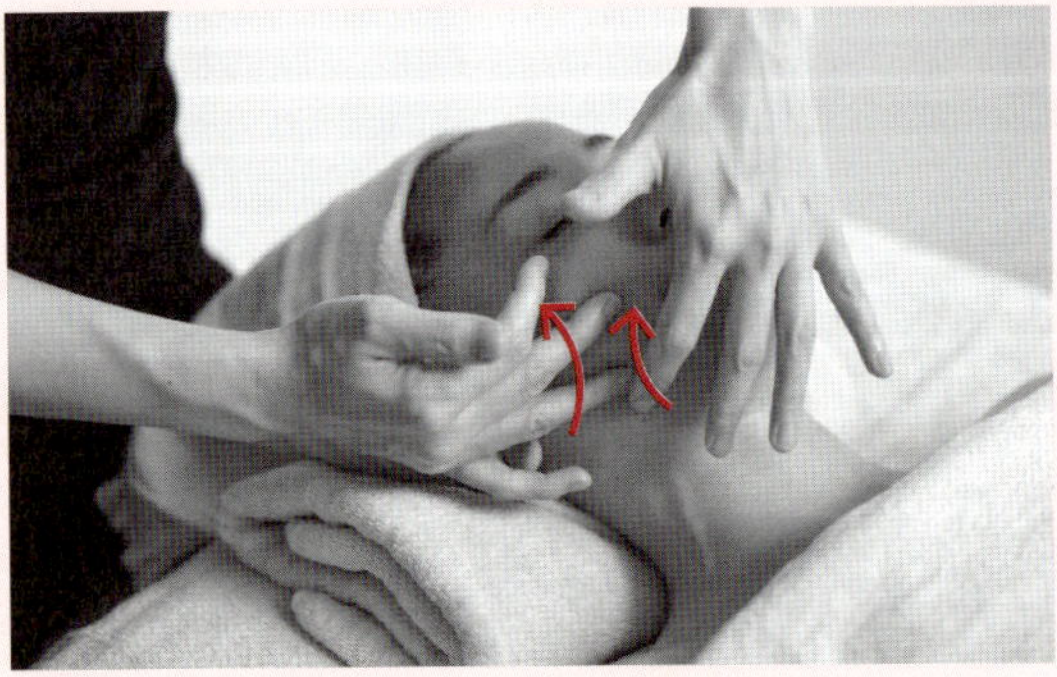

2 頬をパッティング(軽叩法)

次に、頬を軽擦でパッティング。血行を促す手技を使います。

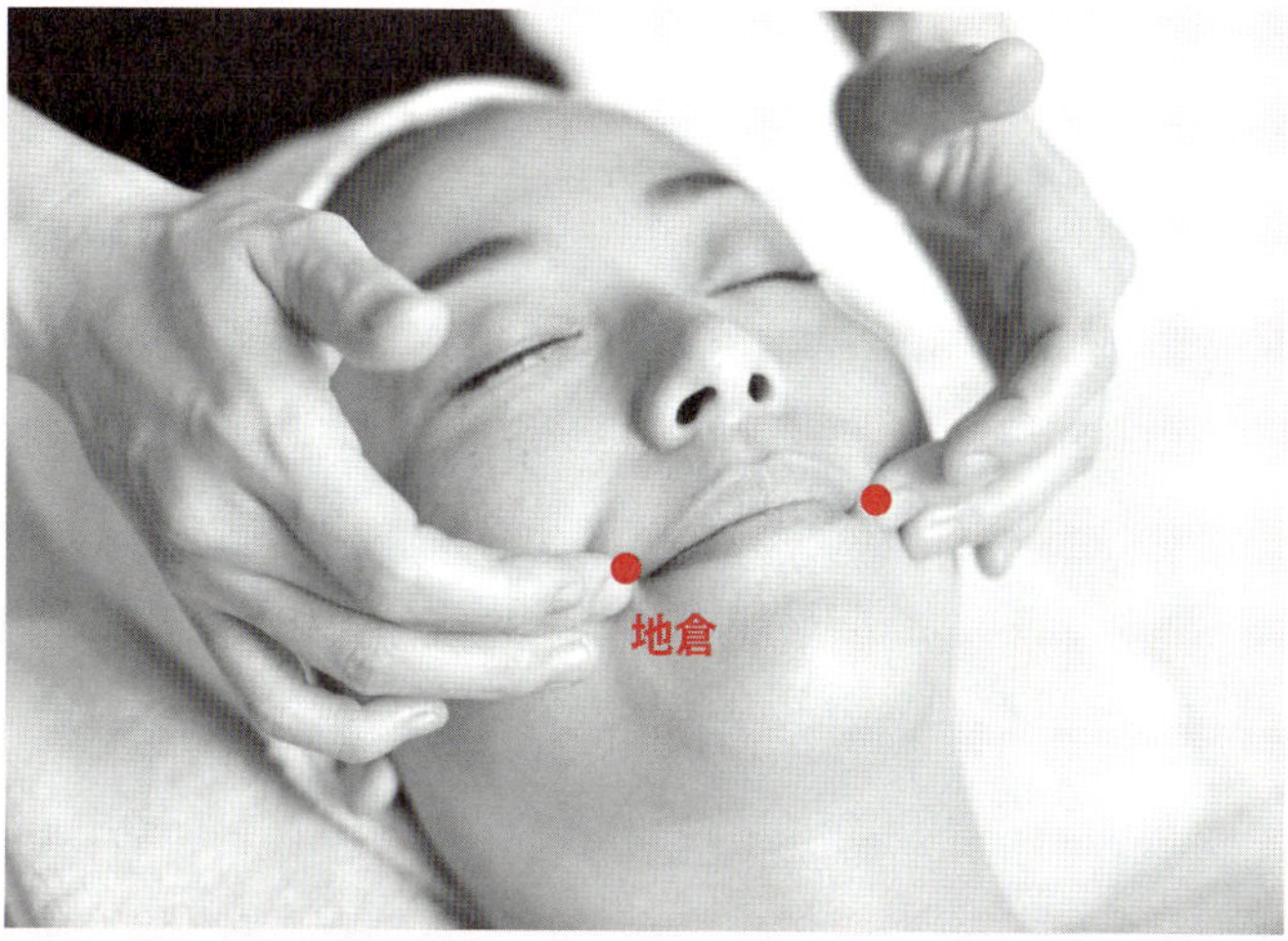

3 地倉をプッシュ

潤いを出すと言われるツボ、地倉をしっかりプッシュしていきます。

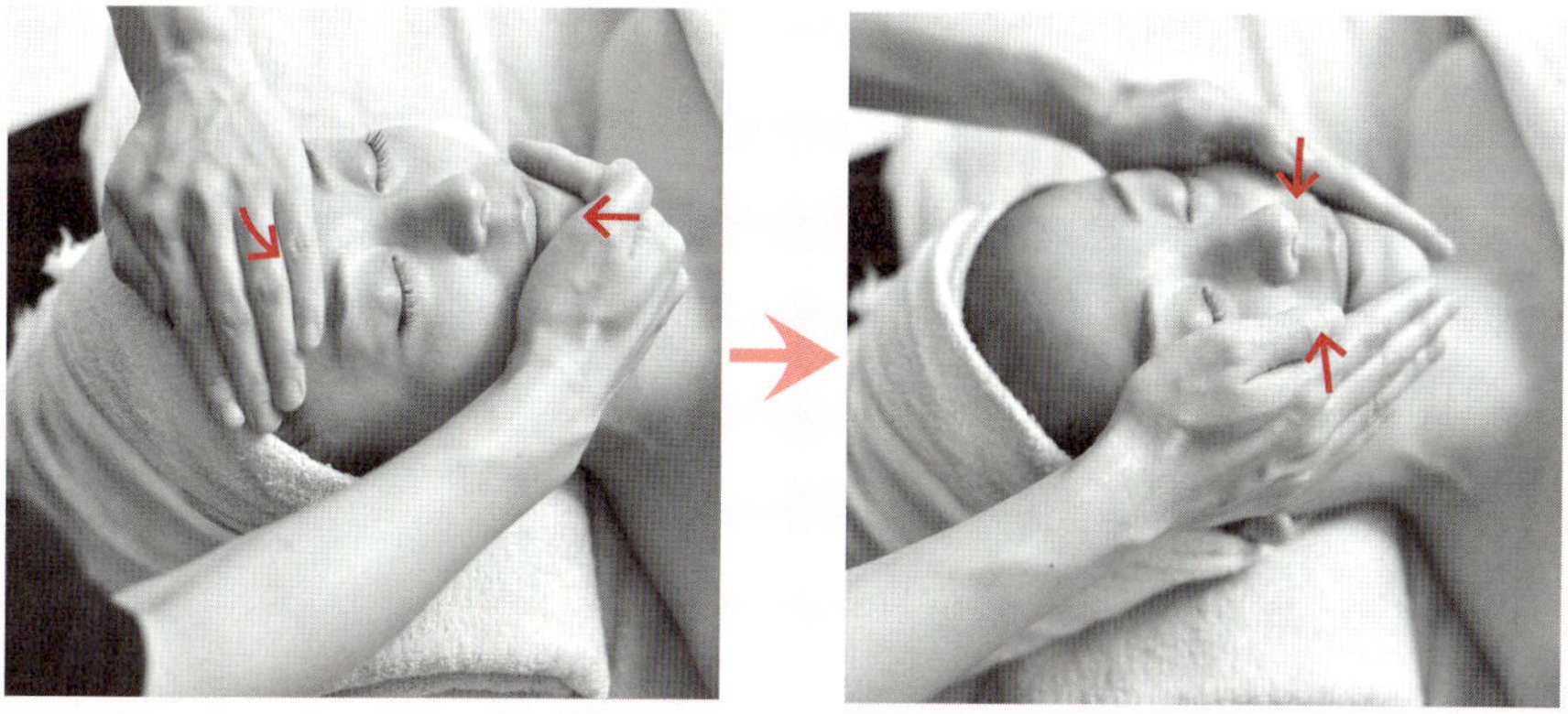

4 おでこと顎、頬を両手で圧迫

おでこと顎の全体を圧迫。次に両頬の全体を圧迫していきます。
毛細血管まで拡張させます。

おわりに

ここ2〜3年で「女性ホルモンが流行っている」と言われるようになりました。女性ホルモンについてメディアなどで知るきっかけができるのはとても喜ばしいことだと思います。ただ、その度に私は複雑な心境になります。「流行る」「話題になる」という背景にはその情報を必要としている人が増えているという現状があるからです。手放しで喜ぶのではなく、その背景には現代女性のどんな状況があるのかをきちんと考えるべきなのだと感じます。

「不妊」「妊活」「産後クライシス」「女性のオス化」などという表現も頻繁に聞くようになり、女性ホルモンを取り巻く環境はいっそう深刻なものになってきています。

さらには、35才以上の高齢出産の割合は全体の約3割にまで増加していま（2013、厚生労働省〈母の年齢別にみた出生数〉）。これは昭和60年の0.7%と比較すると約40倍にもなります。少子化や女性の活用なども女性だけの問題ではなく、社会的に大きな動きとなってきています。

そのような中で私たちはあまりにも女性ホルモンのことを知らずに過ごしてきたように思います。男女を問わず、10代からもっと女性ホルモンのしくみについて知ることができたら、妊娠、出産を含めたキャリアプランをよりきちんと作ることもできるのではないでしょうか。

不妊治療をする女性が増えているなかで特に感じることは、女性ホルモンは心の状態に大きく左右されるということです。ストレスが大きな状態では体外受精で卵子と精子を取り出して直接出会わせても上手くいかないこともあるのです。気持ちのコントロールは自分だけではなかなか上手くできません。旦那さまをはじめとする家族の理解が大切なのはもちろんのこと、お客様が悩んだ時に頼れる存在としてセラピストに相談してもらえたら何より嬉しいことですし、セラピストだからこそできることもあると思うのです。この本を通して、女性ホルモンの悩みを持った女性の頼れる存在となるセラピストが増えてくれれば、とても嬉しいことです。

今回、この本は女性ホルモンの教科書となれるよう、解剖生理学からセルフケアまでの幅広い内容となりました。私の大きなテーマである心理学的な側面からみた月経についての内容もたくさん盛り込みましたので、セラピストだけでなく、女性の身体に関わるお仕事の方や妊活をされている一般の方にも活かしやすい内容になっているのではないかと思います。

この本を手にしてくれた方に女性ホルモンの情報がきちんと伝わり、心身の不調に悩む方の気づきになれば幸いです。

これまでに多くの研究者の方々が膨大な時間を使って正しい情報を提供してくださったおかげで私はこの本をまとめることができました。心から感謝いたします。そして、諸先輩方の貴重な研究で分かっていることと一般女性の女性ホルモンに関する認識があまりにも異なっていたことが、私が女性ホルモンバランスプランナーの講座を始めるようになったきっかけでもありました。現在、私と同じ想いを持った女性ホルモンバランスプランナーは全国にいます。各地で女性ホルモンに悩む女性の力になっていって欲しいと願っています。

最後になりましたが、私にこのような貴重な機会を設けてくださったＢＡＢジャパン出版局の東口さん、編集担当の佐藤友香さん、出版社の皆さま、ライターの中澤小百合さんに心から感謝申し上げます。

この本を手に取ってくださった皆さまに心から御礼申し上げますとともに、女性ホルモンがもっと身近な存在になることを願っています。

２０１５年４月吉日

烏山ますみ

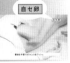

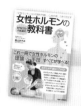

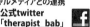

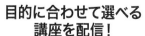

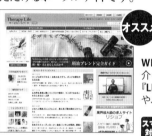

『女性ホルモン』の不調を改善し、心身の美しさを引き出す

セラピストのための 女性ホルモンの教科書

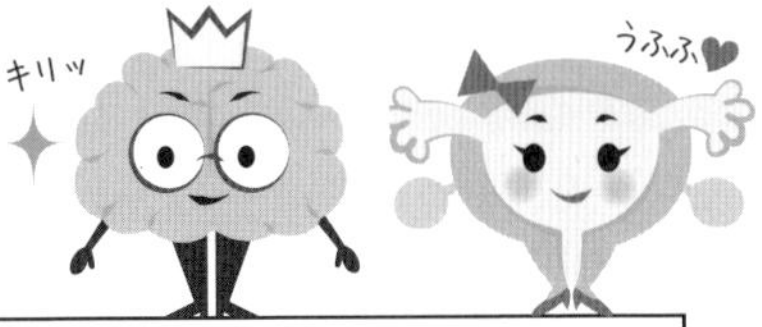

2015年5月13日　初版第1刷発行
2021年10月30日　第4刷発行

著　者　烏山ますみ

発行者　東口 敏郎
発行所　株式会社ＢＡＢジャパン
〒151-0073 東京都渋谷区笹塚 1-30-11 中村ビル
TEL　03-3469-0135　FAX　03-3469-0162
URL　http://www.bab.co.jp/　E-mail　shop@bab.co.jp
郵便振替 00140-7-116767
印刷・製本　大日本印刷株式会社

 ISBN978-4-86220-909-2 C2077

■ Cover Design ／梅村昇史
■ Illustration ／佐藤末摘
■ Design ／ japan style design
■ Photographer ／漆戸美保
■ Model ／安達亜衣
■ Hair&make up ／ makky ☆
■ Special Thanks ／中澤小百合